Medizinische Lehrwerke aus dem spätantiken Alexandria

# Scientia Graeco-Arabica

herausgegeben von
Marwan Rashed

Band 24

De Gruyter

# Medizinische Lehrwerke aus dem spätantiken Alexandria

## Die *Tabulae Vindobonenses* und *Summaria Alexandrinorum* zu Galens *De sectis*

von

Oliver Overwien

De Gruyter

ISBN 978-3-11-062693-3
e-ISBN (PDF) 978-3-11-062980-4
e-ISBN (EPUB) 978-3-11-062699-5
ISSN 1868-7172

*Library of Congress Control Number:* 2019940859

*Bibliografische Information der Deutschen Nationalbibliothek*
Die Deutsche Nationalbibliothek verzeichnet diese Publikation in der Deutschen Nationalbibliografie; detaillierte bibliografische Daten sind im Internet über http://dnb.dnb.de abrufbar.



Printing: CPI books GmbH, Leck

www.degruyter.com

*Drei Professoren, zwei Doktoren und einer Bibliothekarin, die ehedem in GB 2 tätig waren*

# Danksagung

Nicht wenige Personen haben dazu beigetragen, dass die vorliegende Untersuchung das Licht der Welt erblicken konnte. Vor vielen Jahren stellte mir Gerhard Endreß mehrere Handschriftenkopien der *Summaria Alexandrinorum* zur Verfügung. Damals war mir noch nicht klar, dass daraus einmal ein Projekt wie dieses erwachsen könnte, zu obskur und esoterisch erschien mir das Thema. Als ich mich dann doch an die *Summaria Alexandrinorum* zu *De sectis* wagte, stellten mir unaufgefordert I. Garofalo und P. Pormann, die ja selbst Substantielles zu diesem Lehrwerk beigetragen haben, ihre eigenen Arbeitsübersetzungen und Transkriptionen zur Verfügung – ein feiner Zug, vielen Dank Euch beiden! Auf diese Weise ging die Arbeit gerade zu Beginn erheblich leichter von der Hand. Weitere Unterstützung erfuhr ich durch Orly Lewis, die trotz der vielen Feiertage die Zeit fand, die hebräische Version der *Summaria Alexandrinorum* zu *De sectis* ins Englische zu übersetzen und zusammen mit mir durchzugehen. Als äußerst hilfreich stellte es sich außerdem heraus, dass ich Ch. Bürgels Untersuchung „Ärztliches Leben und Denken im arabischen Mittelalter" sowie G. Bos' Edition der *Summaria-Alexandrinorum*-Fassung von *De diebus decretoriis* lange vor der Drucklegung benutzen konnte, dass mich F. Käs mit Kopien der beiden Kodizes Oxford, Bodleian Library, Huntington 600 bzw. Istanbul, Hekimoğlu Ali Paşa 691 versorgte und dass ich von E. Wakelnig bei einer Tasse Kaffee sowie von L. Koch in den bücherreichen Hallen des Akademienvorhabens „Commentaria in Aristotelem Graeca et Byzantina" auf spätantike Baumdiagramme in den beiden Kodizes Vaticanus Syriacus 158 und Parisinus Graecus 1330 aufmerksam gemacht wurde.

Nun macht eine Untersuchung der *Summaria Alexandrinorum* nur in Kombination mit den *Tabulae Vindobonenses* Sinn. Wien ist zwar nicht weit, aber das Angebot von B. Gundert, mir Einsicht in ihre Kopien des Vindobonensis Medicus Graecus 16 zu gewähren, konnte ich natürlich nicht ablehnen. Da das Manuskript aber gerade am Rand in keinem guten Zustand ist, musste ich gelegentlich die zweite Meinung der Rasarius-Fachfrau Ch. Savino einholen.

Im Laufe der Zeit stellte ich fest, dass für ein Projekt über das spätantike Alexandria selbst die Grenzen der Graeco-Arabistik noch zu eng sind und es sich lohnt, auch hier über den Tellerrand zu schauen: Nachhilfe in tibetischer Medizin erhielt ich von I. Messer und O. Czaja, Auskünfte über die chinesische Tradition von D. Buell. I. Grimm-Stadelmann wies mich auf Parallelen bei Theophilus hin, K.-D. Fischer verdanke ich die Kenntnis einiger Baumdiagramme in mittelalterlichen lateinischen Handschriften. Berichtenswert sind auch seine Tips, die er mir bei Ameisenproblemen gab.

Als Laie in moderner Fachdidaktik griff ich bei Themen wie Mindmap und Wörternetz gerne auf die Unterstützung von S. Kipf und den Mitarbeiterinnen seines Lehrstuhles „Didaktik der Alten Sprachen“, namentlich Frau Beyer, Frau Liebsch und Frau Zimmermann, zurück. Laie bin ich auch in Computerangelegenheiten, so dass ich bezüglich der Diagramme in Kap. 6.2 ohne die InDesign-Expertise von U. Stephan, die leider nicht mehr unter uns weilt, sicherlich auf verlorenem Posten gestanden hätte. Den verlorenen Posten ersparte mir gleichfalls A. Horn vom De-Gruyter-Verlag mit seinen vielen nützlichen Hinweisen bei verschiedenen technischen Problemen, die kurz vor der Drucklegung eigentlich immer auftreten, als gäbe es dafür ein Naturgesetz. Nun möchte ich Laientum aber nicht in jeder Hinsicht vorschützen: Die Hilfe, die mir D. Keller, M. Müller und E. Nikoloudakis beim Korrekturlesen und Erstellen der Indizes gewährten, nahm ich einfach so dankend an.

Begonnen habe ich das Projekt im Rahmen des von der Alexander von Humboldt-Stiftung geförderten Forschungsprogrammes „Medicine of the Mind, Philosophy of the Body“. So manche Anregung erhielt ich in den Diskussionen mit seinen zahlreichen Mitgliedern, und seinem damaligen Leiter Ph. van der Eijk bin ich darüber hinaus äußerst dankbar dafür, dass er mir finanzielle Unterstützung bei der Drucklegung gewährte. Nicht unerwähnt lassen möchte ich schließlich auch M. Rashed, der bereit war, diese Untersuchung in seine Reihe „Scientia Graeco-Arabica“ aufzunehmen.

Und es begab sich am Ende des 20. Jahrhunderts: Prof. B. Effe konnte sich schon früh vorstellen, dass dereinst einmal ein solches Buch erscheinen wird. Prof. G. Binder stellte nach einer ereignisreichen Festveranstaltung den Kontakt zum orientalistischen Norden von GB 2 her. Frau J. Höck-Hegehofer (†) riet mir zu einem Wechsel. Prof. G. Endreß sowie seine beiden wissenschaftlichen Mitarbeiter Dr. R. Arnzen und Dr. J. Thielmann gewährten mir die nötige Zeit. Erst, wenn man es dann irgendwann geschafft hat und selbst auf der anderen Seite des Pultes sitzt, wird einem bewusst, wie wichtig es sein kann, Studenten Vertrauen zu schenken und im richtigen Moment Hilfestellung zu geben. Allen sechs sei das Werk daher gewidmet.

Berlin, im Januar 2019 Oliver Overwien

# Inhaltsverzeichnis

# 1. Einleitung

## 1.1 Vorwort

Es gibt zahlreiche Themen aus dem Bereich der Klassischen Philologie, die allein durch eine Benutzung griechisch-lateinischer Quellen nicht in ihrer Gänze erfasst werden können. Dies hängt in der Regel damit zusammen, dass die griechisch-römischen Herrschaftsgebiete nicht in sich geschlossen waren, sondern teils intensive Kontakte mit den benachbarten Territorien hatten. Ganz zwangsläufig fand ein Austausch von wirtschaftlichen Erzeugnissen statt, aber auch literarische Werke überschritten die Grenzen, die im jeweiligen Kontext mitunter über viele Jahrhunderte fortlebten und teilweise sogar noch in andere Kulturräume weitertransferiert wurden. Für den modernen Forscher ergibt sich daraus oftmals die Notwendigkeit, auch die „externen", das heißt nichtgriechischen bzw. nichtlateinischen Quellen für die Untersuchung eines bestimmten antiken Sachverhaltes in den Blick zu nehmen.

Der Unterricht der im spätantiken Alexandria wirkenden Medizinlehrer, die gemeinhin auch Iatrosophisten genannt werden, gehört zu diesen Themen. Er war bereits zu seiner Zeit, das heißt im 5.–7. Jh., derart bedeutend und einflussreich, dass zumindest einzelne Lehrwerke und Vorlesungen nicht nur im norditalienischen Ravenna, sondern auch tief im syrischen Sprachraum zur Anwendung kamen.[1] Darüber hinaus beeinflusste er noch viele Jahrhunderte später maßgeblich die medizinische Ausbildung, und zwar sowohl im vornehmlich arabischsprachigen Orient als auch im lateinischsprachigen Europa. Welche Bedeutung dieses Fortleben hatte und für uns heute auch noch hat, lässt sich bereits daran festmachen, dass sich im Hinblick auf den alexandrinischen Schulautor Galen von Pergamon nur ein kleiner Teil der Quellen im griechischen Original erhalten hat (s. S. 48f.). Eine Erforschung des Unterrichts der Iatrosophisten macht es daher zwangsläufig erforderlich, dass man nicht nur Dokumente in griechischer und lateinischer, sondern auch in syrischer und arabischer Sprache heranzieht. Dies sind zumindest die Traditionen, die derzeit im Fokus der Forschung stehen.[2]

---

1 Zu Ravenna siehe Kap. 2.2. Der Arzt Sergius von Rēšʿaynā (gest. 536) hat mehrere Galenschriften, die er während seines Medizinstudiums in Alexandria kennengelernt hatte, für Bischof Theodorus ins Syrische übersetzt, der in Karḫ Ǧuddān in der Nähe der heutigen irak-iranischen Grenze residierte; siehe S. Aydin, Sergius of Reshaina: Introduction to Aristotle and his Categories, Addressed to Philotheos (Aristoteles Semitico-Latinus 24), Leiden, Boston 2016, S. 10 Anm. 1; 21–25.

2 Dieser Fokus muss in der Zukunft sicher ausgedehnt werden. Es sind nämlich noch einige weitere Regionen bekannt, die mit griechischer Medizin in Berührung kamen. Hier wäre zunächst an Armenien zu denken; siehe S. Vardanian, Galen und die mittelalterliche arme-

In diesem interkulturellen Kontext ist auch das Thema der vorliegenden Studie zu sehen, in der es um zwei medizinische Lehrwerke geht: um die *Tabulae Vindobonenses* und um die *Summaria Alexandrinorum* (*Ǧawāmiʿ al-Iskandarāniyyīn* = جوامع الإسكندرانيين): Erstere haben sich im griechischen Original, letztere nur in arabischer Übersetzung erhalten.[3] Beide Schriften enthalten ausgewählte Inhalte aus den Vorlesungen der Iatrosophisten über die Schriften des Arztes Galen in Form von Dihairesen, das heißt in Form von Begriffsunterteilungen.[4] Ziel dieser Studie ist es nachzuweisen, dass sowohl die *Tabulae Vindobonenses* als

---

nische Medizin, in: Galen und das hellenistische Erbe. Verhandlungen des IV. Internationalen Galen-Symposium, veranst. vom Institut für Geschichte der Medizin [Charité] der Humboldt-Universität zu Berlin, 18.–20. September 1989, hrsg. v. J. Kollesch, D. Nickel, Stuttgart 1993, S. 193–203, und S. Vardanian, Medieval Armenian Medicine and its Relations to Greek and Arabic Medicine, in: The Diffusion of Greco-Roman Medicine Into the Middle East and the Caucasus, ed. by J. A. C. Greppin, E. Savage-Smith, J. L. Gueriguian, Delmar, New York 1999, S. 199–209. Wenn man berücksichtigt, dass Texte der Neuplatoniker in diesem Kontext im Umlauf waren (siehe L'œuvre de David l'Invincible et la transmission de la pensée grecque dans la tradition arménienne et syriaque, par V. Calzolari, J. Barnes [Philosophia Antiqua 116], Leiden, Boston 2009, bes. S. 15–36), könnte eine Sichtung der armenischen Literatur auch medizinische Inhalte spätantik-alexandrinischer Provenienz zum Vorschein bringen. Ein weiterer Kandidat neben Tibet (s. S. 99f.) wäre China, das über die Vermittlung sowohl syrisch-persischer als auch arabischer Traditionen viele Jahrhunderte lang mit griechischer Medizin in Berührung kam; siehe Ch. Ming, The Transmission of Foreign Medicine Via the Silk Roads in Medieval China, in: Asian Medicine 3, 2007, S. 241–267, bes. S. 254–258, und P. D. Buell, How Did Persian and Other Western Medical Knowledge Move East, and Chinese West? A Look at the Role of Rashīd al-Dīn and Others, in: Asian Medicine 3, 2007, S. 279–295. Ibn al-Nadīm berichtet uns in seinem *Katalog* (فهرست), dass ein chinesischer Gelehrter den persischen Arzt al-Rāzī (gest. 925) um eine Übersetzung der „16 Bücher Galens" bat, die zum alexandrinischen Lehrkanon gehörten; siehe F. Klein-Franke, Z. Ming, How Galen's „Sixteen Books" Came to China in the Tenth Century AD, in: The American Journal of Chinese Medicine 33, 2005, S. 339–342. Was aus dieser Übersetzung wurde, erfahren wir leider nicht. Gleichwohl kann bereits diese kurze Nachricht veranschaulichen, wie begehrt die Inhalte der Iatrosophisten sogar in Kulturkreisen waren, deren einheimische Medizin sich deutlich von der der griechisch-römischen Welt unterschied.

3 Es sei angemerkt, dass sich der Begriff „Summaria Alexandrinorum" an dieser Stelle einzig auf solche Lehrwerke bezieht, die die Inhalte von dem alexandrinischen Lehrplan angehörenden Galenschriften in dihairetischer Weise darstellen und nachweislich spätantiken Ursprungs sind. Denn nicht alle Schriften, die mit *Ǧawāmiʿ* oder dem synonymen *Ǧumal* betitelt sind und Galentraktate zum Gegenstand haben, gehen auf die Iatrosophisten zurück. Vielmehr sind nicht wenige von ihnen im syrisch-arabischen Kontext entstanden. Zudem muss selbst im Falle einer erwiesenen griechischen Herkunft immer damit gerechnet werden, dass nicht das spätantike Alexandria der Entstehungsort ist; siehe Savage-Smith, Galen's Lost Ophthalmology, bes. S. 126–138. Mit dem Corpus der genuin orientalischen *Summaria* wird sich in nächster Zeit das vom Wellcome-Trust geförderte Projekt „Streamlining Galen: Medical Summaries and the Transmission of Medicine in Medieval Islam" (S. Swain, U. Vagelpohl) beschäftigen.

4 Zur Dihairese siehe F. P. Hager, Dihairesis, in: Historisches Wörterbuch der Philosophie 2, 1972, Sp. 242: „Methode der Begriffseinteilung, welche die Definition eines bestimmten Begriffes durch seine Einordnung unter höhere, ihn umfassende und bestimmende Begriffe ermöglichen soll."

auch die *Summaria Alexandrinorum* im besagten spätantiken Alexandria entstanden sind und denselben Lehrwerktypus darstellen.[5]

Um das gesteckte Ziel zu erreichen, muss ein grundsätzliches Problem angegangen werden: Weder die *Tabulae Vindobonenses/Summaria Alexandrinorum* noch andere zeitgenössische bzw. direkt mit Alexandria in Zusammenhang stehende Quellen bieten verlässliche Informationen über die Entstehung und Verwendung dieser beiden Lehrwerke. Man muss also anderenorts nach Lösungen suchen: Zunächst werden die wesentlichen Merkmale des Unterrichts der Iatrosophisten in Alexandria und in seinem Ableger im norditalienischen Ravenna kurz dargelegt. Dass sowohl die Galenlektüre als auch die Benutzung von Lehrwerken zum didaktischen Repertoire der Medizinlehrer gehörten, kann als erstes wichtiges Puzzleteil in der Argumentation betrachtet werden (Kap. 2.1–2). Des Weiteren soll die Bedeutung der galenischen Schrift *De sectis* für die medizinische Ausbildung herausgearbeitet werden (Kap. 2.3). Im Anschluss daran wird versucht, die *Tabulae Vindobonenses* und *Summaria Alexandrinorum* im Unterricht der Iatrosophisten zu verorten. Der Nachweis wird dabei in zwei Schritten geführt. So geht es erstens darum aufzuzeigen, dass Baumdiagramme, wie sie uns in den *Tabulae Vindobonenses* vorliegen, zu den didaktischen Mitteln des spätantiken Unterrichtsbetriebes gehörten (Kap. 3.1). Über die *Summaria Alexandrinorum* berichten außerdem arabische Quellen, dass sie auf die Tätigkeit der alexandrinischen Medizinlehrer zurückgehen (Kap. 3.2). Somit lässt sich bereits durch einen Blick auf den Kontext bzw. auf externe Zeugnisse ihre spätantike Herkunft wahrscheinlich machen. Eine detaillierte Untersuchung der *Tabulae Vindobonenses/Summaria Alexandrinorum* wird zweitens deutlich machen, dass sie einen wichtigen Platz im medizinischen Unterricht hatten: Sie fassten zentrale Begriffe und Themen aus den Vorlesungen in übersichtlicher Form zusammen, die der Student auf ihrer Basis auswendig lernen sollte, um in der Lage zu sein, jeden Patienten behandeln zu können (Kap. 3.3.1–2; 3.3.4). Interessanterweise hat der Vergleich der beiden Lehrwerke überdies zu dem Ergebnis geführt, dass sie in Bezug auf Inhalt, Funktion und äußere Form (des Baumdiagrammes) denselben Lehrwerktypus darstellen (Kap. 3.3.3). Eine Edition (nur *Tabulae Vindobonenses*) und Übersetzung der *Tabulae Vindobonenses/Summaria Alexandrinorum* beschließen die Untersuchung (Kap. 4–5).

---

5 „Lehrwerk" wird hier in einem ganz allgemeinen Sinn als schriftliches Zeugnis aufgefasst, das entweder in der Schule oder zu Hause zur Anwendung kommt, sich auf die Inhalte des Unterrichts bezieht, didaktisch auf eine Lerngruppe ausgerichtet ist und dazu beiträgt, dass diese Wissen erlangen bzw. vertiefen kann; siehe I. Ivić, A. Pešikan, S. Antić, Textbook Quality. A Guide to Textbook Standards (Eckert. Expertise 2), Göttingen 2013, S. 42. Wir werden in Kap. 3.3.4 sehen, dass überdies auch die Definition von U. Jürgens, Lehrwerke, in: Handbuch Unterricht, hrsg. v. K. H. Arnold, U. Sandfuchs und J. Wiechmann, 2. Auflage, Bad Heilbrunn 2009, S. 309, auf die *Tabulae Vindobonenses* und *Summaria Alexandrinorum* anwendbar ist: „Lehrwerke … sind Arbeitsmittel … in erster Linie … für die Schülerinnen und Schüler. Sie können die Vorbereitung, Durchführung und Nachbereitung des Unterrichts unterstützen."

Aus mehreren Gründen wurde es Zeit für eine Untersuchung dieser Art. Kein einziger Abschnitt aus den *Tabulae Vindobonenses* liegt in einer Edition vor. Kein einziger Abschnitt aus den *Tabulae Vindobonenses* und den *Summaria Alexandrinorum* wurde bisher ins Deutsche übersetzt. Keines der beiden Lehrwerke wurde bisher systematisch in Bezug auf seine Herkunft oder seine Funktion untersucht.[6] Um unsere Kenntnisse über den medizinischen Unterricht in Alexandria zu erweitern, sind derartige Studien jedoch unerlässlich, da sich bisher vergleichsweise wenige Quellen aus diesem Bereich erhalten haben und wir nach wie vor nur ungefähre Vorstellungen von seinem Inhalt, seinem Ablauf und seiner Entwicklung haben. Mit anderen Worten: Es steht zu erwarten, dass eine umfassende Erschließung der beiden Lehrwerke maßgeblich zum Verständnis des medizinischen Unterrichts im spätantiken Alexandria beitragen wird. Dabei wird sich zwangsläufig zeigen, ob die hier erzielten Ergebnisse auch für die *Tabulae Vindobonenses*/*Summaria Alexandrinorum* zu den übrigen Galenschriften gelten.

Allerdings haben wir es hier nicht nur mit Werken zu tun, die dabei helfen können, den spätantiken Medizinunterricht besser zu verstehen. Vielmehr beeinflussten sie außerdem, wie eingangs schon angedeutet, in mehrfacher Hinsicht die Überlieferung der Medizin im Mittelalter, und zwar im Osten ebenso wie im Westen. Ein kurzer Blick auf das Fortleben der *Summaria Alexandrinorum* zu *De sectis* soll dies veranschaulichen.

Zum einen fanden die Inhalte dieses Lehrwerkes Eingang in arabische Traktate. Dazu gehören *Der Kleine Kanon der Medizin* (القانون الصغير في الطب), der Ibn Sīnā (gest. 1037) zugeschrieben wird, aber wohl von einem späteren Autor stammt. In ihm werden die Unterteilungen der Medizin (= SA 0.1), sowie die medizinischen Gruppierungen inklusive einer kurzen Notiz zu ihren methodischen Prinzipien erwähnt (= SA 0.2).[7] Des Weiteren wurden zwei Passagen in die Schrift *Garten der Ärzte, Wiese der Verständigen* (بستان الأطباء وروضة الألباء) des christlichen Leibarztes von Sultan Saladin, Ibn al-Muṭrān (gest. 1191), übernommen.[8] Der Beginn der Einteilungen der Medizin (= SA 0.1) findet sich darüber hinaus in den Einführungsschriften des Ḥunayn ibn Isḥāq (gest. 873; siehe unten Kap. 3.1.1) sowie im bisher nicht edierten siebten Abschnitt von Ibn Riḍwāns (gest. 1061) *Abhandlung über den Adel der Medizin* (مقالة في شرف الطب).[9] In all

6 Studien wie die von Gundert, Die Tabulae Vindobonenses, Garofalo, I sommari oder Pormann, The Alexandrian Summary, stellen „nur" Grundlagenforschung dar, die sich auf allgemeine Beobachtungen bzw. Beschreibungen einiger Charakteristika beschränken.

7 Siehe R. Veit, The Smaller Canon of Medicine (al-Qānūn al-ṣaġīr fī l-ṭibb) Ascribed to Avicenna, in: Philosophy and Medicine, S. 272f. m. Anm. 17; 20. Die beiden Unterteilungen der Medizin finden sich des Weiteren auch in Ibn Sīnās Schrift *Kanon der Medizin* (القانون في الطب); siehe *loc. cit.*, S. 271.

8 Siehe Bostān al-ʾatibbāʾ wa-rawdat al-ʾalibbāʾ by ʾAbū Nasr ʾAsʿad ibn Ilyās ibn Matrān, by M. Mohaghegh, Teheran 2007, S. 210.8–211.1 (= SA 3.25); 223.11–224.6 (= SA 9.4). Ibn al-Muṭrān weist insgesamt vier Zitate den *Summaria Alexandrinorum* zu *De sectis* zu. Zwei davon stammen jedoch aus anderen Quellen (*loc. cit.*, S. 206.6; 218.5).

9 Siehe den Text in Kodex Istanbul, Hekimoğlu Ali Paşa 691, fol. 120r18f. Es hat außerdem den Anschein, dass die Kapitelabfolge im *Königlichen Buch* (الكتاب الملكي) des persischen

diesen Fällen werden die *Summaria Alexandrinorum* zu *De sectis* nicht mehr als vorlesungsbegleitende Lehrwerke, sondern als eigenständige Schriften oder genauer gesagt als Zusammenfassung galenischer Lehre wahrgenommen, was vermutlich nicht zuletzt darin seine Ursache hat, dass man im Orient gar nicht mehr wusste, welchem Zweck sie ursprünglich dienten (Kap. 3.2.3).[10]

Zum anderen beeinflussten die *Summaria Alexandrinorum* auch formal das literarische Schaffen im Orient. Mehrere arabische Autoren des 9.–10. Jhs. stellten medizinische Inhalte mit Hilfe von Dihairesen und Baumdiagrammen dar (Kap. 3.1.1). Eine Erklärung für dieses Phänomen dürfte am ehesten darin zu suchen sein, dass eine in Alexandria gepflegte Tradition weiter angewandt wurde. Ein wichtiges Bindeglied ist der gerade schon erwähnte Bagdader Arzt Ḥunayn ibn Isḥāq, der einerseits bei der Übersetzung der *Summaria Alexandrinorum* eine wichtige Rolle spielte (s. S. 54f.), andererseits selbst Einführungsschriften in die Medizin verfasst hat, die dihairetisch, zum Teil sogar in Form von Baumdiagrammen gestaltet waren und nicht von ungefähr auch inhaltliche Parallelen mit den *Summaria Alexandrinorum* zu *De sectis* aufwiesen (Kap. 3.1.1).

Eine dieser Einführungsschriften fungierte wiederum als Vorlage für die *Isagoge Johannitii ad Tegni Galieni*, die sich als medizinische Schulschrift im lateinischen Mittelalter nicht nur allgemein großer Beliebtheit erfreute, sondern im 11.–12. Jh. sogar in das erste medizinische Lehrbuch an europäischen Universitäten überhaupt, in die sogenannte *Articella*, integriert wurde.[11] Die Inhalte dieses Traktates sind ebenfalls dihairetisch strukturiert. Sie beruhen zu großen Teilen auf besagtem Einführungswerk Ḥunayns und damit auch auf den *Summaria Alexandrinorum* zu *De sectis*. Bereits ein kurzer Blick auf den Beginn der *Isagoge Johannitii ad Tegni Galieni* kann die Übereinstimmungen deutlich machen: Dort ist von der Einteilung der Medizin sowie ihrem theoretischen Teil (§1), den natürlichen Dingen (§2 = SA 0.1.1), den neun Mischungen (§4 = SA 3.20), den vier Säften (§5 = SA 3.24) oder den Kräften im Körper (§12–14 = SA 3.30) die Rede.[12]

---

Arztes ʿAlī ibn al-ʿAbbās al-Maǧūsī (10. Jh.) auf alexandrinische *De-sectis*-Exegese zurückgeht, da sie große Übereinstimmungen mit den fünf Teilen der Medizin erkennen lässt; man vgl. die Übersicht in Ullmann, Die Medizin, S. 145f., mit SA 0.1.2. In diesem Fall muss die Vorlage aber nicht zwingend die *Summaria-Alexandrinorum*-Fassung zu *De sectis* gewesen sein, es könnte sich auch um eine Vorlesung über diese Schrift handeln. Dass al-Maǧūsī generell Schriften bzw. Inhalte der Iatrosophisten kannte, ist hinreichend belegt; siehe Palmieri, Survivance d'une lecture alexandrine, S. 63 und *passim*.

10 Man vergleiche hierzu auch das Fortleben der *Summaria Alexandrinorum* zu Galens *De nervorum dissectione* und *De symptomatum differentiis* in der syrisch-arabischen Tradition; siehe Galen: Über die Anatomie, S. 16-25, und Overwien, Die orientalische Überlieferung, S. 142–148.

11 Siehe S. Ihm, Clavis commentariorum der antiken medizinischen Texte (Clavis Commentariorum Antiquitatis et Medii Aevi 1), Leiden u.a. 2002, S. 21f. Dass die *Isagoge* auf einer Einführungsschrift von Ḥunayn basiert, geht aus den Untersuchungen von U. Weisser, Noch einmal zur Isagoge des Johannicius: Die Herkunft des lateinischen Lehrtextes, in: Sudhoffs Archiv 70, 1986, S. 229–235, und Jacquart, À l'aube, hervor.

12 Die Paragraphenangaben der *Isagoge* beziehen sich auf die Edition von G. Maurach, Johannicius: Isagoge ad Techne Galieni, in: Sudhoffs Archiv 62, 1978, S. 148–174.

Somit gelangten ausgewählte Abschnitte aus den *Summaria Alexandrinorum* zu *De sectis* über die Zwischenstufe Ḥunayn auch in den lateinischsprachigen Westen.[13]

Diese knappen Ausführungen dürften angedeutet haben, wie wirkmächtig die dihairetischen Darstellungen aus Alexandria waren. Ganz offensichtlich haben wir es hier mit einem „missing link" zu tun, mit dem sich noch viele weitere medizinische Werke aus späteren Jahrhunderten in Teilen oder auch ganz auf spätantike Traditionen zurückführen und dadurch inhaltlich wie formal erklären lassen.

Nun waren insbesondere die Baumdiagramme, wie sie uns in den *Tabulae Vindobonenses* erhalten geblieben sind und ursprünglich wohl auch die *Summaria Alexandrinorum* kennzeichneten, kein rein spätantikes Phänomen und auch nicht auf die griechisch-römische Antike beschränkt. Vielmehr kamen sie in ganz verschiedenen Epochen und Kulturen zur Visualisierung, Ordnung oder Klassifizierung von bestimmten Sachverhalten bzw. von Wissen zur Anwendung und kommen es sogar noch heute, so zum Beispiel in der Computerwissenschaft oder in der Fachdidaktik (s. S. 100). Dabei wurden ganz unterschiedliche Arten der strukturierenden Darstellung entwickelt. Die stemmatische Baumdiagrammform ist nur eine unter vielen.[14] Schaut man sich moderne Überblicke über Baumdiagramme und vergleichbare dihairetische Präsentationen an, wird man allerdings feststellen, dass sie zwar meist in der Antike beginnen, diese Epoche aber oft nur streifen und den Schwerpunkt auf das Mittelalter bzw. die darauffolgenden Jahrhunderte legen. Dies hängt vermutlich mit der Bekanntheit sowie der Zugriffsmöglichkeit auf das auszuwertende Material zusammen. Es ist leider oftmals nur Altertumswissenschaftlern bekannt, wie verbreitet Baumdiagramme bereits in der Spätantike waren und welche Auswirkungen sie auf die spätere Zeit hatten. Insofern bietet die vorliegende Studie auch ein Puzzleteil für einen übergeordneten Ansatz, der darauf abzielt, die Geschichte solcher Visualisierungen im Rahmen der letzten 2000 Jahre besser nachvollziehen zu können.

Zu guter Letzt sei noch kurz auf einige der hier verwendeten Begrifflichkeiten eingegangen. Die Bezeichnungen *Tabulae Vindobonenses* und *Summaria Alexandrinorum* sind nämlich nicht original. Der Terminus „Tabulae Vindobonenses" geht auf B. Gundert zurück, die ihn für ihren Artikel „Die Tabulae Vindobonenses" aus dem Jahre 1998 selbst kreiert hat,[15] während der Titel „Summaria Alexandrinorum" auf jeden Fall in Teilen, vermutlich sogar in seiner Gänze das Produkt entweder des Übersetzers oder eines frühen arabischen Bearbeiters ist (siehe Kap. 3.3.3.3). Zum Zeitpunkt ihrer Entstehung wurden die beiden Lehrwerke schlicht Dihairesen genannt (Kap. 3.3.3.3). Die modernen Bezeichnungen werden an dieser Stelle jedoch beibehalten, einerseits aus Konvention, andererseits, um

13 Eine systematische Untersuchung der griechischen Vorlagen der medizinischen Einführungsschriften Ḥunayns (und damit auch der *Isagoge Johannitii*) steht noch aus. Mit einiger Sicherheit lässt sich jedoch jetzt schon konstatieren, dass eine Berücksichtigung der *Summaria Alexandrinorum* dabei noch viele weitere Verbindungen offenlegen wird.

14 Siehe hierzu Lima, Book of Trees.

15 Mitteilung per Email vom 18.03.2014.

die Schriften besser voneinander unterscheiden zu können. Als Alternative kommt hier für beide Lehrwerke der Terminus „dihairetische Schemata", für die *Tabulae Vindobonenses* außerdem „stemmatische Darstellung", „Baumdiagramme" oder „*arbores*" zur Anwendung.[16] Es sei allerdings angemerkt, dass die beiden zuletztgenannten Bezeichnungen strenggenommen nicht ganz zutreffend sind, da es sich eigentlich um Abbildungen eines auf dem Kopf stehenden Baumes handelt, bei denen die Wurzel oben, die Krone unten ist.[17]

16 Siehe hierzu auch M. Cacouros, Les schémas dans les manuscrits grecs de contenu logique. Raisons d'être, fonctions et typologie, in: Gazette du Livre Médieval 39, 2001, S. 27f. Brumbaugh, Logical and Mathematical Symbolism, S. 47f., bezeichnet Baumdiagramme dagegen als „line diagram of division", „divison diagram with lines", „line division figure" und „division figure with lines".

17 Siehe Lima, Book of Trees, S. 79.

## 1.2 Abkürzungsverzeichnis

| | | |
|---|---|---|
| A | = | Kodex Aya Sofya 3609 |
| Ag/Agnellus | = | Vorlesung des Agnellus über *De sectis*; zitiert nach Agnellus of Ravenna |
| CAG | = | Commentaria in Aristotelem Graeca |
| CMG | = | Corpus Medicorum Graecorum/Latinorum |
| DS | = | Galen, *De sectis*; zitiert nach Claudii Galeni Pergameni scripta minora, S. 1–32[18] |
| F | = | Kodex Fatih 3538 |
| hebr. Ü | = | hebräische Übersetzung der *Summaria Alexandrinorum* zu *De sectis* |
| IH | = | Ibn Hindū, *Schlüssel zur Medizin* (*Miftāḥ al-ṭibb*); zitiert nach Ibn Hindu. Biography |
| J/Johannes | = | Vorlesung des Agnellus über *De sectis*; zitiert nach Iohannis Alexandrini commentaria in librum De sectis Galeni |
| Kühn | = | Claudii Galeni opera omnia, editionem cur. C. G. Kühn, Leipzig 1821–1833, Nachdruck Hildesheim 1964–1965 |
| M | = | Kodex Manisa Kitapsaray 1759 |
| Pall/Palladius | = | Vorlesung des Palladius über *De sectis*; zitiert nach Scolii inediti |
| Ru | = | Al-Ruhāwī, *Bildung des Arztes* (*Adab al-ṭabīb*); zitiert nach Al-Ruhāwī, The Conduct of the Physician |
| S | = | Kodex Aya Sofya 3588 |
| SA | = | *Summaria Alexandrinorum* |
| TV | = | *Tabulae Vindobonenses* |
| Walbridge | = | Herausgeber der *Summaria Alexandrinorum* zu *De sectis*; siehe The Alexandrian Epitomes |

18 Die Scripta-Minora-Edition dient nach wie vor als Standardausgabe, müsste allerdings dringend ersetzt werden, da sie nur einen Teil der derzeit bekannten Textzeugen von *De sectis* berücksichtigt und auch unter methodischen Gesichtspunkten gewisse Mängel aufweist; siehe O. Overwien, Prolegomena zu einer neuen Edition von Galens De sectis, in: Quid est modestia? Mélanges de médecine ancienne en l'honneur de Klaus-Dietrich Fischer, éd. par M-L. Monfort, M. Witt, (erscheint in:) Medicina nei Secoli 2018.

# 2. Der alexandrinische Schulkontext

In diesem Kapitel soll der schulische Kontext der *Tabulae Vindobonenses* und *Summaria Alexandrinorum* in groben Zügen umrissen werden. Dabei kommen vor allem diejenigen Punkte zur Sprache, deren Kenntnis für das Verständnis der vorliegenden Untersuchung unerlässlich ist: Der erste Abschnitt 2.1 thematisiert mit einigen Unterrichtsinhalten und -methoden (Galencurriculum, Vorlesungen, Lehrwerke) drei zentrale Aspekte der Didaktik der Iatrosophisten. In Kap. 2.2 wird der Fokus auf Ravenna gerichtet, wo sich ein Ableger dieses alexandrinischen Unterrichts gebildet hat. Die Parallelen sind im Hinblick auf Inhalt und Didaktik zum Teil derart ausgeprägt, dass die dort entstandenen Vorlesungen bzw. Lehrschriften bis zu einem gewissen Grad für die Rekonstruktion des Unterrichts der Medizinlehrer aus Alexandria herangezogen werden können. Der letzte Abschnitt 2.3 dreht sich schließlich um die Frage, was sich von der Behandlung der galenischen Schrift *De sectis* durch die Iatrosophisten erhalten hat und welche Funktion dieser Schrift in ihrem Unterricht zukam.

## 2.1 Der Unterricht an der „Schule von Alexandria" (5.–7. Jh.)

Viele Aspekte, die mit dem Unterricht der Iatrosophisten zusammenhängen, liegen für uns im Dunkeln. Wir wissen weder, wie er organisiert war, noch, an welchem Ort er abgehalten wurde. Auch die Lebenszeit der meisten Lehrer lässt sich nicht näher bestimmen. Behelfsmäßig werden sie in den Zeitraum vom Ende des 5. Jhs. bis ungefähr zur Mitte des 7. Jhs. eingeordnet. Den Rahmen geben Gessius, dessen Wirken wenigstens in einigen Quellen etwas näher beschrieben wird, sowie Stephanus und/oder ein gewisser Johannes Grammaticus vor, die kurz vor oder vielleicht auch noch während der arabischen Eroberung in Alexandria tätig waren.[1] Es ist jedoch nicht grundsätzlich auszuschließen, dass der Unterricht auch unter arabischer Herrschaft noch für einige Zeit weitergeführt wurde. Die Frage, ob die uns greifbaren Iatrosophisten eine Lehrer-Schüler-Abfolge bildeten oder

1 Zu Gessius siehe E. Watts, The Enduring Legacy of the Iatrosophist Gessius, in: Greek, Roman, and Byzantine Studies 49, 2009, S. 113–133, zu Stephanus siehe V. Boudon-Millot, Stéphanos d'Athènes, in: Dictionnaire des Philosophes Antiques 6, 2016, S. 579–588. Über den nicht näher bestimmbaren Johannes Grammaticus heißt es im Ärztelexikon des Ibn abī Uṣaybiʿa (gest. 1270), dass er die Anfänge des Islam noch miterlebte; siehe Ibn abī Uṣaibiʿa, S. 104.3. Möglicherweise ist diese Angabe jedoch auf den Aristoteleskommentator Johannes Philoponus zu beziehen; siehe Meyerhof, Johannes Grammatikos, S. 2; 20.

ob zumindest einige von ihnen gleichzeitig unterrichteten, stellt für uns ein weiteres bisher nicht gelöstes Problem dar. Es ist nicht einmal sicher, ob sie allesamt tatsächlich in Alexandria tätig waren. Die moderne Bezeichnung „Schule von Alexandria" muss daher mit größter Vorsicht benutzt werden, da sie unter Umständen falsche Vorstellungen von den damaligen Verhältnissen evoziert. Eine Ausnahme in dieser Masse an Unwägbarkeiten und Fragezeichen bildet die Person des gerade schon erwähnten Gessius, der allem Anschein nach um das Jahr 500 herum mehrere didaktische Neuerungen einführte, die, nachdem er sie zum Teil von seinem Philosophielehrer Ammonius übernommen hatte, über mindestens 150 Jahre hinweg ihren festen Platz im Medizinunterricht hatten.[2]

Einige seiner Neuerungen werden auf den folgenden Seiten etwas eingehender besprochen, da sie für die vorliegende Untersuchung von zentraler Bedeutung sind.

### 2.1.1 Galencurricula

Im Zentrum des medizinischen Unterrichts der Iatrosophisten standen Texte von Hippokrates und von Galen, wenngleich vereinzelt auch andere medizinische Autoren wie Oribasius und Magnus von Nisibis (4. Jh.) behandelt wurden.[3] Nach allem, was wir wissen, wurden die Werke Galens, zumindest dessen vier Einführungsschriften (s. Kap. 2.3.2), vor denen des Hippokrates gelesen.[4] Um den Kursteilnehmern das Studium dieser beiden Autoritäten zu erleichtern, wurden Curricula erstellt. Ihre Existenz geht zum einen aus dem Beginn der Vorlesungen hervor, in denen die Stellung der jeweiligen Schrift innerhalb des Lehrplanes kurz erläutert wird (s. Kap. 2.1.2).[5] Zum anderen haben sich uns in Bezug auf Galen gleich mehrere vollständige Curricula in verschiedenen arabischen Quellen erhal-

2 Eine ausführliche Darstellung der „Schule von Alexandia" inklusive aller damit verbundenen Probleme findet sich in Overwien, Der medizinische Unterricht. Die in der modernen Forschung übliche Bezeichnung für die Medizinlehrer, die in Alexandria für den im Folgenden skizzierten Unterricht verantwortlich waren, lautet Iatrosophist. Man sollte dabei allerdings beachten, dass sie fast ausschließlich im Zusammenhang mit Gessius und seinem ravennatischen Kollegen Agnellus belegt ist, während die übrigen Dozenten σοφιστής oder ἰατρός genannt wurden; siehe Palmieri, Nouvelles remarques, S. 213, und Szabat, Teachers, S. 198f. mit Anm. 136. Eine Erklärung für diesen Befund steht noch aus. Möglicherweise war dieser Titel weniger festgelegt, als man meinen könnte: Sogar der Aristoteleskommentator Johannes Philoponus (gest. ca. 570) wird im Titel seiner medizinischen Schrift *De febribus* als Iatrosophist bezeichnet; siehe Schiano, Il trattato inedito, S. 75.

3 Der arabische Arzt al-Rāzī kennt Stephanus' Kommentare zu Oribasiusschriften; s. Kahl, The Pharmacological Tables, S. 386. Von demselben Medizinlehrer sind außerdem Ausführungen über die *Urinschrift* des Magnus von Nisibis erhalten; siehe Lamagna, Gli scoli.

4 Siehe Overwien, Medizinische Lehrwerke, S. 169.

5 In der Vorlesung des Stephanus über das *Prognostikon* heißt es zum Beispiel ἡ δὲ τάξις τῆς ἀναγνώσεως (siehe Stephani philosophi In Hippocratis Prognosticum commentaria III, S. 30.31), in der des Agnellus über *De sectis*: *debemus enim secundum ordinum legere*; zitiert nach Agnellus of Ravenna, S. 32.13.

ten.[6] Eines von ihnen bietet uns Johannes Grammaticus im Rahmen der Einleitung seines Lehrwerkes *Zusammenfassung der 16 Bücher des Galen, Kurzfassung des Johannes Grammaticus* (كتاب اختصار الستة عشر لجالينوس تلخيص يحيى النحوي):

*De sectis, Ars medica, De pulsibus (ad tirones), Ad Glauconem (de methodo medendi)*

*De elementis, De temperamentis, De facultatibus naturalibus, Anatomia [= De ossibus ad tirones, De musculorum dissectione ad tirones, De nervorum dissectione, De venarum arteriarumque dissectione]*

*De causis et symptomatibus [= De morborum differentiis, De morborum causis, De symptomatum differentiis, De symptomatum causis], De locis affectis, De pulsibus [= De pulsuum differentiis, De dignoscendis pulsibus, De causis pulsuum, De praesagitione ex pulsibus], De crisibus, De diebus decretoriis, De differentiis febrium*

*De sanitate tuenda, De methodo medendi*[7]

Aus dieser Aufstellung geht hervor, dass Johannes Grammaticus insgesamt 25 galenische Schriften zum Lehrplan rechnete, von denen zwölf zu den drei Sammelwerken *Anatomia*, *De causis et symptomatibus* und *De pulsibus* zusammengefasst wurden.[8] Die Einteilung in vier Gruppen begründet er folgendermaßen: Die ersten vier Schriften (von *De sectis* bis *Ad Glauconem*) dienen als Einführung in Theorie und Praxis der Medizin. Die übrigen Werke beschäftigen sich in unterschiedlicher Weise mit der Theorie und Praxis selbst, wobei *De elementis*, *De temperamentis*, *De facultatibus naturalibus* und die Sammlung *Anatomia* die natürlichen Dinge zum Gegenstand haben, während die folgenden sechs (von *De causis et symptomatibus* bis *De differentiis febrium*) dem Widernatürlichen, das heißt den krankhaften Zuständen des Körpers, gewidmet sind.[9] Die Erhaltung der natürlichen Dinge behandelt weiterhin *De sanitate tuenda*, wohingegen *De methodo medendi* schließlich die Therapie, also die Umkehrung der widernatürlichen Zustände zum Thema hat. (Diese Einteilung der Schriften wird bei den folgenden Listen der Übersichtlichkeit halber beibehalten.)

Wie gesagt, findet sich in der griechisch-spätantiken Überlieferung keine vergleichbare Aufstellung. Gleichwohl dürfte die oben genannte Fassung dort ihren Ursprung haben, da das zugrundeliegende Werk des Johannes Grammaticus über

6 Einen Überblick über die im Folgenden behandelten Lehrpläne bieten Muggittu, Nuove considerazioni, S. 116f., und Bürgel, Ärztliches Leben, S. 150–152.

7 Siehe hierzu den arabischen Text und die Übersetzung in Garofalo, Il sunto, S. 144–146; 150.1–151.12.

8 Es sei angemerkt, dass die Schrift *De differentiis febrium* bei Johannes unter dem Titel *De febribus* erscheint. Nach dem Zeugnis von Ibn Hindūs *Schlüssel zur Medizin* kannte auch dessen Lehrer Ibn al-Ḫammār (gest. nach 1017) einen alexandrinischen Galenlehrplan, der mit dem des Johannes Grammaticus übereinstimmt; siehe Ibn Hindu, S. 634.8–637.7. Lediglich *De locis affectis*/*De pulsibus* und *De sanitate tuenda*/*De methodo medendi* sind bei ihm in umgekehrter Reihenfolge aufgeführt.

9 In einem Lehrplan, den der Bagdader Arzt Ibn al-Tilmīḏ (gest. 1165) erwähnt, werden die genannten Texte ebenfalls mit den Bereichen „natürliche/unnatürliche Dinge“ in Verbindung gebracht; siehe The Alexandrian Epitomes, S. 3.7; 4.6 (arab.).

die 16 Bücher Galens im Kontext der Iatrosophisten entstanden ist.[10] Der Lehrplan selbst kann diese Einordnung im Übrigen noch unterstreichen: Die alexandrinischen Medizinlehrer verweisen in ihren Vorlesungen und Lehrwerken immer wieder auf einzelne Schriften daraus, und Stephanus erwähnt in seinen Ausführungen zu den hippokratischen *Aphorismen* sogar Kurse zu allen 16.[11] Hinzu kommt, dass Johannes Grammaticus einige Sammelbezeichnungen nennt, die wir aus anderen spätantiken Quellen kennen. So werden die vier Schriften über die Unterschiede und Ursachen von Krankheiten und Symptomen in der alexandrinischen Tradition wie bei ihm nahezu durchgängig unter dem Titel *De causis et symptomatibus* (bzw. der Kurzform Περὶ αἰτίας/*De causa*) zitiert. Die *Tabulae Vindobonenses* sind hier nur ein Beispiel unter mehreren (siehe Kap. 4.1).[12] *Anatomia* (*al-tašrīḥ* = „Anatomie“) dürfte des Weiteren auf αἱ Ἀνατομαί oder auch αἱ Ἀνατομικαί zurückgehen, und von *De pulsibus* (*al-Nabḍ al-kabīr* = „der große Puls“) ist sowohl in Stephanus' Vorlesung über das hippokratische *Prognostikon* (ὡς καὶ ὁ συγγραφεὺς ἐν τῇ Σφυγμικῇ διέγνω) als auch in Agnellus' Vortrag über Galens *De pulsibus ad tirones* die Rede: *quia in sedecim libris exposuit maiorem sfigmicin.*[13]

Im Hinblick auf den Zeitpunkt der Erstellung dieses Curriculums gibt uns Ibn abī Uṣaybiʿa (gest. 1270) in seinem Werk *Quellen der Nachrichten über die Klassen der Ärzte* (عيون الأنباء في طبقات الأطباء) eine interessante Information: „Dann verfasste jeder einzelne von ihnen (*sc.* den Iatrosophisten) einen Kommentar zu den 16 Büchern. Der beste, der mir davon in die Hände fiel, war der Kommentar des Gessius“ (ثم انفرد كل واحد منهم بتفسير الستة عشر وأجود ما وجدت من ذلك تفسير جاسيوس).[14] Da Ibn abī Uṣaybiʿa bzw. dessen Quelle explizit angibt, diesen Kommentar persönlich vor Augen gehabt zu haben, müssen wir den Bericht ernst nehmen und folglich davon ausgehen, dass bereits Gessius einen Galenlehrplan vorliegen und vielleicht sogar selbst erschaffen hatte, der 16 Bücher umfasste.[15]

---

10 Siehe Garofalo, Il sunto, S. 136f., sowie unten Kap. 2.3.1.

11 Siehe hierzu Stephani Atheniensis In Hippocratis Aphorismos commentaria III–IV, S. 12.

12 Siehe Garofalo, La traduzione araba, S. 190–192, und Gundert, Die Tabulae Vindobonenses, S. 137f. Nach Ḥunayn ibn Isḥāq geht die Bezeichnung *De causis* (*al-ʿilal*) auf die Iatrosophisten zurück, während die Langform *De causis et symptomatibus* (*al-ʿilal wa-l-aʿrāḍ*) ihren Ursprung in der syrischen Überlieferung hat; s. Ḥunain ibn Isḥāq, S. 11.14–17 (arab.), und Ḥunayn ibn Isḥāq, S. 25.10–12. Letztere hat sich in der arabischen Tradition durchgesetzt.

13 Siehe Stephani Atheniensis In Hippocratis Aphorismos commentaria III–IV, S. 296.17 (ἐν Ἀνατομαῖς); V–VI, S. 162.38; 188.21 (ἐν ταῖς Ἀνατομικαῖς). Die beiden Erwähnungen von *De pulsibus* sind entnommen aus Stephani philosophi In Hippocratis Prognosticum commentaria III, S. 44.14f., sowie Agnellus de Ravenne, S. 3.21f.; für weitere Belege siehe *loc. cit.*, S. 243 *s.v. sfigmicin.* Σφυγμική war, zum Teil mit hinzugefügter Qualifikation „groß“, die Bezeichnung für die Sammlung der Pulsschriften. Bereits Galen benutzte für die Schriftengruppe den Titel Περὶ σφυγμῶν; siehe J. Ilberg, Ueber die Schriftstellerei des Klaudios Galenos I, in: Rheinisches Museum 44, 1889, S. 219.

14 Zitiert nach Ibn abī Uṣaibiʿa, S. 104.1f.

15 Dass es bereits zu Gessius' Zeit einen Lehrplan gab, belegt auch Sergius von Rēšʿaynā (gest. 536), der nach dem Zeugnis von Ḥunayn ibn Isḥāqs *Risāla* in Alexandria Medizin

Nun haben sich uns in der arabischen Überlieferung noch weitere Listen dieser Art erhalten. So nennt der Bagdader Übersetzer Ḥunayn ibn Isḥāq (gest. 873) in seinem Sendschreiben über die syrischen und arabischen Galenübersetzungen zu Beginn seiner Auflistung die Schriften, die von den alexandrinischen Medizinlehrern gelesen wurden:

*Ad tirones [= De sectis, Ars medica, De pulsibus ad tirones, Ad Glauconem de methodo medendi]*

*Anatomia, De elementis, De temperamentis, De facultatibus naturalibus*

*De causis et symptomatibus, De locis affectis, De pulsibus, De differentiis febrium, De crisibus, De diebus decretoriis*

*De methodo medendi*[16]

Ḥunayn beschließt seine Aufzählung mit den Sätzen: „Dies also sind die Bücher, auf deren Lektüre man sich an der Stätte der medizinischen Lehre in Alexandria zu beschränken pflegte; und zwar pflegte man sie in dieser Anordung zu lesen, in der ich ihre Aufführung vorgenommen habe“ (فهذه الكتب التي كان يقتصر على قراءتها في موضع تعليم الطب بالإسكندرية وكانوا يقرؤنها على هذا الترتيب الذي أجريت ذكرها عليه).[17] Bemerkenswerterweise führt Ḥunayn nur 15 Schriften auf, da *De sanitate tuenda* nicht zu seiner Liste gehört. Ansonsten lässt er nur einige kleinere Abweichungen von der Fassung des Johannes Grammaticus in Bezug auf die Begrifflichkeiten (*Ars medica*) sowie Reihenfolge der Schriften (*Anatomia, De differentiis febrium*) erkennen. Außerdem gibt er noch an, dass die ersten vier Schriften den Sammeltitel „An die Anfänger“ (*ad tirones*; *ilā muta ͑allimīna*) hatten.[18] Diese Aussage wird durch mehrere alexandrinische Quellen bestätigt, in denen die besagten Werke unter der Bezeichnung Εἰσαγωγαί geführt werden.[19]

---

studierte und bis auf *De sectis, De pulsibus ad tirones* und *De sanitate tuenda* alle Galenwerke dieses Curriculums ins Syrische übertrug, was darauf schließen lässt, dass er eine Version davon dort kennengelernt hat; siehe Lieber, Galen in Hebrew, S. 174f.

16 Siehe Ḥunain ibn Isḥāq, S. 4.11–19.5 (arab.), und Ḥunayn ibn Isḥāq, S. 9.10–41.4. In der älteren Fassung B der *Risāla* heißt die Sammlung *De causis et symptomatibus* nur *De causis*, während *De pulsibus* dort den Zusatz „groß“ (*al-kabīr*) erhält; siehe Ḥunayn ibn Isḥāq, S. 25.8; 29.4. Ibn al-Nadīm nennt in seinem *Katalog* (فهرست; verf. 987) den galenischen Lehrplan nach Ḥunayn, dem er allerdings an vorletzter Stelle noch *De Sanitate tuenda* hinzufügt; siehe Ibn an-Nadīm, S. 289.21–290.2. Zwei weitere Versionen dieses Curriculums in Ibn al-Qifṭīs *Geschichte der Weisen* (تأريخ الحكماء) und Ibn abī Uṣaybi ͑as *Quellen der Nachrichten über die Klassen der Ärzte* (عيون الأنباء في طبقات الأطباء) gehen ebenfalls direkt oder indirekt auf Ḥunayns Darstellung zurück; siehe Gätje, Rezension, S. 97; 99.

17 Arabischer Text und Übersetzung aus Ḥunain ibn Isḥāq, 18.19f. (arab.); 15.4–7; vgl. Ḥunayn ibn Isḥāq, S. 39.10f.

18 Siehe Ḥunain ibn Isḥāq, S. 5.20–22 (arab.). In der älteren Fassung des Sendschreibens lautet die Bezeichung *li-l-muta ͑allimīna*; siehe Ḥunayn ibn Isḥāq, S. 13.6.

19 Siehe Stephani Atheniensis In Hippocratis Aphorismos commentaria I–II, S. 32.5: ἅτινα ἐν Εἰσαγωγαῖς μεμαθήκαμεν; Iohannis Alexandrini commentaria in sextum librum Hippocratis Epidemiarum, S. 218, 135b28: *dicit Galienus in Introductoriis*.

Ein weiteres Lehrprogramm findet sich in der *Bildung des Arztes* (أدب الطبيب), einer medizinethischen Schrift des ansonsten nicht weiter bekannten Isḥāq ibn ʿAlī al-Ruhāwī (9. Jh.). Das 16. Kapitel dieses Werkes behandelt die Prüfung der Ärzte. Im Zuge dessen kommt der Autor auf die folgenden 16 Bücher Galens zu sprechen, die ein guter Arzt studiert haben sollte:

*De sectis, Ars medica, De pulsibus ad tirones, Ad Glauconem de methodo medendi*

*De elementis, De temperamentis, De facultatibus naturalibus, Anatomia*

*De usu partium, De crisibus, De diebus decretoriis, De pulsibus, De simplicium medicamentorum temperamentis et facultatibus, De compositione medicamentorum secundum locos*

*De methodo medendi, De demonstratione*[20]

Al-Ruhāwīs Kanon besteht zwar wie der des Johannes Grammaticus aus insgesamt 16 Texten, er nennt dafür aber gleich vier, die in den vorher genannten Listen nicht belegt sind: *De usu partium, De simplicium medicamentorum temperamentis et facultatibus, De compositione medicamentorum secundum locos* sowie *De demonstratione*.

Zu guter Letzt sei noch eine Fassung genannt, von der Ibn Ǧulǧul in seiner im Jahre 987 verfassten Schrift *Klassen der Ärzte und Weisen* (طبقات الأطباء و الحكماء) spricht:[21]

*De sectis, De elementis, De temperamentis, De simplicium medicamentorum temperamentis et facultatibus, De compositione medicamentorum secundum locos, De causis et symptomatibus, De locis affectis, De methodo medendi, De facultatibus naturalibus, Ad Glauconem de methodo medendi, De placitis Hippocratis et Platonis, De crisibus, De diebus decretoriis, De febribus, De differentiis febrium, De pulsibus ad tirones*

Wie die Liste bei al-Ruhāwī weist auch die des Ibn Ǧulǧul zwei pharmakologische Texte auf (*De simplicium medicamentorum temperamentis et facultatibus, De compositione medicamentorum secundum locos*) und enthält außerdem als einzige der bisher genannten *De placitis Hippocratis et Platonis*. In diesem Fall ist allerdings nicht auszuschließen, dass einige Dinge missverstanden oder falsch überliefert worden sind. So wird die Passage zunächst einmal folgendermaßen eingeleitet: „(Galen) … hat 16 Dīwāne[22] über die Medizin verfaßt, die alle untereinander zusammenhängen. Sie zu memorieren und zu benutzen hat er dem Medi-

20 Arabischer Text in al-Ruhāwī, S. 194.14f.; 195.7–12.

21 Arabischer Text in Abū Dāwūd Sulaimān, S. 42.11–16.

22 Der Ausdruck *diwān* ist auffällig, da er zwar auch das Buch, die Aufzeichnung oder die Sammlung von Blättern bezeichnen kann, in der Regel aber eine eher spezielle Bedeutung wie Gedichtsammlung oder – in Bezug auf das Verwaltungswesen – Register, Rechnungsbuch o.ä. hat; siehe Lane, An Arabic-English Lexicon, S. 939b–c.

zinstudenten zur Pflicht gemacht“ (وله في الطب ستة عشر ديوانا كلها معلقة بعضها ببعض، شرط على طالب الطب حفظها والاهتبال).[23] Aus den oben genannten Zeugnissen geht jedoch eindeutig hervor, dass auch in der arabischen Tradition wohlbekannt war, dass es die Alexandriner bzw. Iatrosophisten waren, die den Kanon der 16 Bücher erstellt haben. Des Weiteren werden hier zwar 16 Werke aufgezählt, faktisch aber wohl nur 15 präsentiert, da *De febribus* und *De differentiis febrium* vermutlich dieselbe Schrift bezeichnen.[24] Als weitere Auffälligkeit sei schließlich noch auf die Reihenfolge dieser Traktate verwiesen. Wie wir gesehen haben, berichten alle übrigen Quellen übereinstimmend, dass das alexandrinische Galencurriculum mit den vier Einführungsschriften *De sectis, Ars medica, De pulsibus ad tirones* und *Ad Glauconem de methodo medendi* begann (s. auch Kap. 2.3.2). Bei Ibn Ǧulǧul folgen auf *De sectis* mit *De elementis* und *De temperamentis* jedoch zwei Traktate, die im Unterricht erst später behandelt wurden. Möglicherweise hängen diese Probleme damit zusammen, dass Ibn Ǧulǧul – oder seine Quelle – in diesem Zeugnis verschiedene Angaben bzw. Traditionen miteinander vermengt hat. Genaueres lässt sich derzeit leider nicht dazu sagen, weil es so gut wie keine modernen Untersuchungen zum Werk des Ibn Ǧulǧul gibt, ein Umstand, der, nebenbei formuliert, auf die meisten der hier benutzten arabischen Quellen zutrifft.[25]

Doch wie auch immer es sich damit verhalten mag, für unsere Zwecke genügt bereits die Feststellung, dass die diskutierten (arabischen) Quellen mehrere unterschiedliche Fassungen dieses Galencurriculums nennen, die im Hinblick auf Anzahl, Reihenfolge und Zusammensetzung differieren.[26] Verschiedene Ursachen dafür sind denkbar. Grundsätzlich könnten uns hier Überlieferungsfehler, Missverständnisse oder bewusste Überarbeitungen innerhalb der arabischen Überlieferung entgegentreten. Es sei nur an die Kritik des Ibn al-Ḫammār am alexandrinischen Kanon erinnert, dass dieser keine pharmakologischen Traktate enthalte, und auch der jüdische Arzt Ibn Ǧumayʿ (gest. 1198) merkt in seiner *Schrift an Saladin*

---

23 Zitiert nach Abū Dāwūd Sulaimān, S. 42.9f. Die Übersetzung stammt aus Bürgel, Ärztliches Leben, S. 153f.

24 Siehe Gätje, Rezension, S. 98, und Garofalo, Il sunto, S. 146 Anm. 34.

25 Siehe Álvarez Millán, Medical Anecdotes, S. 142: „No global analysis of their typology, interaction or peculiarities has yet been made of these few specialised biographical dictionaries“ – womit unter anderem Ibn Ǧulǧuls Werk gemeint ist – „and, more importantly, their documentary value regarding medical practice in medieval Islam has not yet been assessed.“

26 Am Rande sei auf zwei späte Belege für Galenlehrpläne verwiesen. Einer von ihnen umfasst neben den von Johannes Grammaticus genannten Werken noch *De usu partium* und *De placitis Hippocratis et Platonis*, also insgesamt 18 Schriften; siehe The Alexandrian Epitomes, S. 3–5 (arab.). Vermutlich verdanken wir seine Überlieferung dem arabischen Arzt Ibn al-Tilmiḏ (gest. 1165). Dass dieser Lehrplan ebenfalls alexandrinischen Ursprungs ist, ergibt sich daraus, dass er in Kombination mit der spätantiken Einleitung einer *De-sectis*-Vorlesung aufgeführt wird (s. S. 29). Des Weiteren scheinen sich auch die lateinischen Übersetzungen des Burgundio von Pisa (12. Jh.) an einem alexandrinischen Curriculum zu orientieren; siehe hierzu S. Fortuna, A. M. Urso, Traditione Latina dell’ Ars Medica di Galeno: la translatio antiqua e il completamento di Burgundio, in: Sulla tradizione indiretta, S. 137–139.

*über die Wiederbelebung der medizinischen Kunst* (المقالة الصلاحية في إحياء الصناعة الطبية) an, dass die „16 Bücher Galens" viele Dinge wie den Nutzen der Körperteile oder die einfachen und zusammengesetzten Medikamente unerwähnt lassen.[27] Da nun diese Bereiche durch drei der vier von den übrigen Curricula abweichenden Schriften bei al-Ruhāwī repräsentiert werden, könnte man annehmen, dass sein Kanon als Reaktion auf kritische Stimmen aus späterer Zeit anzusehen ist, also eine innerorientalische Entwicklung darstellt. Dem ließe sich jedoch entgegenhalten, dass al-Ruhāwī überwiegend griechische Quellen für sein Werk benutzt hat.[28] Zudem sollte man beachten, dass einige seiner Abweichungen vom Kanon sehr wohl einen alexandrinischen Hintergrund haben können: Bekanntermaßen hat der Aristoteleskommentator Johannes Philoponus (gest. ca. 570) eine Art paraphrasierende Zusammenfassung von *De usu partium* erstellt.[29] Des Weiteren verweisen sowohl Stephanus als auch Johannes Alexandrinus in ihren Vorlesungen bisweilen auf *De usu partium* und auf *De simplicium medicamentorum temperamentis et facultatibus*. Zumindest diese Schriften wurden im Unterricht von den beiden Lehrern demnach ebenfalls behandelt, in welchem Rahmen und Umfang auch immer.[30] Es spricht demnach einiges dafür, dass al-Ruhāwīs Zeugnis spätantiker Herkunft ist. Berücksichtigt man weiterhin, dass auch die Schrift des Johannes Grammaticus nach dem gegenwärtigem Forschungsstand alexandrinischen Ursprungs ist und Ḥunayn ibn Isḥāq nachweislich Quellen vorlagen, die aus dem Unterricht der Iatrosophisten stammten (s. S. 39), dürfte man mit einigem Recht davon ausgehen, dass wenigstens die von Johannes Grammaticus, Ḥunayn ibn Isḥāq und al-Ruhāwī genannten Lehrpläne authentisch sind. Dass sie nicht übereinstimmen, spricht keineswegs gegen diese Ansicht, immerhin weisen auch die alexandrinischen Hippokratescurricula zum Teil erhebliche Unterschiede auf.[31] Dies lässt darauf schließen, dass die einzelnen Lehrer in ihrem Unterricht nicht immer dieselben Texte lasen, was für uns wiederum bedeuten würde, dass die Curricula unterschiedliche Traditionen aus dieser Zeit repräsentieren.[32]

---

27 Siehe Ibn Hindu, S. 637.10f. (zu Ibn al-Ḫammār), und Treatise to Ṣalāḥ ad-Din on the Revival of the Art of Medicine by Ibn Jumayʿ, ed. and transl. by H. Fähndrich (Abhandlungen für die Kunde des Morgendlandes 46.3), Wiesbaden 1983, S. 26.22–27.1 (arab.).

28 Zum griechischen Hintergrund des Werkes siehe Bürgel, Die Bildung, S. 343, und Ullmann, Die Medizin, S. 223: „Das Gedankengut ist aber ganz und gar das der griechischen Antike."

29 Sie hat sich – in Bezug auf Buch XI – im Gothaer Kodex Orient. A 1906 erhalten; siehe Strohmaier, Der Kommentar.

30 Siehe Stephani Atheniensis In Hippocratis Aphorismos commentaria III–IV, S. 278.4f.: ὁ Γαληνὸς τίθησιν ἐν τῇ Περὶ χρείας μορίων; V–VI, S. 78.14f.: ὡς ἐν τοῖς Ἁπλοῖς ἐπιδέδεικται; Iohannis Alexandrini commentaria in sextum librum Hippocratis Epidemiarum, S. 57, 123d46: *in Simplicibus*.

31 Siehe Irmer, Welcher Hippokrateskommentar, S. 171.

32 Nicht näher eingegangen wird hier auf die Diskussion der Bezüge der verschiedenen Kanones bei Muggittu, Nuove considerazioni. Zum einen erscheint dessen Annahme von mehrfacher Kontamination doch etwas übertrieben. Zum anderen ist es methodisch fragwürdig, ein Zeugnis über Angeleuas, in dem von einem Kanon überhaupt nicht die Rede ist, und eine vereinzelte Äußerung bei einem arabischen Autor, die ebensogut dessen ei-

Ob eine dieser Versionen bereits von einem Iatrosophisten mit dem Titel „16 Bücher Galens“ versehen wurde, lässt sich derzeit nicht entscheiden. In der Forschung wird diese Annahme oft mit der Begründung abgelehnt, dass er nur in arabischen, nicht aber in griechischen Quellen vorkommt und dass vor allem Ḥunayn ihn in seiner *Risāla* nicht nennt.[33] Derartige Argumente haben aber angesichts des Erhaltungszustandes der spätantik-alexandrinischen Medizintexte nur eingeschränkte Beweiskraft (s. S. 48). Im Falle von Ḥunayn wird zudem oftmals unberücksichtigt gelassen, dass er, obwohl seine Darstellung äußerst wertvoll und im Großen und Ganzen auch glaubwürdig ist, dennoch nur einen Ausschnitt aus den spätantiken Verhältnissen bietet, da der Unterricht der Iatrosophisten im 5.–7. Jh. zwar scholastisch ausgerichtet, aber doch gewissen Veränderungen unterworfen war. So müssen wir, wie gerade gesehen, davon ausgehen, dass es in Alexandria nicht nur den einen, von Ḥunayn genannten Galenlehrplan gab, sondern über die annähernd 150 Jahre hinweg viele unterschiedliche. Dieser Umstand hatte offenbar auch Auswirkungen auf den Umfang der einzelnen Schriften: Ḥunayn spricht davon, dass den alexandrinischen Studenten zwei Bücher von *Ad Glauconem de methodo medendi* vorgesetzt wurden.[34] Die erhaltenen Zeugnisse wie der Kommentar des Stephanus, die *Tabulae Vindobonenses* oder die in Ravenna entstandene Bearbeitung behandeln aber nur das erste Buch.[35] Wie wenig sich Ḥunayn einer Entwicklung des Unterrichts der Iatrosophisten bewusst war, zeigt auch seine Schilderung der Hierarchie der Lehrer unter dem Vorsteher Angeleuas (s. S. 55 und S. 63). Vor diesem Hintergrund spricht prinzipiell nichts dagegen, die Junktur „16 Bücher Galens“ als authentisch anzusehen. Auf der anderen Seite ist es aber auch nicht völlig ausgeschlossen, dass wir es hier mit einer Art Label zu tun haben, durch das die arabischen Mediziner einen bestimmten Sachverhalt (das heißt einen Lehrplan) einprägsam und für ihre eigenen Zwecke verwendbar machen konnten. Letztlich hängt die Lösung dieses Problemes mit der Bewertung der Überschrift des mutmaßlich alexandrinischen Lehrwerkes *Zusammenfassung der 16 Bücher des Galen, Kurzfassung des Johannes Grammaticus* zusammen: Ist dieser Titel in seiner Gänze original oder geht zumindest der Ausdruck „16 Bücher“ auf den arabischen Übersetzer bzw. einen späteren Bearbeiter zurück?

Vielleicht sollte man den Kanon ohnehin nicht zu sehr in den Mittelpunkt des Unterrichts der Iatrosophisten rücken. Schaut man sich nämlich die Hippokrates- und Galenvorlesungen an, wird man feststellen, dass dort immer wieder auch Schriften Erwähnung finden, die in überhaupt keinem der bisher genannten Lehr-

---

gene Interpretation der spätantiken Verhältnisse darstellen kann, als Basis für die Rekonstruktion der Genese der alexandrinischen Galenlehrpläne heranzuziehen. Bedenkenswert ist allerdings seine These, dass einige Änderungen des Kanons auf Angaben in Galenschriften wie *De libris propriis* oder *Ars medica* zurückgehen; siehe *loc. cit.*, S. 108–114.

33 Siehe Lieber, Galen in Hebrew, S. 172–179, und V. Boudon in Galien, t. 1: Introduction générale, S. CXXII. Zum Vorkommen dieses Titels in arabischen Quellen siehe S. 60.

34 Siehe Ḥunain ibn Isḥāq, S. 6.20–7.2 (arab.), und Ḥunayn ibn Isḥāq, S. 15.7f.

35 Siehe Stephanus the Philosopher, Gundert, Die Tabulae Vindobonenses, S. 91, und zusammenfassend Peterson, Galen’s Therapeutics, S. 117f.

pläne vorkommen.[36] Es stellt sich zwangsläufig die Frage, ob diese ebenfalls ausführlich behandelt wurden oder ob wir es hier nur mit Verweisen zu tun haben, die der interessierte Student bei Bedarf selbst nachschlagen konnte. Mit anderen Worten: Legte jeder Lehrer einen Kanon fest, auf den er sich konzentrierte oder spielten auch andere Schriften Galens im Unterricht eine Rolle, die ergänzend, vielleicht nur summarisch gelesen wurden? Auch in diesem Punkt zeigt sich einmal mehr, dass für uns in Bezug auf den konkreten Ablauf der Ausbildung noch viele Fragen offen sind.

Die Iatrosophisten haben im Prinzip zwei Medien entwickelt, mit denen sie den Studenten ihr Galencurriculum vermittelten bzw. mit deren Hilfe diese es sich erarbeiten konnten: Vorlesungen und Lehrwerke. Beide sollen im Folgenden kurz skizziert werden.

### 2.1.2 Vorlesungen

Die Lehrer hielten vermutlich über alle Schriften des Galencurriculums Vorlesungen. Keine einzige von ihnen hat sich uns allerdings erhalten, da die überlieferten Fassungen nur Mitschriften von Schülern darstellen, die gemeinhin σχόλια ἀπὸ φωνῆς genannt werden.[37]

Normalerweise begannen die Vorlesungen mit den sogenannten *Kephalaia*, die als allgemeine Einführung gedacht waren.[38] Dabei wurden acht Punkte in teilweise wechselnder Abfolge diskutiert, die sich auf die jeweilige Schrift beziehen: 1. Zweck, 2. Nutzen, 3. Titel, 4. Echtheit, 5. Stellung im Curriculum, 6. Einteilung in Abschnitte, 7. didaktische Methode, 8. Zugehörigkeit zu den medizinischen Kategorien Theorie oder Praxis. Einige Beispiele haben sich uns in den ravennatischen Vorlesungen über *De sectis* und *De pulsibus ad tirones* sowie in der nur in arabischer Übersetzung vorliegenden Behandlung von Galens *De pulsibus ad tirones* durch Johannes Grammaticus erhalten.[39]

36 Johannes Alexandrinus verweist in seinem Kommentar zum sechsten Buch der hippokratischen *Epidemien* auf *De alimentorum facultatibus*; s. Iohannis Alexandrini commentaria in sextum librum Hippocratis Epidemiarum, S. 57, 123d45: *in libro De nutrimento*. Bei Stephanus scheint sich die Sammelbezeichnung ἡ Ἀνατομή auf *De uteri dissectione* zu beziehen; s. Stephani Atheniensis In Hippocratis Aphorismos commentaria V–VI, S. 132.3.

37 Zu den spätantiken Vorlesungsmitschriften ist nach wie vor zentral M. Richard, Ἀπὸ φωνῆς, in: Byzantion 20, 1950, S. 191–222.

38 So wird die *Prognostikon*-Vorlesung des Stephanus folgendermaßen eingeleitet: Τὰ εἰωθότα ἐπὶ ἑκάστου συγγράμματος προλέγεσθαι η΄ κεφάλαια καὶ νῦν προ[σ]λάβωμεν; zitiert nach Stephani philosophi In Hippocratis Prognosticum commentaria III, S. 26.6f. Die lateinische Entsprechung zu κεφάλαια lautet *capitula*, wie beispielsweise Agnellus' Vortrag über *De sectis* zeigt: *placet nunc ut dicamus octo ista capitula*; zitiert nach Agnellus of Ravenna, S. 30.10.

39 Siehe Agnellus of Ravenna, S. 30.10–34.17, Agnellus de Ravenne, S. 2.20–4.17, und Garofalo, La traduzione araba, S. 194f. Weitere Belege bieten die Hippokratesvorlesungen; siehe die Übersicht in Irmer, Welcher Hippokrateskommentar, S. 168f.

Nach der Behandlung der *Kephalaia* wandte sich der Lehrer der Besprechung der galenischen Grundschrift zu, wobei er zunächst eine kurze Passage aus dem Original (Lemma) – vollständig oder in Auszügen – zitierte, bevor er sie dann erläuterte. Die Vorlesung bestand aus mehreren Unterrichtseinheiten (πράξεις). Insbesondere bei den Erläuterungen zur Grundschrift wurden diese πράξεις noch weiter in θεωρίαι und λέξεις unterteilt, wobei die θεωρίαι allgemeine Bemerkungen zum Thema des Lemmas, die λέξεις dagegen detaillierte Diskussionen einzelner Wörter oder ergänzende Erklärungen umfassten.[40]

Die erhaltenen Vorlesungen über *De sectis* lassen dieses Schema ebenfalls erkennen. Allerdings zeigen sie eine Besonderheit, da in ihnen vor den acht *Kephalaia* eine ganze Reihe weiterer Punkte thematisiert werden, die grundlegend-philosophische Aspekte der Medizin betreffen. Die Vorlesung des Agnellus über *De sectis* kann hier als anschauliches Beispiel dienen. Sie beginnt mit der Diskussion der Frage, ob die Medizin eine Kunst ist, da sie wie alle anderen Künste sowohl einen Gegenstand, nämlich den menschlichen Körper, als auch ein Ziel, nämlich das Erreichen der Gesundheit, hat (*nos enim dicimus quia medicina ars est ...: habet subiectum, habet et finem*). Daraufhin soll ihre Natur bestimmt werden, was einzig vermittels der Definition möglich ist (*queramus ipsius naturam; naturam enim ipsius non possumus cognoscere nisi per orismon*). Nach einigen Ausführungen zum Wesen der Definition kommt Agnellus zu dem Schluss, dass sie vollständig sein muss, das heißt sowohl einen Gegenstand als auch ein Ziel umfassend. Im Folgenden werden dann die vier Fragen der Philosophen in Bezug zur Medizin gesetzt und beantwortet (*Dicamus nunc de quattuor titulis quibus utuntur philosophi in arte medicina*): 1. Existiert Medizin (*primo si est*)? 2. Was ist Medizin (*secundo quid est*)? 3. Von welcher Art ist sie (*tertio qualis est*)? 4. Aus welchem Grund gibt es sie (*quarto propter quod est*)?[41]

Bemerkenswerterweise kehren die meisten dieser Punkte zu großen Teilen wörtlich in den Προλεγόμενα τῆς φιλοσοφίας wieder, mit denen zeitgleich wirkende alexandrinische Neuplatoniker wie Ammonius, Elias oder David ihre Vorlesungen über die *Isagoge* des Porphyrius einleiteten.[42] Die Erklärung für diese

40 Siehe zu diesen Unterrichtseinheiten Wolska-Conus, Les commentaires, S. 8–15.

41 Siehe Agnellus of Ravenna, S. 2.1–22.4. Die Zitate finden sich *loc. cit.*, S. 6.5f., 10.16f., 18.14–17. Einzelne Passagen aus diesem Teil der Einleitung finden sich auch in den Fragmenten aus den Vorlesungen über *De sectis* (s. Kap. 2.3.1). Eine Übersicht über diesen Teil der Vorlesung bietet Roueché, Did Medical Students, S. 166, und N. Palmieri, Practicon dividitur in duo: mesures prophylactiques et mesures thérapeutiques chez Agnellus de Ravenne, in: Manus Medica. Actions et gestes de l'officiant dans les textes médicaux latins. Questions de thérapeutique et de lexique. Actes du Colloque tenu à l'Université Lumière-Lyon II, les 18 et 19 septembre 2001, par F. Gaide, F. Biville, Aix-en-Provence 2003, S. 184–186.

42 Siehe Agnellus of Ravenna, S. 157–160, sowie Manetti, Commentarium, S. 35–38. Zum Aufbau der neuplatonischen Einleitungen in die Philosophie siehe Ch. Wildberg, Three Neoplatonic Introductions to Philosophy: Ammonius, David, Elias, in: Hermathena 149 (1990), S. 34–41. Diese Gemeinsamkeiten mit dem alexandrinischen Philosophieunterricht könnten erklären, dass das im Papyrus Berolinensis 11739A enthaltene Fragment aus einer

Parallelen liegen auf der Hand: Zum einen waren diese Texte der geeignete Ort für derartige einführende Bemerkungen, da sowohl mit Galens *De sectis* als auch mit besagter *Isagoge* des Porphyrius das medizinische bzw. philosophische Curriculum in Alexandria begann. Zum anderen war der Unterricht aus beiden Fachbereichen didaktisch und inhaltlich so eng miteinander verzahnt, dass man davon ausgehen kann, dass die meisten Studenten medizinische und philosophische Kurse gleichermaßen besuchten.[43]

Den Abschluss dieser Einleitung der *De-sectis*-Vorlesung bilden Themen, die uns auch in den *Tabulae Vindobonenses* und *Summaria Alexandrinorum* begegnen: die Definitionen der Medizin sowie die Darstellung der drei Medizinschulen und der Teile der Medizin.[44]

Dieser kurze Überblick über die Vorlesungen der Iatrosophisten war notwendig, da es inbesondere in Kap. 3.3 darum gehen wird zu zeigen, dass die *Tabulae Vindobonenses* und *Summaria Alexandrinorum* in einem engen Zusammenhang mit ihnen stehen bzw. sich unmittelbar auf sie beziehen.

### 2.1.3 Lehrwerke

In den Lehrwerken konnten einzelne Themen aus den Vorlesungen etwas eingehender beleuchtet, systematisiert oder auch zusammengefasst werden. Verschiedene Arten lassen sich hier unterscheiden. An erster Stelle wären Kommentare zu nennen, zu denen man die beiden überlieferten Bearbeitungen von Galens *Ad Glauconem de methodo medendi* zählen kann.[45] Formal gleichen sie einer Vorlesung, doch weist weder die griechische Fassung noch ihr lateinisches, wohl in Ravenna entstandenes Pendant die typischen Kennzeichen des Vortrages wie die oben genannten acht *Kephalaia* oder die Unterrichtseinteilungen auf.[46] Wenn diese Aspekte nicht im Laufe der Überlieferung beseitigt worden oder verloren gegangen sind, könnte uns in diesen beiden Werken die von vorneherein schriftlich konzipierte Exegese eines Medizinlehrers vorliegen. Wie verbreitet Kommentare in Alexandria gewesen sein müssen, geht aus einem Zeugnis des Ibn abī Uṣaybiʿa (gest. 1270) hervor, der in seinem Werk *Quellen der Nachrichten über die Klas-*

---

*De-sectis*-Vorlesung die einleitenden Ausführungen über die Natur der Medizin ebenfalls unter der Rubrik Προλεγόμενα führt; siehe Manetti, Commentarium, S. 31.

43 Siehe Overwien, Der medizinische Unterricht, S. 273-277. Einige dieser Punkte wurden im Übrigen auch in den alexandrinischen Rhetorikkursen thematisiert; siehe Agnellus of Ravenna, S. 157–160, und Manetti, P. Berol., S. 226f.

44 Siehe Agnellus of Ravenna, S. 22.5–30.8.

45 Der griechische Text ist ediert in Stephanus the Philosopher, die lateinisch-ravennatische Fassung in N. Palmieri, Un antico commento a Galeno della scuola medica di Ravenna, in: Physis 23, 1981, S. 233–296.

46 Siehe Musitelli, Le manuscrit, S. 252f., W. Wolska-Conus, Sources des commentaires de Stéphanos d'Athènes et de Théophile le Prôtospathaire aux Aphorismes d'Hippocrate, in: Revue des Études Byzantines 54, 1996, S. 53f., und vor allem Palmieri, Nouvelles remarques, S. 243–246.

*sen der Ärzte* (عيون الأنباء في طبقات الأطباء) über die Iatrosophisten schreibt: „Dann verfasste jeder einzelne von ihnen einen Kommentar zu den 16 Büchern (Galens). Der beste, der mir davon in die Hände fiel, war der Kommentar des Gessius" (ثم انفرد كل واحد منهم بتفسير الستة عشر وأجود ما وجدت من ذلك تفسير جاسيوس).[47]

Arabische Quellen wie der Übersetzer Ḥunayn ibn Isḥāq (gest. 873) oder der christliche Arzt al-Muḫtār ibn al-Ḥasan ibn Buṭlān (gest. 1066) berichten darüber hinaus übereinstimmend, dass die Iatrosophisten Zusammenfassungen der Galenschriften erstellten.[48] Hierzu könnte die vor allem an Anfänger gerichtete *Zusammenfassung der 16 Bücher des Galen, Kurzfassung des Johannes Grammaticus* (كتاب اختصار الستة عشر لجالينوس تلخيص يحيى النحوي) gehören (s. S. 26).

Des Weiteren wurden in Alexandria Frage-Antwort-Texte entwickelt, in denen zentrale medizinische Themen systematisch dargestellt wurden. Ihre Struktur dürfte insbesondere dafür gedient haben, die Inhalte zu memorieren. Beispiele für derartige Frage-Antwort-Texte wären die dem Palladius zugeschriebene Synopse zu Galens Fieberschriften (Παλλαδίου περὶ πυρετῶν σύντομος σύνοψις), ebenso Stephanus' Erläuterungen zur Urinschrift des Magnus von Nisibis.[49] Auch dieser Lehrwerktypus muss in Alexandria oft zur Anwendung gekommen sein, da der gerade schon genannte Ḥunayn ibn Isḥāq von Angeleuas/Anqīlāwus Folgendes zu berichten weiß: „Er war einer von den Alexandrinern, die sich damit beschäftigten, … Kurzfassungen (von Galens) Büchern zu erstellen und sie in Frage-Antwort-Form zu bringen" (وهو أحد الإسكندرانيين الذين عنوا ... واختصار كتبه وتأليفها على المسئلة والجواب).[50]

Eine weitere, eher spezielle Lehrwerkform ist uns für Gessius belegt. Er soll eine Schrift verfasst haben, deren Titel vermutlich *Zweifel von Gessius dem Alexandriner bezüglich Galens De locis affectis* (شكوك جاسيوس الإسكندراني على كتاب الأعضاء الآلمة لجالينوس) gelautet hat.[51] Johannes Grammaticus scheint sich in diesem

47 Siehe Ibn abī Uṣaibiʿa, S. 104.1f.

48 Siehe Ibn al-Qifṭī's Taʾrīḫ, S. 71.7f. (Ḥunayn ibn Isḥāq), und Ibn abī Uṣaybiʿa, S. 103.25f. (Ibn Buṭlān).

49 Es sei angemerkt, dass nicht alle Handschriften Palladius als Verfasser angeben. Zudem existiert eine Langfassung, die Stephanus bzw. Theophilus zugeschrieben wird und wohl ebenfalls alexandrinischen Ursprungs ist; siehe I. Garofalo, Note sulla tradizione alessandrina del De differentiis febrium di Galeno, in: Trasmissione e ecdotica dei testi medici greci. Atti del IV Convegno Internazionale, Parigi 17–19 maggio 2001, a cura di A. Garzya, J. Jouanna (Collectanea 21), Neapel 2003, S. 152–156, und Schiano, Il trattato inedito, S. 82–85. Zu Stephanus' Erläuterungen zur Urinschrift siehe Lamagna, Gli scoli, bes. S. 242: „Il trattato, presentato in foma di erotapocrisi … ." Es bliebe allerdings zu klären, ob es sich bei diesem Traktat um eine Monographie bzw. einen Kommentar oder eher um die Mitschrift einer Vorlesung handelt, da der Titel in zwei von drei Kodizes lautet: Στεφάνου σχόλια Μάγνου εἰς τὸ περὶ οὔρων.

50 Zitiert nach Ibn al-Qifṭī's Taʾrīḫ, S. 71.7f.

51 Die Schrift ist uns nicht erhalten. Kenntnis über sie haben wir lediglich durch Ibn abī Uṣaybiʿa, der unter den Werken des Übersetzers Ḥunayn ibn Isḥāq folgenden Eintrag aufführt: „Auflösung einiger Zweifel von Gessius dem Alexandriner bezüglich Galens *De locis affectis*" (حل بعض شكوك جاسيوس الإسكندراني على كتاب الأعضاء الآلمة لجالينوس); zitiert nach Ibn abī Uṣaibiʿa, S. 200.19f.

Bereich ebenfalls umgetan zu haben, da ihm der ägyptische Arzt Ibn Riḍwān (gest. 1061) eine Abhandlung mit dem Titel *Zweifel* (شكوك) zuschreibt, in der falsche bzw. irreführende Aussagen Galens thematisiert wurden.[52] Lehrwerke dieser Art waren offensichtlich dafür gedacht, Probleme zur Sprache zu bringen, die sich den spätantiken Auslegern bei der Lektüre der Galenschriften ergeben hatten und die sie getrennt von ihren Vorlesungen behandeln wollten.

Aus diesem knappen Überblick dürfte bereits deutlich hervorgehen, dass die Lehrwerke der Iatrosophisten eine recht große Bandbreite aufwiesen. Dahinter steckte sicherlich die Intention, den Vorlesungsstoff noch zu vertiefen und damit den Lernerfolg auf Seiten der Studenten zu steigern. Dieser Umstand könnte ein weiterer Grund für den Erfolg und für die Berühmtheit der „Schule von Alexandria" sein, zumal Lehrwerke von Anfang an zu ihrem pädagogisch-didaktischen Profil dazugehört haben müssen, da zumindest einige von ihnen, wie wir gesehen haben, schon für Gessius belegt sind. In welchem Verhältnis sie zueinanderstehen, welchem Zweck sie im Einzelnen dienten und in welcher Weise sie im Unterricht zur Anwendung kamen, muss Aufgabe zukünftiger Untersuchungen sein. An der vorliegenden Stelle ging es einzig darum zu zeigen, dass es überhaupt zulässig ist, von Lehrwerken der Iatrosophisten zu sprechen. Auf dieser Basis soll nun vor allem in Kap. 3 versucht werden nachzuweisen, dass die *Tabulae Vindobonenses* und *Summaria Alexandrinorum* in diesen Kontext gehören.

## 2.2 Der alexandrinische Unterricht in Ravenna

Angesichts der Tatsache, dass sich in der griechischen Überlieferung nur sehr wenige Vorlesungen und Lehrwerke der alexandrinischen Iatrosophisten erhalten haben, sind wir darauf angewiesen, für eine Rekonstruktion ihrer Tätigkeit auch diejenigen Regionen zu berücksichtigen, in denen ihr Unterricht fortwirkte. Dies ist unter anderem in Ravenna der Fall gewesen, wo allem Anschein nach – möglicherweise in einer sogenannten griechischen Schule *(schola greca)* – Medizin nach alexandrinischem Vorbild gelehrt wurde.[53] Um nur einige der auffälligsten Parallelen zu nennen: So haben sich aus Ravenna medizinische Vorlesungen in lateinischer Sprache erhalten, die nicht die Originalmanuskripte der Lehrer, sondern Mitschriften eines Studenten darstellen, was nicht zuletzt der Formulierung *ex voce* (= ἀπὸ φωνῆς; s. dazu oben Kap. 2.1.2) am Ende des jeweiligen Textes zu

52 Siehe Schacht, Meyerhof, The Medico-Philosophical Controversy, S. 75.18f. (arab.).

53 In einem Papyrus aus Ravenna (BL, Add. 5412), der auf das Jahr 572 datiert ist, findet sich folgende Unterschrift: *Eugenius ... filius Leonti medici ab schola greca* (unter dem Link http://www.bl.uk/manuscripts/FullDisplay.aspx?ref=Add_MS_5412 online einsehbar [Zugriff am 21.1.2019]). Es ist nicht unwahrscheinlich, dass der hier genannte Ausdruck *schola greca* den institutionellen Rahmen für die im Folgenden genannten Aspekte bezeichnet, die eindeutig auf einen medizinischen Unterrichtsbetrieb in Ravenna schließen lassen; siehe Palmieri, Nouvelles remarques, S. 210–226, und N. Everett, The Alphabet of Galen. Pharmacy from Antiquity to the Middle Ages, Toronto, Buffalo, London 2012, S. 21–24.

entnehmen ist.[54] Sie sind des Weiteren wie ihre Vorbilder aus Alexandria nach den Lemmata des kommentierten Grundtextes geordnet, zudem in Unterrichtseinheiten eingeteilt und werden wie diese mit den acht *Kephalaia* eingeleitet, in denen verschiedene grundlegende Punkte hinsichtlich der Schrift wie Zweck, Nutzen und Echtheit diskutiert werden. Nicht vergessen werden dürfen hier zu guter Letzt die zahlreichen Übereinstimmungen in Bezug auf den Inhalt der Vorträge sowie auf ihre rhetorisch-pädagogische Gestaltung.[55]

Besagte Vorlesungen haben sich unter anderem im Kodex Ambrosianus G 108 inf. aus dem 9. Jh. erhalten. Sie beziehen sich auf die folgenden drei Galenwerke: *De sectis*, *Ars medica* und *De pulsibus ad tirones*.[56] Auch hier sind die Parallelen zum Unterricht der Iatrosophisten unübersehbar, da diese Traktate das dort erstellte Galencurriculum ebenfalls einleiteten (s. Kap. 2.1.1). Was die Entstehungszeit dieser Vorlesungen angeht, sind wir auf Vermutungen angewiesen. Einen terminus *ante quem* gibt das Ende des byzantinischen Exarchats in Ravenna im Jahre 751 vor. Eine etwas genauere Einordnung erlaubt die Art der Kolophone im Kodex Ambrosianus, die für die Zeit des 4.–6. Jhs. charakteristisch ist. Des Weiteren begegnen uns gewisse Merkmale aus den *Prolegomena* dieser Vorlesungen auch in Alexandria bei den neuplatonischen Philosophen, allerdings erst bei späteren Vertretern wie Elias und David. Nimmt man schließlich noch die eingangs erwähnte griechische Schule als möglichen institutionellen Rahmen hinzu, dürfte man mit einigem Recht davon ausgehen, dass die ravennatischen Fassungen in der zweiten Hälfte des 6. Jhs. entstanden sind.[57]

Als Medizinlehrer wird im Kodex Ambrosianus G 108 inf. ein gewisser Agnellus genannt, der dort als Iatrosophist, also als Medizinlehrer nach alexandrinischer Art, sowie als Archiatros, was hier vielleicht Hofarzt bedeutet, bezeichnet

---

54 Dieser Student hieß Simplicius. Er hat den Vorlesungen beigewohnt, sich Notizen gemacht, sie zusammengestellt und schließlich niedergeschrieben. So interpretieren Musitelli, Le manuscrit, S. 251f., und Palmieri, Nouvelles remarques, S. 220–224, die am Ende der Vorlesungen befindlichen Verbalausdrücke *audivi, legi, contuli, scripsi*.

55 Siehe zu diesen Gemeinsamkeiten Palmieri, Rhétorique et pédagogie, und vor allem Palmieri, Nouvelles remarques, S. 209–220.

56 Zu diesem Kodex siehe Agnellus of Ravenna, S. IXf., und Musitelli, Le manuscrit, S. 249. Der vierte Text in dieser Handschrift, die Erklärung von *Ad Glauconem de methodo medendi*, stammt zwar ebenfalls aus diesem ravennatischen Kontext, unterscheidet sich aber in mehrfacher Hinsicht von den genannten Vorlesungen: So weist er weder eine Zuschreibung an Agnellus noch die skizzierten Unterrichtseinteilungen auf, und auch das Vokabular bzw. die literarische Ausgestaltung differiert in einigen Aspekten; siehe Musitelli, Le manuscrit, S. 252f., I. Garofalo, Comparaisons et exempla dans les commentaires latins de l'Ambrosianus G 108 Inf. d'Agnellus de Ravenne, in: Les textes médicaux latins, S. 102–109, und Palmieri, Nouvelles remarques, S. 243–246. Im Übrigen wurden in Ravenna ebenso wie in Alexandria auch ausgewählte Schriften des Hippokrates und Oribasius gelesen; siehe I. Mazzini, N. Palmieri, L'école médicale de Ravenne, in: Les écoles médicales à Rome. Actes du 2ème Colloque international sur les textes médicaux latins antiques, Lausanne, septembre 1986, par Ph. Mudry, J. Pigeaud (Université de Lausanne, Publications de la Faculté des Lettres 33), Genf, 1991, S. 286–293.

57 Siehe Palmieri, Nouvelles remarques, S. 215–219.

wird. Viel mehr wissen wir nicht über ihn. Deutlich verkompliziert wird die Lage durch die Angaben in einem weiteren Kodex, dem Vaticanus Palatinus Latinus 1090 (15. Jh.), der ebenfalls einige dieser lateinischen Vorlesungen in nahezu identischem Wortlaut enthält, wobei die ersten beiden über *De sectis* und die *Ars medica* allerdings dem Iatrosophisten Gessius zugeschrieben werden. Es ist bisher nicht gelungen, diese beiden unterschiedlichen Angaben zur Person des Vortragenden miteinander in Einklang zu bringen, was durchaus ein Problem darstellt, da sich sowohl Gessius als auch Agnellus, der aus Archelaus oder Angeleuas verschrieben sein könnte, auf Personen zurückführen lassen, die wir aus Alexandria kennen.[58] Damit hängt im Weiteren die Frage zusammen, ob tatsächlich einer dieser alexandrinischen Lehrer, wer auch immer es war, die Vorlesungen verfasst hat und wir nur die lateinischen Übersetzungen vorliegen haben oder ob die Vorträge in Ravenna selbst entstanden sind und Namen wie Agnellus oder Gessius nur griechische Gelehrsamkeit vortäuschen sollen. Zwar geht man in der Forschung derzeit eher davon aus, dass es sich nicht um reine Übersetzungen bereits existierender Texte, sondern um in Ravenna konzipierte Vorlesungen handelt.[59] Doch dadurch verschiebt sich die Problemlage nur, da in den lateinischen Vorlesungen zahlreiche Fehler und Missverständnisse anzutreffen sind, die die griechische Sprache betreffen. Es stellt sich daher die Frage, ob sie auf einen Lehrer zurückgehen, der selbst kein Grieche war und höchstens zuvor einen kurzen Studienaufenthalt in Alexandria eingelegt hatte, oder ob der Verfasser ein griechischer Muttersprachler aus Alexandria – also zum Beispiel Gessius – war, der die Vorlesungen in Ravenna niedergeschrieben hat, bei ihrer Konzeption in einer ihm fremden Sprache aber mit einigen Schwierigkeiten konfrontiert war.[60] Hier wird deutlich, dass es noch viele ungelöste Fragen in Verbindung mit den ravennatischen Schriften gibt.

Wir können die meisten der angesprochenen Punkte glücklicherweise ausblenden, da für unsere Belange einzig von Bedeutung ist, dass ihr alexandrinischer Ursprung, wie auch immer es sich im Einzelnen damit verhalten mag, dem Leser deutlich entgegentritt. Natürlich muss man berücksichtigen, dass in ihnen zum Teil andere Schwerpunkte gesetzt wurden, und man trifft bei der Lektüre immer wieder auf Ungenauigkeiten, mitunter sogar auf Fehler inhaltlicher Art (siehe S. 69). Gleichwohl ist es methodisch zulässig und mangels anderer Zeugnisse sogar geradezu zwingend notwendig, die ravennatischen Vorlesungen über *De sectis* für das Verständnis der *Tabulae Vindobonenses* und *Summaria Alexandrinorum* heranzuziehen.[61]

---

58 Siehe hierzu Agnellus de Ravenne, S. XIII–XX.

59 Siehe Palmieri, Nouvelles remarques, S. 226–237.

60 So die beiden Theorien in Musitelli, Le manuscrit, S. 252, und Palmieri, Nouvelles remarques, S. 238–243.

61 Man vgl. hierzu auch Palmieri, Survivance d'une lecture alexandrine, S. 65 Anm. 36: „Des premiers sondages montrent une correspondance remarquable entre certains de ces résumés arabes et les commentaires ravennates. La comparaison mériterait d'être poursuivie de façon systématique.“

Erhalten haben sich nach dem derzeitigen Stand zwei *De-sectis*-Vorträge aus Ravenna, von denen derjenige aus dem Kodex Ambrosianus G 108 inf. gerade schon zur Sprache kam. Er wurde Anfang der 80er Jahre des vergangenen Jahrhunderts unter der Leitung von L. Westerink veröffentlicht.[62] Das Hauptproblem dieser Edition besteht darin, dass nicht die komplette handschriftliche Überlieferung berücksichtigt wurde. So existiert, wie ebenfalls schon erwähnt, eine weitere, vom Mailänder Manuskript unabhängige Fassung im Vaticanus Palatinus Latinus 1090 (15. Jh.), die dort allerdings Gessius zugeschrieben ist.[63]

Eine zweite *De-sectis*-Vorlesung kursiert in der Forschung unter dem Namen Johannes Alexandrinus, wobei diese Zuschreibung ebenfalls sehr unsicher ist.[64] Zudem ist auch hier die vorliegende Edition mit großen Mängeln behaftet, da sich der Herausgeber weder zur handschriftlichen Überlieferung geäußert noch alle Kodizes benutzt noch die ihm eigentlich bekannte Parallelversion des Agnellus/Gessius berücksichtigt hat.[65] Dabei wäre dies dringend angeraten gewesen. Denn ein Vergleich der beiden Fassungen hat ergeben, dass sie in Teilen zwar identisch sind, andererseits aber auch viele Stellen aufweisen, die sich in der jeweils anderen Vorlesung nicht finden. Überdies sind die parallelen Passagen nicht immer in derselben Reihenfolge oder auch Ausführlichkeit dargestellt. Eine Er-

62 Siehe die Edition in Agnellus of Ravenna. Ein Fragment aus dieser Vorlesung hat sich außerdem im Kodex Karlsruhe, Aug. Perg. 120 (9. Jh.) auf fol. 185v-187v erhalten; es ist online unter https://digital.blb-karlsruhe.de/id/64141 einsehbar (Zugriff am 21.01.2019).

63 Siehe L'antica versione, S. 27–55, wo auch die wichtigsten textlichen Abweichungen der Gessiusversion aufgeführt werden. Es sei angemerkt, dass die sogenannte *Epistola peri hereseon* nicht wenige Gemeinsamkeiten mit diesem Vortrag hat und bei einer Edition demnach wohl ebenfalls zu berücksichtigen wäre; siehe F. E. Glaze, Master-Student Medical Dialogues: The Evidence of London, British Library, Sloane 2839, in: Form and Content of Instruction in Anglo-Saxon England in the Light of Contemporary Manuscript Evidence: Papers Presented at the International Conference Udine, 6–8 April 2006, ed. by P. Lendinara, L. Lazzari, M. A. D'Aronco (Textes et Études du Moyen Âge, 39), Turnhout 2007, bes. S. 480–494, und L. López Figueroa, La Epistola Peri Hereseon y el prólogo del comentario al tratado Galénico De sectis, in: Galenos 3, 2009, S. 91–105. Den Ausführungen von B. Löfstedt, Notizen zu Agnellus' Kommentar von Galens De sectis, in: Annales Societatis Litterarum Humaniorum Regiae Upsaliensis, 1985, S. 123–139, ist außerdem zu entnehmen, dass Westerinks Ausgabe auch sprachlich verbesserungswürdig ist. S. Musitelli hat vor 25 Jahren eine Neuedition angekündigt, die meines Wissens aber bisher nicht erschienen ist; siehe Musitelli, Le manuscrit, S. 251.

64 Johannes Alexandrinus wird nur in drei Handschriften erwähnt. Die übrigen acht Manuskripte nennen entweder gar keinen Namen oder eine sonst nicht weiter bekannte Person namens Cascator; siehe Nutton, John of Alexandria, S. 510.

65 Edition des Textes in Iohannis Alexandrini commentaria in librum De sectis. Für weitere Handschriften siehe Nutton, John of Alexandria, S. 509 Anm. 2. Zur Edition siehe die Rezension von M. Th. d'Aleverny, in: Scriptorium 38, 1984, S. 361–366. Vor einigen Jahren wurden Fragmente im Darmstädter Kodex 1215 (um 1530) entdeckt, die ebenfalls Passagen aus der Vorlesung des Johannes Alexandrinus enthalten; siehe K. Goehl, J. G. Mayer, unter Mitwirkung von K. H. Staub, Das Darmstädter Johannes-Alexandrinus-Fragment, in: Sudhoffs Archiv 84, 2000, S. 201–221, K. Goehl, J. G. Mayer, Nachträge zum „Darmstädter Johannes-Alexandrinus-Fragment", in: Sudhoffs Archiv 88, 2004, S. 96–102, sowie den Link http://tudigit.ulb.tu-darmstadt.de/show/Hs-1215 (Zugriff am 21.01.2019).

klärung für diesen Befund dürfte wohl am ehesten darin zu suchen sein, dass sie unterschiedliche Rezensionen ein und desselben Vortrages darstellen.[66]

Aus diesem Grund wird in der vorliegenden Untersuchung immer auf beide Versionen verwiesen. Außerdem werden die Namen Agnellus und Johannes Alexandrinus nur als Platzhalter verstanden. Damit soll nicht gesagt sein, dass eine Person dieses Namens die Vorlesung tatsächlich auch gehalten hat.

## 2.3 *De sectis* im Galencurriculum

### 2.3.1 Die erhaltenen Zeugnisse

Von der Galenexegese der Iatrosophisten hat sich bekanntermaßen nicht sehr viel erhalten, und von den wenigen Zeugnissen, die wir kennen, ist bei weitem nicht alles ediert. In Bezug auf *De sectis* sieht die Lage immerhin noch vergleichsweise günstig aus. Nach dem gegenwärtigen Forschungsstand liegen uns in vollständiger bzw. fragmentarischer Form drei Lehrwerke und acht Vorlesungen vor, die entweder direkt in Alexandria oder zumindest in einem Umfeld, das unmittelbar auf den dortigen Traditionen basierte, entstanden sind.

Unter den Lehrwerken ist – neben den *Tabulae Vindobonenses* und *Summaria Alexandrinorum* – die *Zusammenfassung der 16 Bücher des Galen, Kurzfassung des Johannes Grammaticus* (كتاب اختصار الستة عشر لجالينوس تلخيص يحيى النحوي) zu nennen. Schaut man sich den Abschnitt über *De sectis* an, mit dessen Behandlung das Werk beginnt, wird man feststellen, dass sich der Autor auf die Kernaussagen konzentriert, diese umgruppiert und sogar einen eigenen Schwerpunkt bei der Bewertung der Medizingruppen setzt: Er beginnt mit ihrer Darstellung, geht dann im ersten Kapitel auf ihre Lehren ein, bevor er im zweiten Kapitel die Ansichten der Dogmatiker ganz im Gegensatz zu Galen ausdrücklich hervorhebt und sich auf ihre Widerlegung der Empiriker und Methodiker konzentriert (s. Kap. 2.3.3).[67] Die Parallelen zu anderen Medizinwerken aus Alexandria treten in dieser Schrift deutlich zu Tage, so dass man mit einiger Sicherheit von einem spätantiken Ursprung ausgehen kann. Leider lässt sich der Autor nicht näher bestimmen. Versuche, ihn mit anderen Gelehrten aus dieser Zeit zu identifizieren, führten bisher zu keinem überzeugenden Ergebnis.[68]

---

66 So auch Temkin, Studies, S. 409, Nutton, John of Alexandria, S. 513 m. Anm. 20, und Manetti, P. Berol., S. 233. N. Palmieri Darlon, Burgundio Pisano e Pietro d'Abano traduttori del De sectis di Galeno: note preliminari per un'edizione, in: Medicina nei Secoli 25, 2013, S. 818f., geht dagegen davon aus, dass die Johannesversion eine Überarbeitung der Agnellusvorlesung darstellt.

67 Siehe die Edition und französische Übersetzung in Pormann, Jean le Grammairien, S. 253–263. Auch Garofalo, Il sunto, S. 139–141, betont den eigenständigen Umgang des Johannes mit den galenischen Grundtexten.

68 Zum Ursprung des Werkes siehe Garofalo, Il sunto, S. 136f.; zum Verfasser siehe Meyerhof, Johannes Grammatikos, S. 16; 21, und Pormann, Jean le Grammairien, S. 248–251.

Den Vorlesungen sind dagegen zunächst einmal drei griechische Fragmente zuzurechnen. Eines von ihnen ist im Papyrus Berolinensis 11739 A überliefert worden, der sich auf das Ende des 6. bzw. auf den Anfang des 7. Jhs. datieren lässt, das heißt aus der mutmaßlichen Endphase der Wirkungszeit der Iatrosophisten stammt. Es ist unklar, wer der Lehrer ist, da nur der Anfang und das Ende des Namens im Papyrus lesbar sind (Ἀρχ...δου σοφιστοῦ ἐξήγησις) und sich diese Bestandteile mit keiner anderen bekannten Person aus dieser Zeit in Verbindung bringen lassen.[69] Das Fragment nimmt seinen Ausgang in der Frage nach der Natur der Medizin, was Ausführungen über das Wesen der Definition sowie ihre Konstituenten Gegenstand und Ziel nach sich zieht.

Zwei weitere Fragmente befinden sich in den Kodizes Laurentianus Pluteus 74.11 (11. Jh.) und Bononiensis Graecus 3632 (15. Jh.).[70] Als Vortragende werden Palladius (σχόλια ἀπὸ φωνῆς Παλλαδίου), der uns anderweitig als Hippokratesexeget begegnet, sowie ein sonst nur in lateinischen und arabischen Quellen belegter Archelaus (Ἀρχελάου) genannt.[71] Während das kurze dem Archelaus zugeschriebene Textstück in der Hauptsache eine Erklärung des ersten und dritten Satzes des galenischen Originals (DS, S. 1.1; 1.4–7) darstellt, in der einzelne Begriffe wie σκοπός, τέλος, ἰάματα und βοηθήματα mit der aristotelischen Ursachenlehre in Verbindung gebracht werden, geht es im Palladiustext darum, die Medizin als Kunst zu erweisen. Zu diesem Zweck werden fünf Fragen der Philosophen in Bezug auf die Medizin durchexerziert: 1. Was bezeichnet ihr Name (τὸ τί σημαίνει τοὔνομα)? 2. Existiert sie (τὸ εἰ ἔστι)? 3. Was ist sie (τὸ τί ἐστι)? 4. Von welcher Art ist sie (τὸ ὁποῖόν τί ἐστι)? 5. Aus welchem Grund gibt es sie (<τὸ> διὰ τί ἐστι)?[72] Die Behandlung der vierten Frage nimmt Palladius dann zum Anlass, über die Teile der Medizin zu sprechen, bevor er am Ende des Fragmentes verschiedene Sätze aus dem ersten Kapitel des galenischen Originales mit wenigen Worten erläutert.

---

Ich bereite gerade eine kleine Studie zu dieser Schrift vor, die aller Voraussicht nach als Teil einer Festschrift für I. Garofalo in AION erscheinen wird.

69 Der Text ist einsehbar unter http://berlpap.smb.museum/record/?result=0&Alle=11739 (Zugriff am 20.08.2018). Eine Edition inklusive Kommentar bietet Manetti, Commentarium. Zum Namen des Verfassers siehe *loc. cit.*, S. 24. Dass dieses Fragment in einem alexandrinischen Schulkontext zu verorten ist, deutet bereits der Titelbestandteil ἐξήγησις an, der auch in der Vorlesung des Stephanus über die hippokratischen *Aphorismen* vorkommt: ἐξήγησις Στεφάνου Ἀθηναίου; siehe Stephani Atheniensis In Hippocratis Aphorismos commentaria I–II, S. 28.3.

70 Siehe die Editionen in Scolii inediti sowie Inediti di Archelao. Zur Datierung der beiden Kodizes siehe Manetti, P. Berol. 11739A, S. 221.

71 Archelaus könnte mit *A(r)kīlāwus* identisch sein, den der christliche Arzt Ibn Buṭlān (gest. 1066) zu den Iatrosophisten rechnete; siehe unten S. 51. Zu Palladius siehe Szabat, Teachers, S. 285.

72 Zitiert nach Scolii inediti, S. 72.6f. Palladius leitet diese fünf Fragen folgendermaßen ein: ζητήσωμεν τὰ εἰωθότα ζητεῖσθαι ἐπὶ φιλοσοφίας ε΄ κεφάλαια; siehe *loc. cit.*, S. 72.5f. Kurz danach schreibt er jedoch, dass diese Fragen (auch) von den Rhetoriklehrern behandelt werden: εἰ … οἱ ῥήτορες ζητοῦσι ταῦτα τὰ κεφάλαια …; siehe *loc. cit.*, S. 73.9, und Manetti, P. Berol., S. 226f.

Ein Vergleich mit den vollständig überlieferten *De-sectis*-Vorlesungen des Agnellus und Johannes Alexandrinus aus Ravenna zeigt, dass diese drei Fragmente, die inhaltlich zum Teil übereinstimmen, aus der Einleitung des jeweiligen Vortrages bzw. der Besprechung des ersten Kapitels von *De sectis* entnommen worden sind. Interessanterweise kommen einige Passagen wie die Ausführungen über das Wesen der Definition bzw. über den Gegenstand und das Ziel der Künste oder die Fragen der Philosophen auch in den *Prolegomena* alexandrinischer Neuplatoniker vor, die die Besprechung der *Isagoge* des Porphyrius einleiten. Es wird nicht zuletzt durch diese Parallelen deutlich, dass das Studium bei den Iatrosophisten zumindest Grundkenntnisse in Philosophie auf Seiten der Studenten voraussetzte (s. S. 20).[73]

In ihrer Gänze erhalten haben sich außerdem zwei lateinische Vorlesungen über *De sectis*, die wohl im 6. Jh. im norditalienischen Ravenna entstanden sind und deutliche Bezüge zum Unterricht der Iatrosophisten in Alexandria aufweisen. Sie werden einerseits Agnellus bzw. Gessius, andererseits Johannes Alexandrinus zugeschrieben. In welchem Verhältnis diese beiden Fassungen zueinanderstehen, ist noch nicht abschließend geklärt. Möglicherweise stellen sie Rezensionen ein und derselben Vorlage dar (s. Kap. 2.2).[74]

Die bisher genannten Zeugnisse sind der Forschung schon länger bekannt. Bereits O. Temkin diskutierte sie im Jahre 1935 in seinem Artikel „Studies on Late Alexandrian Medicine". Nun konnten kürzlich weitere Ausschnitte aus anonymen Vorlesungen über *De sectis* in der arabischen Tradition ausfindig gemacht werden. So hat der Hofbeamte Abū l-Farağ ʿAlī ibn al-Ḥusayn ibn Hindū (gest. zwischen 1029–1032) für die Gestaltung seines Werkes *Schlüssel zur Medizin* (مفتاح الطب), das als Hinführung zum Studium der Medizin gedacht war und entsprechend Themen allgemeiner Natur beinhaltet, größere Passagen aus einem *De-sectis*-Vortrag verwendet. Einige von ihnen stammen aus der Einleitung dieser Vorlesung wie die Definition der Medizin (vgl. TV –/SA 1.2) oder die Darstellung des Aufbaus der Medizin (vgl. TV 1/SA 0.1) bzw. der drei medizinischen Richtungen der Empiriker, Dogmatiker und Methodiker (vgl. TV 3/SA 0.3). Den größten Teil der Fragmente hat Ibn Hindū allerdings aus der Besprechung des galenischen Originales entnommen und insbesondere in sein sechstes Kapitel „Über die medizinischen Richtungen" (*fī firaq al-ṭibb*) integriert. Hier präsentiert er uns zunächst die wichtigsten Charakteristika aus der Lehre der Empiriker, Dogmatiker und Methodiker, bevor er deren Darstellung dann mit dem Hinweis auf die Vorrangstellung der Dogmatiker abschließt (s. Kap. 2.3.3).[75]

---

73 Zu den Parallelen dieser drei Fragmente mit den ravennatischen Vorlesungen und mit dem spätantiken Philosophieunterricht siehe Manetti, P. Berol. 11739A, S. 224–227, Manetti, Commentarium, S. 27–29, sowie Wolska-Conus, Les commentaires, S. 10.

74 Ediert in Agnellus of Ravenna und Iohannis Alexandrini commentaria in librum De sectis.

75 Weiteres in Overwien, Eine spätantik-alexandrinische Vorlesung. Eine Inhaltsangabe des Kapitels über die medizinischen Richtungen bietet Bürgel, Ärztliches Leben, S. 55–64. Zur Person des Autors siehe C. Ferrari, Ein Brückenschlag zwischen der Kindī-Tradition und der Bagdader Schule: Ibn Hindū, in: Philosophie in der islamischen Welt, S. 239f.

Weiteres Material aus einer spätantiken *De-sectis*-Vorlesung bietet Isḥāq ibn ʿAlī al-Ruhāwī (9. Jh.) in seiner Schrift *Bildung des Arztes* (أدب الطبيب). Der Autor nennt wie Ibn Hindū die drei medizinischen Richtungen und spielt gleichfalls auf ihre einzelnen Vertreter an (vgl. TV 3/SA 0.3). Des Weiteren exerziert er die acht *Kephalaia* in Bezug auf *De sectis* durch (s. Kap. 2.1.2) und spricht vom Aufbau der Medizin, und zwar so, wie wir es auch aus den anderen Zeugnissen kennen, die der spätantik-alexandrinischen Tradition angehören (vgl. TV 1/SA 0.1). Somit ist auch bei ihm davon auszugehen, dass er eine spätantike Vorlesung über diese galenische Schrift vorliegen hatte. Zu überlegen bliebe in seinem Fall einzig, ob es sich dabei um einen vollständigen Text oder eher um eine Art Auszug handelt, in der zentrale Aspekte zusammengestellt worden sind.[76]

Ein drittes Fragment aus einer *De-sectis*-Vorlesung wurde kürzlich publiziert, als solches aber von seinem Editor nicht erkannt. Es befindet sich aufgeteilt auf zwei Glossen am Beginn des Kodex Aya Sofya 3588 (vermutlich 13. Jh.) vor den *Summaria Alexandrinorum* zu *De sectis* und wird dort einem Meister (*al-šayḫ*) zugeschrieben, der wohl mit dem Bagdader Arzt Ibn al-Tilmīḏ (gest. 1165) gleichzusetzen ist.[77] In diesem Fragment wird zunächst dargelegt, dass die Medizin eine Kunst ist, da sie zum einen einen Gegenstand hat, nämlich den Körper des Menschen, und zum anderen ein Ziel, nämlich die Bewahrung der vorhandenen Gesundheit sowie die Erlangung der Gesundheit im Falle einer Krankheit. Danach äußert sich der Autor über den Aufbau der Medizin. Die Unterteilung des theoretischen Teiles der Medizin in natürliche und unnatürliche Dinge nimmt er zum Anlass darzulegen, wie sich die Werke des Galenlehrplans diesen beiden Kategorien zuordnen lassen. Er beschließt seine Ausführungen mit einigen Bemerkungen über die Künste, von denen einige theoretisch, andere praktisch seien, während die Medizin Anteil an beiden Bereichen habe.

Die unmittelbare Quelle dieser Ausführungen ist unklar, da die uns bekannten medizinischen Werke und Kommentare von Ibn al-Tilmīḏ keinen direkten Bezug zum alexandrinischen Unterricht aufweisen.[78] Die skizzierten Inhalte zeigen aber deutlich, dass dem Autor (in arabischer Übersetzung vorliegende) Reste aus der Einleitung einer spätantiken *De-sectis*-Vorlesung vorgelegen haben müssen.[79] Angesichts der Tatsache, dass sich die drei genannten Neufunde durch eine zufäl-

76 Siehe O. Overwien, Eine spätantik-alexandrinische Vorlesung über Galens De sectis in al-Ruhāwīs Bildung des Arztes (Adab al-ṭabīb), in: Galenos 10, 2016, S. 195–206.

77 Siehe den Text mit englischer Übersetzung in The Alexandrian Epitomes, S. 3–5; zur Identifikation des *šayḫ* siehe *loc. cit.*, S. 3 Anm. 8.

78 Zu Leben und Werk des Ibn al-Tilmīḏ siehe The Dispensatory of Ibn at-Tilmīḏ, by O. Kahl (Islamic Philosophy, Theology and Science. Texts and Studies 70), Leiden, Boston 2007, S. 7–14.

79 Zur Medizin als Kunst sowie zu theoretischen und praktischen Künsten siehe Agnellus of Ravenna, S. 6.12f.; 20.18–22.4, und Scolii inediti, S. 73.16f.; 75.1–14. Dass abgesehen von den vier Einführungsschriften alle Werke des Galencurriculums die natürlichen und unnatürlichen Dinge behandeln, sagt auch Johannes Grammaticus (s. S. 11). Ich bereite gerade eine kleine Studie zu diesem Fragment vor, die voraussichtlich 2020 im Rahmen einer Festschrift erscheinen wird.

lige Lektüre ergeben haben, ist mit großer Wahrscheinlichkeit davon auszugehen, dass eine systematische Sichtung der umfangreichen arabischen und natürlich auch byzantinischen Medizinliteratur noch zahlreiche weitere Zeugnisse für die spätantike Auslegung von Galens *De sectis* zutage fördern wird.[80]

Wie einleitend gesagt, ist es möglich, aus einer Zusammenschau der genannten Zeugnisse wenigstens eine ungefähre Vorstellung von der *De-sectis*-Exegese der Iatrosophisten zu erhalten. Klären lässt sich auf diese Weise des Weiteren die Frage, welche Bedeutung bzw. Stellung die Schrift in ihrem Unterricht hatte.

### 2.3.2 Die Stellung von *De sectis* im Galencurriculum

Obwohl die Galenlehrpläne der einzelnen Iatrosophisten nicht ganz deckungsgleich waren, begann doch jeder mit der Lektüre bzw. der Exegese von *De sectis* (s. auch Kap. 2.1.1). Dieser Traktat gehörte zu den vier Einführungsschriften, in denen die theoretischen und praktischen Grundlagen der Medizin dargestellt wurden. So steht es jedenfalls in Johannes Grammaticus' *Zusammenfassung der 16 Bücher des Galen, Kurzfassung des Johannes Grammaticus* geschrieben: „Wisse, dass die 16 (Bücher) in zwei Teile geteilt werden, von denen der eine als Einführung in die Betrachtung der Theorie und Praxis der medizinischen Kunst dient. Er besteht aus den ersten vier (Büchern), das heißt *De sectis*, *Ars medica*, *De pulsibus ad tirones*, *Ad Glauconem de methodo medendi*" (اعلم أن الستة عشر تنقسم قسمين منها ما يجري مجرى المدخل إلى النظر في علم وعمل الصناعة الطبية وهي الأربعة الأول أعني كتاب الفرق وكتاب الصناعة الصغيرة وكتاب النبض وكتابه إلى أغلوقن).[81]

Andere Quellen aus dem alexandrinischen Kontext bestätigen diese Einordnung. Besagter Johannes Grammaticus nennt in der Einleitung seiner Behandlung von *De pulsibus ad tirones* ebenfalls die vier Einführungsschriften des Galenka-

---

80 Der Kopist der Teheraner Handschrift Kitābḫāna-i Markazī-i Dānišgāh 2103 (13./14. Jh.) hat Material aus neuplatonischen Einleitungen in die Philosophie zusammengestellt und mit Auszügen aus den *Prolegomena* in die Medizin kombiniert, die aus spätantiken *De-sectis*-Vorlesungen stammen könnten; siehe hierzu E. Wakelnig, Pyrrho and Sextus Refuting Philosophy and the Value of Definition. On the Arabic Reception of the Late Antique Prolegomena of Philosophy, in: Eastern Christianity and Late Antique Philosophy, ed. by K. Parry, M. McEvoy, Leiden (im Druck). Ähnliche Funde stehen für die byzantinische Überlieferung zu erwarten. So enthält der Kodex London, BL Add. 6898 (12. Jh.; fol. 1r) Fragmente aus der Einleitung einer alexandrinischen Vorlesung über *De methodo medendi*; siehe V. Lorusso, Tracce di esegesi alessandrina al De methodo medendi di Galeno in codici medievali, in: Storia della tradizione, S. 122–126. Weiteres dürfte dem *De-sectis*-Kommentar des Ibn al-Ṭayyib (gest. 1043) zu entnehmen sein, der sich im Kodex Manisa, Kitapsaray 1772 (12. Jh.) befindet; siehe Sezgin, Geschichte, S. 80. Zum einen hat der Autor nämlich Kommentare zu allen 16 Schriften des Galenkanons verfasst (siehe Der Kategorienkommentar von Abū l-Farağ ʿAbdallāh ibn aṭ-Ṭayyib, v. C. Ferrari [Aristoteles Semitico-Latinus 19], Leiden, Boston 2006, S. 29; 36–38), zum anderen lassen sowohl Inhalt als auch Form seiner *Ars-Medica*-Exegese eine stark alexandrinische Prägung erkennen; siehe Garofalo, Il commento.

81 Arabischer Text in Garofalo, Il sunto, S. 150.2–4 (leicht geändert).

nons in der gewohnten Reihenfolge: *De sectis*, *Ars medica, De pulsibus ad tirones, Ad Glauconem de methodo medendi*.[82] Des Weiteren spricht der Iatrosophist Stephanus in seiner Vorlesung über die hippokratischen *Aphorismen* einleitend über die Einteilungen der Medizin in Theorie und Praxis, die wir auch vom Beginn der *Summaria Alexandrinorum* und der *Tabulae Vindobonenses* zu *De sectis* kennen, bevor er schreibt, dass dieses Thema bereits in den Εἰσαγωγαί, also in den Einführungsschriften des Galencurriculums, behandelt wurde.[83]

In die gleiche Richtung weisen einige lateinische und arabische Zeugnisse. So führt der ravennatische Medizinlehrer Agnellus zu Beginn seines Vortrages aus, dass zuerst *De sectis*, dann die *Ars medica* gelesen werden soll: *Prius debent legi Peri ereseon et sic venit ad Artem*.[84] Der Bagdader Übersetzer Ḥunayn ibn Isḥāq (gest. 873) berichtet außerdem in seinem Brief über die ihm bekannten syrischen und arabischen Galenübersetzungen: „Die Lehrer aber, die in alter Zeit in Alexandria die Medizin lehrten, haben dieses Buch (*sc. Ars medica*) hinter das *Buch über die Schulen* gestellt, und dahinter dann *Über den Puls an die Anfänger*, und dahinter das zweiteilige *Buch Über die Behandlung der Krankheiten an Glaukon*, haben diesen Schriften die Gestalt eines einzigen fünfteiligen Buches gegeben und haben ihnen einen einzigen gemeinsamen Titel „An die Anfänger" beigelegt" (وأما المعلمون الذين كانوا يعلمون في القديم الطب بالإسكندرية فنظموا هذا الكتاب بعد كتاب الفرق ثم من بعده في النبض إلى المتعلمين وبعده المقالتين في مداواة الأمراض إلى أغلوقن وجعلوها كأنها كتاب واحد ذو خمس مقالات وعنونوها عنوانا واحدا عاما إلى المتعلمين).[85]

### 2.3.3 Die Funktion von *De sectis* im Galencurriculum

Zwei weitere Zeugnisse äußern sich auch über den Grund dieser hervorgehobenen Stellung von *De sectis*. So wird die ravennatische Vorlesung des Johannes Alexandrinus mit der Bemerkung eingeleitet, dass *De sectis* am Anfang der Galenlektüre steht und die Anfänger darin unterrichtet, welcher medizinischen Richtung

---

82 Siehe Garofalo, La traduzione araba, S. 197. Aller Wahrscheinlichkeit nach ist dieser Johannes Grammaticus mit dem Autor der zuvor genannten *Zusammenfassung der 16 Bücher* identisch; siehe Pormann, Jean le Grammairien, S. 248–250.

83 Siehe Stephani Atheniensis In Hippocratis Aphorismos commentaria I–II, S. 32.2–6. Es ist allerdings auch möglich, dass sich diese Passage nicht auf seine *De-sectis*-Vorlesung, sondern auf seinen Kommentar zu *Ad Glauconem de methodo medendi* bezieht, wo er ebenfalls die Einteilungen der Medizin aufzählt; s. Stephanus the Philosopher, S. 40.12–44.14.

84 Zitiert nach Agnellus of Ravenna, S. 32.16. In gleicher Weise äußert sich Agnellus/Gessius über die Reihenfolge dieser Schriften in seinem Vortrag über die *Ars medica*; siehe Palmieri, Survivance d'une lecture alexandrine, S. 70: *prius debet legere «Peri hereseon»*.

85 Arabischer Text und Übersetzung aus Ḥunain ibn Isḥāq, S. 5.18-22 (arab.); 4.39–5.4 (dtsch.); vgl. auch Ḥunayn ibn Isḥāq, S. 13.3–6. Der Ausdruck „An die Anfänger" *(ilā l-mutaʿallimīna)*, der in der älteren Fassung des *Sendschreibens* „Für die Anfänger" (*li-l-mutaʿallimīna*; s. Ḥunayn ibn Isḥāq, S. 13.6) lautet, entspricht dem Sammelbegriff Εἰσαγωγαί, der uns zum Beispiel bei Stephanus in dem oben genannten Zeugnis als Bezeichnung für die ersten vier Schriften begegnet.

sie folgen sollen: *primo liber de sectis, instruens introducendos in medicina quam sectam debeant imitari.*[86] Etwas konkreter heißt es im neunten Kapitel von Ibn Hindūs *Schlüssel zur Medizin* (مفتاح الطب): „Wenn einer fragt: Was ist das Argument der Alexandriner bei ihrer Anordnung dieser Bücher?, dann antworte ich: Sie haben einige von diesen Büchern nach ihrem Wert an sich angeordnet wie zum Beispiel die Schrift *De sectis*. Denn es war notwendig, dass sie das Curriculum einleitet, damit der Geist des Lernenden von den Zweifeln und von den Trugschlüssen befreit wird, die mit den Empirikern und Methodikern einhergehen und damit sich die Richtigkeit der Lehre der Dogmatiker erweist und man ihrem Beispiel nacheifern kann“ (فان قلت: فما حجة الإسكندرانيين في ترتيبهم لهذه الكتب؟ قلنا: إنهم رتبوا بعضها بحسب استحقاقه في نفسه بمنزلة كتاب الفرق فإنه وجب تقديمه لتتقى به نفس المتعلم من شكوك أصحاب التجربة والمحتالين ومغالطتهم ويتحقق صواب رأي أصحاب القياس فيقتدي بهم.).[87]

Dass sich hier alexandrinische Vorstellungen widerspiegeln, ergibt sich bereits daraus, dass Ibn Hindū, wie in Kap. 2.3.1 ausgeführt, die arabische Übersetzung einer alexandrinischen *De-sectis*-Vorlesung vorliegen hatte. Dies hätte im vorliegenden Fall zur Folge, dass er nicht nur die Information, dass Galens Schrift über die Medizingruppen das Curriculum einleitet, sondern auch die Hervorhebung der Dogmatiker daraus entnommen hat. In der Tat war eine derartige Vorstellung unter den alexandrinischen Medizinlehrern verbreitet, wie Ibn Hindū sogar selbst bezeugt. So wird im sechsten Kapitel seiner Schrift, das heißt mitten in der Passage, die aus der alexandrinischen *De-sectis*-Vorlesung stammt, nach der Darstellung der drei Medizinrichtungen die Lehre der Dogmatiker folgendermaßen hervorgehoben: „Jetzt müssen wir die Empiriker und Methodiker widerlegen und zeigen, dass die Wahrheit auf Seiten der Dogmatiker ist“ (ومن ههنا ينبغي أن يطعن على أصحاب التجربة وأصحاب الحيلة ونبين أن الحق مع أصحاب القياس.).[88] In ähnlicher Weise beendet Johannes Grammaticus in seiner Behandlung der 16 Bücher Galens die Zusammenfassung von *De sectis* mit dem Abschnitt „Kapitel über die Widerlegung der Empiriker und Methodiker durch die Dogmatiker“ (باب رد أصحاب القياس على أصحاب التجارب وأصحاب الحيل),[89] und auch Agnellus von Ravenna lässt in seinen Ausführungen zu *De sectis* eine deutliche Vorliebe für die Dogmatiker erkennen, wenn er sagt: „… die Schrift *De sectis*, die uns von diesen nutzlosen Künsten entfernt, das heißt von der Kunst der Empiriker und Methodiker, und uns zur Lehre der Dogmatiker führt, einer reinen und nützlichen Kunst“ (… *Peri*

---

86 Siehe Iohannis Alexandrini commentaria in librum De sectis, S. 1, 1ra2f. In vergleichbarer Weise äußert sich Agnellus/Gessius über die Intention von *De sectis* in seinem Vortrag über die *Ars medica*: *et ibi inveni<un>t hereses bonam et malas et que bona sunt tenere et que mala sunt fugere*; zitiert nach Palmieri, La théorie, S. 36.

87 Zitiert nach Ibn Hindu, S. 638.9–12. Die Ausführungen des Kairoer Arztes Ibn Riḍwān (gest. 1061), der in seinem *Nützlichen Buch über die Art des medizinischen Unterrichts* (الكتاب النافع في كيفية تعليم صناعة الطب) über die Bedeutung von *De sectis* bei den Iatrosophisten schreibt (siehe Iskandar, An Attempted Reconstruction, S. 249), werden an dieser Stelle unberücksichtigt gelassen, da derzeit nicht eindeutig entschieden werden kann, ob sie authentisch sind (vgl. S. 65).

88 Zitiert nach Ibn Hindu, S. 614.3f.

89 Siehe Pormann, Jean le Grammairien, S. 256.14.

*ereseon, qui tollit nos de istis inutilibus artibus, hoc est inpirica et methodica, et adducit nos ad dogmaticam mundam et utilem artem*). In diesem Sinne führt er außerdem kurz danach aus: „Wir lehnen die Kunst der Empiriker und Methodiker ab, und akzeptieren die reine und nützliche Kunst der Dogmatiker“ (*rennuimus impiricam et methodicam, suscepimus logicam mundam et utilem artem*).[90]

Den Dogmatikern wird in all diesen Passagen also eindeutig der Vorrang unter den drei Gruppierungen eingeräumt. Wir haben es hier mit einer Bewertung zu tun, die insofern als alexandrinische Neuerung einzuordnen ist, als Galen selbst zumindest in *De sectis* eine etwas andere Haltung vertrat. Für ihn waren die Empiriker und Dogmatiker zwei Seiten derselben Medaille. Er führt zwar zunächst aus, dass sich Empiriker und Dogmatiker gegenseitig kritisieren, lässt dann aber deutlich erkennen, dass er diesen Streit nicht nachvollziehen kann: „Wenn sie daher einander zugestehen würden, dass beide Methoden für eine Heilungsfindung wahr sind, hätten sie keinerlei Bedarf an diesen allzu langen Diskussionen“ (εἰ μὲν δὴ οὖν συνεχώρουν ἀλλήλοις τὰς ὁδοὺς τῆς εὑρέσεως ἀμφοτέρας ἀληθεῖς εἶναι, οὐδὲν ἂν αὐτοῖς ἔδει μακροτέρων λόγων).[91]

Vor diesem Hintergrund scheinen sich die Iatrosophisten zwar nicht in Bezug auf die Gewichtung der drei antiken Gruppen der Empiriker, Dogmatiker und Methodiker, wohl aber in Bezug auf die Bedeutung von *De sectis* am Original Galens orientiert haben. Der Arzt aus Pergamon hat seinen Traktat nämlich nicht nur ebenfalls als Einführungsschrift konzipiert (DS, S. 26.25: τοῖς εἰσαγομένοις χρήσιμον), sondern in *De libris propriis* darüber hinaus auch gefordert, dass er unter gewissen Umständen von den Medizinschülern als erster gelesen werden soll, da in ihm die Unterschiede der einzelnen Gruppierungen dargelegt werden.[92]

---

90 Zitiert nach Agnellus of Ravenna, S. 32.24–27; 34.28f. Man vergleiche hierzu auch die folgende Aussage des Johannes Alexandrinus in seinem *De-sectis*-Vortrag: *de sectis empirica methodica et ultima logica que omnibus melior est*; siehe Alexandrini commentaria in librum De sectis, S. 18, 2rb18f. Dieselbe Haltung zu den drei Medizingruppen bringen im Übrigen auch Agnellus/Gessius in seiner *Ars-medica*-Vorlesung sowie der arabische Arzt Ibn al-Ṭayyib (gest. 1043) in seinem auf alexandrinischen Vorlagen fußenden Kommentar zur selben Galenschrift zum Ausdruck; siehe Palmieri, Rhétorique et pédagogie, S. 226f.; 235, und Garofalo, Il commento, S. 111.

91 Zitiert nach DS, S. 9.1–3. Zu Galens neutraler Haltung siehe auch Galen, Three Treatises on the Nature of Science, transl. by Richard Walzer und Michael Frede, with an introduction by Michael Frede, Indianapolis 1985, S. XXXI–XXXIII. Auffälligerweise gab es in Alexandria auch Stimmen, die mit Galen auf einer Linie lagen. So sagt zum Beispiel Stephanus in seiner *Prognostikon*-Vorlesung, dass der Arzt ein Dogmatiker und ein Empiriker sein muss: δεῖ οὖν τὸν ἰατρὸν καὶ δογματικὸν εἶναι καὶ ἐμπειρικόν; zitiert nach Stephani philosophi In Hippocratis Prognosticum commentaria III, S. 290.27f.

92 Siehe Galien, t. 1: Introduction générale, S. 137.4–10. In seiner Schrift *De ordine librorum propriorum* führt Galen dagegen aus, dass der angehende Mediziner zuerst *De optima secta* in Verbindung mit *De demonstratione* lesen solle, da nur eine auf dem logischen Beweis fußende Untersuchung der Medizinschulen zu richtigen, vorurteilsfreien Ergebnissen gelange. Wer sich jedoch nicht mit dem logischen Beweis beschäftigen möchte und darauf vertraue, dass Galen neutral die Sachlage darstellt, der könne auch mit seinen Einführungsschriften und hier zunächst mit *De sectis* beginnen. So erlange er zwar kein exaktes Wis-

Dieser Anspruch liegt in den besonderen Gegebenheiten seiner Zeit begründet, in der es mehrere miteinander rivalisierende Richtungen unter den Ärzten gab, von denen eine jede den Anspruch hatte, die wahre Heilmethode zu vermitteln. Galen hielt es angesichts dessen für notwendig, dass der angehende Arzt alle ihre Methoden kennt und beurteilen kann und somit dazu befähigt wird, für sich selbst den richtigen Weg herauszufinden.[93] Für die spätantiken Iatrosophisten bestand natürlich keine Notwendigkeit mehr, ihre Schüler auf solche Auseinandersetzungen vorzubereiten, doch das damit in Verbindung stehende Erkennnen der korrekten Heilmethode war auch für sie nach wie vor ein grundlegender Bestandteil des Unterrichts, was letztlich erklären dürfte, dass sie *De sectis* an den Anfang des Curriculums stellten.

---

sen, immerhin aber eine richtige Meinung; siehe *loc. cit.*, S. 90.19–92.10. Für Galen war demnach der Beginn der Medizinstudien mit *De sectis* eigentlich nur die zweitbeste Wahl; vgl. hierzu auch B. Morison, Language, in: The Cambridge Companion to Galen, S. 119.

93 Siehe hierzu zusammenfassend V. Boudon-Millot, Les Œuvres de Galien pour les débutants ('De sectis', 'De pulsibus ad tirones', 'De ossibus ad tirones', 'Ad Glauconem de methodo medendi' et 'Ars medica'): médecine et pédagogie au IIe s. ap. J.-C., in: Aufstieg und Niedergang der Römischen Welt II 37.2, 1994, S. 1434–1441.

# 3. Die *Tabulae Vindobonenses* und *Summaria Alexandrinorum* als Lehrwerke

Nachdem in Kap. 2 die spätantiken Rahmenbedingungen für die *Tabulae Vindobonenses* und *Summaria Alexandrinorum* thematisiert worden sind, sollen sie nun in ihrem schulischen Kontext verortet werden. Es wird also im Folgenden darum gehen, sie als Lehrwerke zu erweisen, die vorlesungsbegleitend im medizinischen Unterricht der Iatrosophisten ihre Verwendung fanden. Da in keinem der beiden Lehrwerke der Verfasser als Person greifbar ist, sei es durch eine Erwähnung seines Namens im Titel, sei es durch auktoriale Bemerkungen innerhalb des Textes, müssen andere Ansatzpunkte für die Untersuchung gewählt werden.

Zunächst wird in Kap. 3.1 die Form des Baumdiagrammes, wie sie sich uns in den *Tabulae Vindobonenses* erhalten hat, diskutiert. Ein Vergleich mit parallelen Erscheinungen aus dem 5.–10. Jh. wird zeigen, dass es möglich ist, bereits aus ihrer äußeren Gestalt auf eine spätantik-alexandrinische Herkunft zu schließen. In Kap. 3.2 werden dann Informationen bei arabischen Autoren über die *Summaria Alexandrinorum* gesammelt und untersucht. Wenngleich diese Quellen nicht in allen Punkten verlässlich sind, stimmen sie darin überein, dass das Lehrwerk im spätantiken Alexandria entstanden ist. Somit lägen uns auch von dieser Seite aus deutliche Hinweise auf ihre Herkunft vor.

## 3.1 Die *Tabulae Vindobonenses*[1]

Die *Tabulae Vindobonenses* haben sich nach dem gegenwärtigen Forschungsstand in Form von Baumdiagrammen nur in einem einzigen griechischen Manuskript erhalten. Dabei handelt es sich um den Kodex Vindobonensis Medicus Graecus 16, der eine aus mehreren Teilen zusammengesetzte Sammelhandschrift vornehmlich medizinischen Inhalts darstellt. Der uns interessierende Teil, der die *Tabulae Vindobonenses* umfasst (fol. 329r–359v), ist aller Wahrscheinlichkeit nach im späten 13. Jh. entstanden (s. Kap. 4.1).

Diese Überlieferungssituation wirft einige Probleme auf. In griechischen und lateinischen Handschriften aus dem 11.–16. Jh. waren Darstellungen nach Art von

1 In diesem Kapitel geht es zuvorderst um Baumdiagramme. Wenngleich die *Summaria Alexandrinorum* ursprünglich auch als solche konzipiert waren (s. Kap. 3.3.3.1), haben sie sich uns nur in den *Tabulae Vindobonenses* erhalten. Daher stehen die *Tabulae Vindobonenses* zumindest zu Beginn dieses Abschnittes verstärkt im Fokus. Letztlich gelten die hier erzielten Ergebnisse aber natürlich für beide Lehrwerke.

Baumdiagrammen sehr weit verbreitet. Sie hatten ganz unterschiedliche religiöse oder philosophisch-naturwissenschaftliche Inhalte zum Gegenstand, zu denen allgemeine Themen wie die Einteilungen der Wissenschaften oder der Medizin ebenso gehören konnten wie einzelne Begriffe bzw. Wortgruppen, die dem Referenztext in der Handschrift entnommen worden waren.[2] Insofern spiegeln die *Tabulae Vindobonenses* anschaulich die Interessen dieser Zeit wider, was natürlich zwangsläufig die Frage aufwirft, ob sie vielleicht erst zusammen mit der zugrundeliegenden Handschrift im 13. Jh. entstanden sind.

Der Vindobonensis Medicus Gr. 16 macht zwar keine Angaben zur Herkunft der Dihairesen, da der Titel ἀρχὴ σὺν θεῷ τῶν διαιρέσεων πασῶν τῶν Γαληνείων πραγματειῶν. ἀρχόμενος ἀπὸ τοῦ περὶ αἱρέσεων, τελευτῶν δὲ εἰς τὴν θεραπευτικήν weder etwas über den Autor noch über den Abfassungsort oder -zeitpunkt aussagt. Gleichwohl bietet die Handschrift einen ersten paläographischen Hinweis, der uns dabei hilft, ihrem Ursprung etwas näher zu kommen. Vereinzelt werden in den Dihairesen nämlich die Buchstaben Γ und Π sowie Ο und Θ verwechselt, was auf eine Majuskelvorlage schließen lässt.[3] Somit können wir davon ausgehen, dass der Wiener Kodex auf eine Quelle zurückgeht, die spätestens im 9. Jh. entstanden ist. Damit ist ein erster Schritt in Richtung anvisiertes Ziel getan, da sich ein Großteil der Baumdiagramme, der sich uns aus dieser Zeit erhalten hat, auf spätantik-alexandrinische Traditionen zurückführen lässt.

### 3.1.1 Baumdiagramme im 8.–10. Jh.

Systematische Untersuchungen stehen zwar noch aus, aber es hat ganz den Anschein, dass Baumdiagramme auch im 8.–10. Jh. weithin in Gebrauch waren, und zwar sowohl bei byzantinischen als auch bei orientalischen Gelehrten, die in syrisch- bzw. arabischsprachigen Kontexten wirkten.[4]

---

2 Siehe Murdoch, Album of Science, S. 38–51, und Lima, The Book of Trees, *passim*. Mehrere Beispiele für *arbores* aus Aristoteleshandschriften sind aufgeführt in N. Agiotis, Inventarisierung von Scholien, Glossen und Diagrammen der handschriftlichen Überlieferung zu Aristoteles' De interpretatione (c. 1–4) [Working Paper des SFB 980 Episteme in Bewegung, No. 5/2015], Berlin 2015, *passim*. Zahlreiche Beispiele aus byzantinischen Platonscholien finden sich in den beiden Beiträgen von R. S. Brumbaugh, Logical and Mathematical Symbolism in the Plato Scholia II, in: Journal of the Warburg and Courtauld Institutes 28, 1965, S. 1–13, und Symbolism in the Plato Scholia III, in: Journal of the Warburg and Courtauld Institutes 31, 1968, S. 1–11. Zu medizinischen Baumdiagrammen in mittelalterlichen griechischen Handschriften siehe Ieraci Bio, Disiecta Membra, S. 19–37 (Parisinus Graecus 1883; Laurentianus Pluteus 75.19), und E. Garcia Novo, Les scholies marginales au traité de Galien De inaequali intemperie dans le manuscrit grec Phillips 4614, in: I testi medici greci, S. 182–183. Auf lateinische Dihairesen zur Einteilung der Medizin im Kodex Scorialensis N.III.17 (12. Jh.) wies mich K.-D. Fischer hin.

3 Siehe Gundert, Die Tabulae Vindobonenses, S. 98.

4 Nur am Rande sei auf die Verbreitung dieses Phänomens im lateinischen Westen verwiesen: Die beiden Kodizes Bern 36 und 263 (9. Jh.) enthalten *arbores*, in denen Inhalte aus Isidors *Etymologiae* behandelt werden; siehe Murdoch, Album of Science, S. 47. Im Vati-

Als anschauliches Beispiel für den byzantinischen Bereich kann der Theologe und spätere Erzbischof von Caesarea, Arethas, fungieren (gest. zwischen 932 und 944), der vor dem Jahr 902/903 die Erstellung eines Buches in Auftrag gegeben hat, das die *Isagoge* des Porphyrius sowie das *Organon* des Aristoteles enthält. Dieses Buch ist heute als Kodex Vaticanus Urbinas Graecus 35 bekannt. Größere Teile vom Beginn dieser Handschrift hat Arethas selbst mit kommentierenden Anmerkungen versehen, unter denen sich auch mehrere Baumdiagramme befinden. Um zwei Beispiele zu nennen:[5]

Κατὰ Ἀριστοτέλη διαιρεῖται ἡ οὐσία οὕτως·

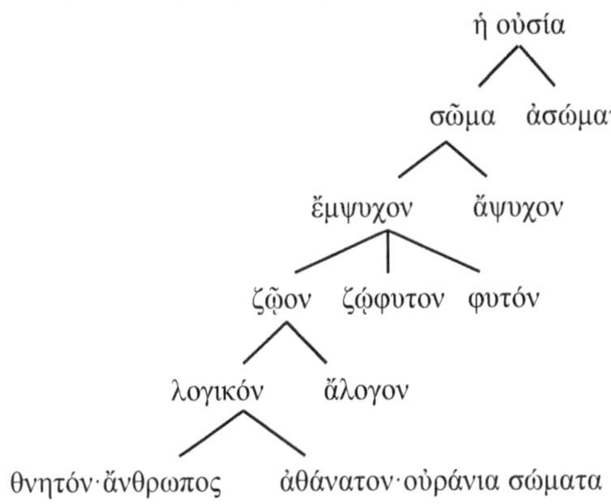


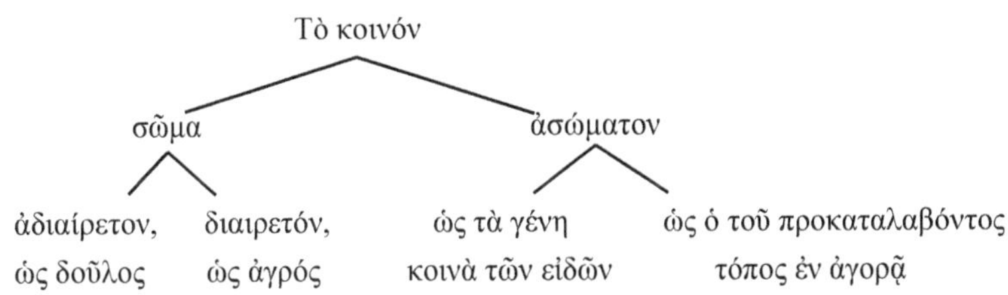


canus Palat. Lat. 1341 (9. Jh.) sowie im Karlsruher Kodex Aug. Perg. 171 (9. Jh.; siehe http://digital.blb-karlsruhe.de/blbhs/content/titleinfo/1209698 [eingesehen am 24.01.2019]) befinden sich Dihairesen zu den *septem artes liberales*. Sicher dürfte eine systematische Durchsicht noch viele weitere Belege zu Tage fördern, die das im Folgenden herausgearbeitete Bild des transkulturellen Fortwirkens spätantiker Didaktik bestätigen.

5 Die Dihairesen werden zitiert nach Arethas of Caesarea's Scholia, S. 233; 238. Die erste bezieht sich auf die *Isagoge* des Porphyrius, die zweite auf die *Kategorien* des Aristoteles (1a1). Weitere Baumdiagramme hat Arethas am Rand des Platonkodex Bodleianus Clarke 39 (895 n.) notiert; siehe Scholia Graeca in Platonem, ed. D. Cufalo, vol. 1, Rom 2007, S. 278f.; 285; 269, sowie Brumbaugh, Logical and Mathematical Symbolism, S. 52f. Hier ist ebenfalls von einem spätantiken Hintergrund auszugehen (vgl. unten S. 44), was im Übrigen auch für einige *arbores* gilt, die sich in einem byzantinischen Logikkompendium aus dem 8. oder 9. Jh. befinden; siehe M. Roueché, A Middle Byzantine Handbook of Logic Terminology, in: Jahrbuch der Österreichischen Byzantinistik 29, 1980, S. 94f.

Es soll vorerst genügen, auf die Existenz dieser dihairetischen Schemata hinzuweisen. Es wird unten auf S. 44 darum gehen zu zeigen, dass zumindest eines von ihnen direkt auf den spätantiken Unterrichtsbetrieb zurückgeführt werden kann.

Auf den folgenden Seiten wird dagegen zunächst versucht darzulegen, dass dieser Hintergrund auch bei vielen arabischen Baumdiagrammen, die uns aus dem 8.–10. Jh. überliefert sind, anzunehmen ist. Begonnen werden soll mit einer Einleitung in die Medizin, die der Arzt und Übersetzer Ḥunayn ibn Isḥāq (gest. 873) verfasst hat. In ihr werden Themen wie Krankheiten, ihre Ursachen, Zeichen oder Therapien durch das Prinzip der Dihairese näher bestimmt. Allem Anschein nach hat Ḥunayn diese Schrift in unterschiedlichen Fassungen niedergeschrieben. Eine von ihnen trägt den Titel *Fragen des Ḥunayn ibn Isḥāq nach der Methode der Einteilung und Verzweigung* (مسائل حنين بن إسحق على طريق التقسيم والتشجير).[6] Sie ist für die vorliegende Thematik von besonderer Bedeutung, da sie, wie bereits ihr Anfang verdeutlichen kann, eine graphische Besonderheit aufweist:[7]

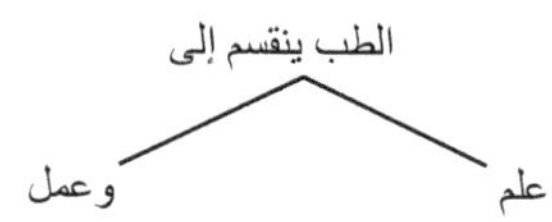


Die Medizin wird eingeteilt in
Theorie und Praxis.

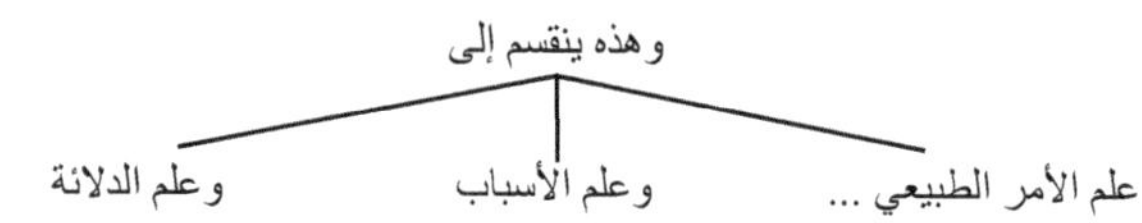


Diese (*sc.* die Theorie) wird eingeteilt
in die Theorie von den natürlichen Dingen … und in die Theorie von den Ursachen
und in die Theorie von den Zeichen.

---

6 Weitere Fassungen des Werkes haben den Titel *Einleitung in die Medizin* (كتاب المدخل في الطب) sowie *Fragen über die Medizin für die Studenten* (مسائل في الطب للمتعلمين). Es ist umstritten, in welchem Verhältnis sie zueinanderstehen; siehe Ullmann, Medizin, S. 117f., und Jacquart, À l'aube, S. 211f. Eine Antwort auf diese Frage steht nicht zuletzt deshalb noch aus, weil bisher einzig die syrische und arabische Version der *Fragen über die Medizin* ediert worden sind; siehe Hunain Ibn Ishaq's „Questions on Medicine for Students", sowie Al-Masāʾil fī l-ṭibb liʾl-mutaʿallimīn, ed. by M. ʿAlī Abū Rayān, M. M. ʿArab, und Ǧ. M. Mūsā, Kairo 1980.

7 Der (bisher nicht edierte) Text basiert auf den Kodizes Berlin, Staatsbibliothek, Sprengel 1885, fol. 1r (kopiert 1637) und London, BL Or. 5862, fol. 67v (17.–18. Jh.); siehe hierzu W. Ahlwardt, Verzeichnis der arabischen Handschriften der Königlichen Bibliothek zu Berlin, Bd. 5, Berlin 1893, S. 515b–516a, und A. G. Ellies, E. Edwards, A Descriptive List of the Arabic Manuscripts Acquired by the Trustee of the British Museum since 1894, London 1912, S. 45f. Das Berliner Manuskript ist online einsehbar unter http://orient-digital.staatsbibliothek-berlin.de/content/index.xml (Zugriff 29.11.2018).

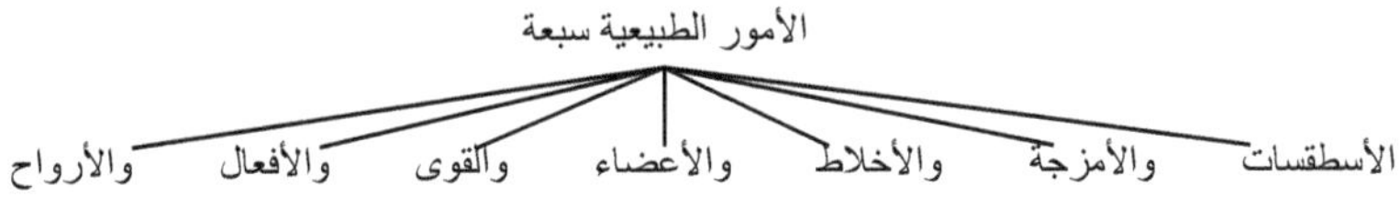


Die natürlichen Dinge sind sieben (an der Zahl):
Die Elemente, die Mischungen, die Säfte, die Körperteile, die Kräfte, die Funktionen, die Lebensgeister.

Bereits diese drei Dihairesen dürften ausreichen, um zu zeigen, dass die Form des Werkes dieselbe ist, die uns auch in den *Tabulae Vindobonenses* vorliegt. Im Titel begegnet uns sogar ein spezieller Terminus für diese Art der Darstellung: „nach der Methode der Einteilung und Verzweigung" (*ʿalā ṭarīqi l-taqsīmi wa-l-tašǧīri* = على طريق التقسيم و التشخير).[8] Schaut man sich außerdem den Wortlaut der drei Dihairesen an, wird man feststellen, dass er nahezu wörtlich mit dem Anfang der *Summaria Alexandrinorum* zu *De sectis* (vgl. SA 0.1.1–0.1.1.1.1) übereinstimmt.[9] Wie erklärt sich diese Parallelität? Zur Beantwortung dieser Frage muss man etwas weiter ausholen. Mūsā ibn Ḫālid al-Tarǧumān, ein Übersetzer aus dem 9. Jh., äußerte sich folgendermaßen über den Bagdader Arzt: „… und er wandte sich den Büchern Galens zu. Dabei ahmte er die Alexandriner nach, indem er sie zu einem Frage-Antwort-Text machte" (... وعمد إلى كتب جالينوس فاحتذى فيها حذو الإسكندرانيين وصنعها على سبيل المسئلة والجواب).[10] Nach diesem Zeugnis war Ḥunayn nicht nur an den Inhalten der griechischen Texte interessiert, sondern er ließ sich auch von der spätantiken Didaktik inspirieren. Mūsā ibn Ḫālid spricht hier von der Frage-Antwort-Struktur, wobei er vermutlich ein Werk wie Ḥunayns eben genannte *Fragen über die Medizin für die Studenten* (مسائل في الطب للمتعلمين) im Sinn hatte.[11] Nun gibt es darüber hinaus noch einige weitere Zeugnisse, die Ḥunayns enge Vertrautheit mit alexandrinischen Traditionen bzw. den Baumdiagrammen

8 *taqsīm* („Einteilung") bezeichnet sicherlich das Prinzip der διαίρεσις, während durch *tašǧīr* („Verzweigung") die baumartige Form der Unterteilungen zum Ausdruck kommt; siehe Glossarium Graeco-Arabicum *s.v.* διαίρεσις; einsehbar unter http://telota.bbaw.de/ glossga/ (Zugriff am 27.09.2018), und Savage-Smith, Galen's Lost Ophthalmology, S. 122.

9 A. Z. Iskandar, Ḥunayn ibn Isḥāq al-ʿIbādī, Abū Zayd, in: Dictionary of Scientific Biography, ed. by C. C. Gillispie, vol. 15, New York 1980, S. 239–242, weist ebenfalls auf Gemeinsamkeiten zwischen Ḥunayns Einleitungsschriften in die Medizin und den *Summaria Alexandrinorum* hin; man vergleiche hierzu auch D. Jacquart, N. Palmieri, La tradition alexandrine des Masāʾil fī ṭ-ṭibb de Ḥunayn ibn Isḥāq, in: Storia e ecdotica dei testi medici greci. Atti del II Convegno internazionale, Parigi 24–26 maggio 1994, a cura di A. Garzya, Neapel 1996, S. 217–236.

10 Siehe Ibn abī Uṣaibiʿa, S. 189.17f. G. Strohmaier, Der syrische und der arabische Galen, in: Aufstieg und Niedergang der Römischen Welt II 37.2, 1994, S. 2003, interpretiert die Anekdote als spätere Erfindung, wozu jedoch keine Veranlassung besteht, da Mūsā ibn Ḫālid al-Tarǧumān zu Ḥunayns Übersetzerkreis gehörte und somit sicher über direkten Einblick in dessen Arbeit verfügte; siehe hierzu M. Meyerhof, New Light on Ḥunain Ibn Isḥāq and his Period, in: Isis 8, 1926, S. 710.

11 Zur Frage-Antwort-Struktur in alexandrinischen Lehrwerken siehe Kap. 2.1.3.

nahelegen. So äußert er sich in seiner *Risāla* über die Lehrmethoden und Lehrinhalte der Iatrosophisten und hat sich erwiesenermaßen nicht nur als Übersetzer der *Summaria Alexandrinorum* betätigt, sondern dazu auch eigene *Summaria* (جوامع/جمل) von Galenschriften im Dihairesenprinzip (*ʿalā l-taqsīmi* bzw. *ʿalā ǧihati/ṭarīqi l-taqāsīmi*) angefertigt.[12] Überträgt man diese Beobachtungen auf unsere eingangs gestellte Frage nach der Herkunft der äußeren Form von Ḥunayn ibn Isḥāqs *Fragen über die Medizin für die Studenten*, kommt man fast zwangsläufig zu dem Schluss, dass er sich dabei offensichtlich nach den *Summaria Alexandrinorum*, die ja ursprünglich ebenfalls als *arbores* gestaltet waren (siehe unten Kap. 3.3.3.1), gerichtet hat.

Ḥunayn war zu seiner Zeit bei weitem nicht der einzige, der *arbores* verwendete. So erkannte auch sein Lehrer Yūḥannā ibn Māsawayh (gest. 857) ihren Nutzen, da er sowohl eine Abhandlung über die Fieber (كتاب الحميات مشجر) als auch ein medizinisches Lehrwerk vermutlich allgemeinen Inhalts (كتاب المشجر) verfasste, die beide, wie aus dem jeweiligen Titelbestandteil „mit Baumdarstellungen versehen“ (مشجر) hervorgeht, entsprechende graphische Darstellungen enthalten haben. Des Weiteren schrieb der Arzt Abū Bakr Muḥammad ibn Zakariyyāʾ al-Rāzī (gest. 925) ein Buch über die Diagnose von Krankheiten, dessen Titel *Buch der Einteilung und Verzweigung* (كتاب التقسيم والتشجير) uns schon im Zusammenhang mit den oben genannten *Fragen* Ḥunayns begegnete.[13] Dem Bereich der Philosophie gehören dagegen die *Definitionen der Logik* (حدود المنطق) des nestorianischen Bischofs von Ḥarrān und Mosul, Ḥabīb ibn Bihrīz (8.–9. Jh.), an. Sie beinhalten ausgewählte Themen aus den spätantik-alexandrinischen Einleitungen zur *Isagoge* des Porphyrius sowie zu den *Kategorien* des Aristoteles in durchgehend dihairetischer Form. Überdies werden zentrale Begriffe daraus wie Definition oder Philosophie vereinzelt in Form von Baumdiagrammen dargeboten.[14] Erwähnenswert sind zu guter Letzt noch mehrere Kommentare zum aristotelischen *Organon*

12 Siehe Ḥunain ibn Isḥāq, S. 18.19–19.2; 31.6; 35.7f. (arab.); vgl. hierzu Ḥunayn ibn Isḥāq, S. 39.10–41.2; 71.8; 83.6f. Zu Ḥunayns Bemerkung über die Lehrmethoden der Alexandriner siehe auch G. Strohmaier, Die christlichen Schulen in Bagdad und der alexandrinische Kanon der Galenschriften. Eine Korrektur in Hunains Sendschreiben an ʿAlī ibn Yaḥyā, in: Oriens 36, 2001, S. 268–275.

13 Yūḥannā ibn Māsawayhs Fieberschrift wird nur von Ibn abī Uṣaybiʿa erwähnt, während sich sein anderes Werk ebenso wie das von al-Rāzī in Handschriften erhalten hat; siehe Ibn abī Uṣaibiʿa, S. 183.5, sowie Ullmann, Medizin, S. 113; 132, und Endress, Die wissenschaftliche Literatur, Bd. III, S. 127.

14 Siehe die Edition des Textes in Al-Manṭiq (Logic), S. 97–126. Es sei angemerkt, dass im Kodex Damaskus Ẓāhiriyya 4871 (Mitte 12. Jh.) sogar der Großteil der Inhalte durch Baumdiagramme dargestellt wird; siehe J. Ragep, E. S. Kennedy, A Description of Ẓāhiriyya (Damascus) MS 4871: A Philosophical and Scientific Collection, in: Journal for the History of Arabic Science 5, 1981, S. 85-108, bes. S. 103f., und E. Wakelnig, La division des Catégories chez al-Saraḫsī. Un fragment méconnu et ses rapports avec la tradition alexandrine, al-Kindī et Ibn al-Ṭayyib, in: Les Études Philosophiques 183, 2018, S. 385 Anm. 35. Ein zukünftiger Editor des Textes müsste sich demnach auch Gedanken darüber machen, welche Art der Präsentation die originale ist (vgl. Kap. 3.3.3.1). Zu Person und Werk des Ibn Bihrīz siehe im Übrigen Troupeau, ʿAbdīšūʿ Ibn Bahrīz.

des in Ḥarrān und später in Bagdad tätigen Quwayrī (10. Jh.), die sogar in ihrer Gänze als Baumdiagramme konzipiert gewesen zu sein scheinen.[15] Bereits das vermehrte Auftreten derartig strukturierter Schriften nicht nur in verschiedenen Fächern, sondern auch in ganz unterschiedlichen geographischen Kontexten wie Bagdad und dem im Nordwesten Mesopotamiens gelegenen Ḥarrān belegt, dass Baumdiagramme im Orient spätestens im 9. Jh. als bewährtes Unterrichts- und Präsentationsmedium angesehen wurden, was wiederum eine entsprechende Tradition voraussetzt.[16]

Um sich ihr anzunähern sollte man den „beruflichen" Hintergrund von einigen Personen, die diese besondere Dihairesenform zur Anwendung brachten, beachten. So war Ḥabīb ibn Bihrīz für die Übersetzung antiker mathematischer, philosophischer und medizinischer Texte vom Syrischen ins Arabische zuständig, während Ḥunayn ibn Isḥāq und Yūḥannā ibn Māsawayh mit der Übertragung von griechischen Texten ins Syrische bzw. Arabische beauftragt wurden.[17] Alle drei kamen demzufolge mit (spät-)antiken Texten bzw. Traditionen in Berührung. Es ist zudem sicher kein Zufall, dass die Baumdiagramme von ihnen vor allem für die Darstellung von Texten bzw. Sachverhalten benutzt wurden, deren Herkunft im spätantiken Alexandria zu suchen ist. Es ist demnach anzunehmen, dass diese Art der Didaktik bereits in den Quellen vorgegeben war.[18] Somit lässt sich mit einiger Sicherheit konstatieren, dass sowohl Ḥunayn als auch die anderen genannten Autoren das Prinzip des Baumdiagramms aus Alexandria übernommen haben.

15 Die Kommentare des Quwayrī werden erwähnt in Ibn an-Nadīm, S. 262.25–27, wo es heißt, dass sie allesamt „mit Baumdarstellungen versehen" (مشجر) sind. Hingewiesen sei außerdem noch auf die arabische Paraphrase des aristotelischen *Organon*, die gemeinhin dem persischen Gelehrten Ibn al-Muqaffaʿ (gest. ca. 756) zugeschrieben wird. Sie behandelt ausgewählte philosophische Themen in meist dihairetischer Form, wobei einzelne zentrale Termini, wie es auch bei dem gerade schon erwähnten Ḥabīb ibn Bihrīz zu beobachten ist, zusätzlich in Form von Baumdiagrammen präsentiert werden. Edition des Textes in Al-Manṭiq (Logic), S. 1–93. Die meisten Inhalte der Paraphrase sind alexandrinischen Ursprungs; siehe C. Schöck, Koranexegese, Grammatik und Logik. Zum Verhältnis von arabischer und aristotelischer Urteils-, Konsequenz- und Schlusslehre (Islamic Philosophy, Theology and Science 60), Leiden, Boston 2006, bes. S. 119. Sollte Ibn al-Muqaffaʿ tatsächlich der Autor gewesen sein, wären *arbores* sogar schon im 8. Jh. im Orient verbreitet gewesen. Ph. Vallat, Alexandrian Tradition into Arabic: Philosophy, in: Encyclopedia of Medieval Philosophy, ed. by H. Lagerlund, Dordrecht u.a. 2011, S. 69b, zieht jedoch Ibn al-Muqaffaʿs Verfasserschaft – ohne Angabe von Gründen – in Zweifel.

16 Dass antike Traditionen zu dieser Zeit in Ḥarrān noch lebendig waren, lag darin begründet, dass dort die heidnische Gemeinschaft der Sabier lebte, in der antike Wissenschaften vor allem neuplatonischer Herkunft gepflegt wurden; s. J. Lameer, From Alexandria to Baghdad: Reflections on the Genesis of a Problematical Tradition, in: The Ancient Tradition in Christian and Islamic Hellenism. Studies on the Transmission of Greek Philosophy and Sciences, ed. by G. Endress, R. Kruk (CNWS Publications 50), Leiden 1997, S. 185–189.

17 Siehe Troupeau, ʿAbdīšūʿ Ibn Bahrīz, S. 136–138, und Endress, Die wissenschaftliche Literatur, Bd. II, S. 422f.; 424f.

18 Ḥunayn reproduziert in seinen *Fragen nach der Methode und der Einteilung* Inhalte aus den *Summaria Alexandrinorum*, während Ḥabīb ibn Bihrīz' *Definitionen der Logik* Parallelen zu den *Prolegomena* des Neuplatonikers David aufweisen; s. Gutas, Aspects, S. 44.

Was uns in allen diesen griechischen und arabischen Zeugnissen aus dem 8.–10. Jh. entgegentritt, ist ein gesellschafts- bzw. kulturübergreifendes Fortleben zentraler Elemente des spätantiken Lehrbetriebes über mehrere Jahrhunderte hinweg.[19] Sie sind darüber hinaus zwar späte, gleichwohl wertvolle Belege dafür, dass Baumdiagramme ein oft verwendetes didaktisches Medium der alexandrinischen Gelehrten war. Wertvoll vor allem deswegen, weil die erhaltenen Zeugnisse aus Alexandria diese Beliebtheit nur erahnen lassen.

### 3.1.2 Baumdiagramme im Unterricht des spätantiken Alexandria

Illustrationen und andere Arten von Visualisierungen stellten in der Antike von frühester Zeit an ein beliebtes didaktisches Mittel dar, um bestimmte Sachverhalte aus dem mündlichen Unterricht oder einem konkreten Text zu veranschaulichen. Belege liegen uns schon für das 5.–4. Jh. v. Chr. vor, und sind auch in den folgenden Jahrhunderten immer wieder in den Quellen greifbar, so dass es kaum überrascht, dass diese Art der Präsentation in der Spätantike und insbesondere im Unterrichtsbetrieb Alexandrias ebenfalls zur Anwendung kam.[20]

Aus Alexandria haben sich verschiedene Zeugnisse erhalten, die klar belegen, dass die hier praktizierte Didaktik auch auf Veranschaulichungen basierte. In einer wohl in die Mitte des 6. Jhs. zu datierenden astrologischen Vorlesung über die *Eisagogika* des Paulus von Alexandria wurden bestimmte Inhalte mit Hilfe von Tabellen verdeutlicht.[21] Linien, Kreise und Halbkreise hat des Weiteren Simplicius (gest. Mitte 6. Jh.) in seiner Vorlesung über Aristoteles' *De caelo* benutzt.[22] Eine besonders verbreitete Form der graphischen Darstellung stellen Diagramme dar, in denen bestimmte Begriffe in geometrische, meist rechteckige Formen ein-

---

19 Man beachte auch die beiden Untersuchungen von G. Schöler, Die Frage der schriftlichen oder mündlichen Überlieferung der Wissenschaften im frühen Islam, in: Der Islam 62, 1985, S. 228–230, sowie Weiteres zur Frage der schriftlichen oder mündlichen Überlieferung der Wissenschaften im Islam, in: Der Islam 66, 1989, S. 40–47; 63–67, in denen herausgearbeitet wird, wie die alexandrinische Art der Vorlesung bei frühen arabischen Gelehrten aus dem 8.–10. Jh. direkt oder indirekt fortwirkte; man vergleiche hierzu auch grundsätzlich Ullmann, Medizin, S. 98: „Auch für die literarische Form der arabischen medizinischen Schriften waren die griechischen Vorbilder maßgeblich." Vor diesem Hintergrund ist es auch nicht notwendig, davon auszugehen, dass die stammbaumartige Darstellung von medizinischen Sachverhalten bei Ḥunayn nicht den Originalzustand darstellt, sondern auf eine spätere Umarbeitung zurückgeht; so die These von Endress, Die wissenschaftliche Literatur, Bd. III, S. 127 Anm. 69.

20 Zu Illustrationen in (spät)antiken Textzeugen siehe Stückelberger, Bild und Wort, S. 11–26, und O. Mazal, Griechisch-römische Antike (Geschichte der Buchkultur 1), Graz 1999, S. 295–309.

21 Siehe Heliodori ut dicitur in Paulum Alexandrinum commentarium, ed. Æ. Boer, Leipzig 1962, S. 111.3f.; 111.14f.; 113.9–41, und dazu L. G. Westerink, Ein astrologisches Kolleg aus dem Jahre 564, in: Byzantinische Zeitschrift 64, 1971, bes. S. 17.

22 Zu finden zum Beispiel in Simplicii In Aristotelis de caelo commentaria, ed. I. L. Heiberg (CAG VII), Berlin 1894, S. 148–150; 187; 209; 214; 219.

gepasst wurden. Ein anschauliches Beispiel enthalten die *Summaria Alexandrinorum* und *Tabulae Vindobonenses* zu *De sectis* (TV 58/SA 7.2), und auch die alexandrinischen Philosophen wie Ammonius (gest. 517/526) oder Elias (6. Jh.) griffen mitunter darauf zurück (s. S. 78f.).

Das für unsere Zwecke wichtigste Beispiel für die visualisierende Didaktik der alexandrinischen Lehrer sind die stemmaaartigen Schemata. Johannes Philoponus (gest. ca. 570) verfasste Anfang des 6. Jhs. einen Kommentar zu den aristotelischen *Kategorien*, in dem er unter anderem auf den Begriff der ποιότης zu sprechen kommt, dessen Erscheinungsformen er zur besseren Veranschaulichung für seine Schüler in Form eines Baumdiagrammes präsentiert: καὶ ἡ καταγραφὴ δὲ τῆς διαιρέσεως εὐληπτοτέραν αὐτῆς ἡμῖν ποιήσει τὴν μέθοδον·[23]

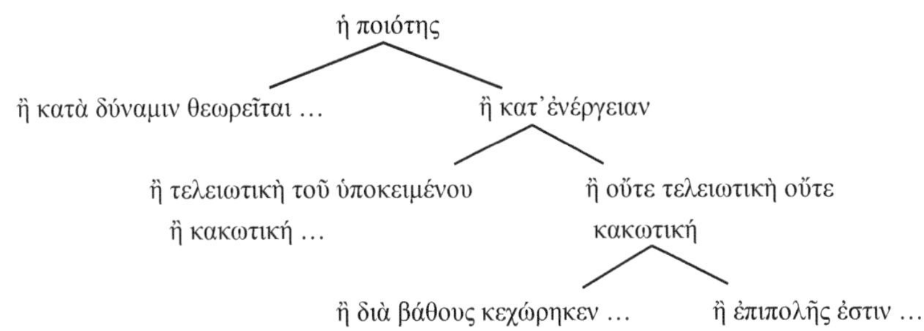


Ein weiteres Zeugnis, dem zu entnehmen ist, dass derartige Dihairesen ihren festen Platz im alexandrinischen Philosophiebetrieb hatten, bietet der syrische Gelehrte Severus bar Šakkō (gest. 1241) in seinem enzyklopädischen Werk *Buch der Dialoge*, das einige Passagen enthält, die sich über eine syrische Vorlage auf einen spätantik-alexandrinischen Kommentar zur *Isagoge* des Porphyrius zurückführen lassen. Einzelne Begriffe wie Dihairesis, Philosophie oder auch das Seiende werden dabei durch in den Text integrierte Baumdiagramme veranschaulicht. Dass diese zum ursprünglichen Text gehörten, geht aus einleitenden Formulierungen wie „Diese (Dinge) werden deutlich erkannt durch die unten (aufgeführte) Dihairese" (ܘܡܬܝ̈ܕܥܢ ܗܠܝܢ ܢܗܝܪܐܝܬ: ܡܢ ܦܘܠܓܐ ܗܘ ܕܠܬܚܬ) hervor.[24]

23 Das Baumdiagramm wird zitiert nach Ioannis Philoponi (olim Ammonii) In Aristotelis Categorias commentarium, S. 137.21–138.22. Zu Philoponus und seinem *Kategorien*-Kommentar siehe K. Verrycken, John Philoponus, in: The Cambridge History of Philosophy in Late Antiquity, vol. II, ed. by L. P. Gerson, Cambridge 2010, S. 734; 736f. Möglicherweise hatte auch der Kirchenvater Augustinus solche Baumdiagramme im Sinn, als er in seinen *Confessiones* von Männern sprach, die die *Kategorien* des Aristoteles erst dann verstanden, als die Lehrer dazu übergingen, den Inhalt mit zahlreichen bildlichen Darstellungen im Staub zu veranschaulichen (IV.16.28: *qui se dicebant magistris … multa in pulvere depingentibus intellexisse*).

24 Zitiert nach Baumstark, Syrisch-arabische Biographien, S. ܛ ܟܒ ܠܒ (syr.); 196; 199; 200. Zu Severus bar Šakkō siehe O. J. Schrier, Name and Function of Jacob bar Šakko. Notes on the History of the Monastery of Mar Mattay, in: V[e] Symposium Syriacum 1988. Katholieke Universiteit, Leuven, 29–31 août 1988, ed. by R. Lavenant (Orientalia Christiana

Am Anfang von Kap. 3.1.1 wurde außerdem darauf hingewiesen, dass der byzantinische Gelehrte Arethas im Vaticanus Urbinas Graecus 35 zahlreiche Randbemerkungen notiert hat, zu denen auch mehrere *arbores* gehören. Bekanntermaßen hat er den überwiegenden Teil dieser Marginalia aus älteren alexandrinischen Kommentaren entnommen.[25] Obwohl die uns vorliegenden Vorlesungen nahezu keine Baumdiagramme enthalten, lässt sich durch einen kurzen Ausblick auf einen weiteren Kodex, den Parisinus Graecus 1330, zeigen, dass Arethas wenigstens eine der oben genannten stemmatischen Darstellungen dort vorgefunden hat. Besagter Parisinus Graecus 1330 enthält zahlreiche Texte christlich-religiösen Inhalts und wurde zu der uns erhaltenen Form wohl am Ende des 13. Jhs. zusammengestellt. Eine detaillierte Untersuchung hat vor einigen Jahren ergeben, dass es sich hierbei um eine Palimpsesthandschrift handelt, in dessen unterer Schicht sich ein kurzes Fragment aus einem anonymen Kommentar zu Aristoteles' *Analytica Posteriora* befindet, welches vereinzelt Baumdiagramme zur Veranschaulichung aufweist und sich aufgrund der Art der verwendeten Majuskel in das 5.–6. Jh. datieren lässt. Interessanterweise gehört zu diesen *arbores* auch das folgende Beispiel:[26]

---

Analecta 236), Rom 1990, S. 215–228. Über den Verfasser der alexandrinischen Vorlage wurden unterschiedliche Thesen vorgebracht, ohne dass hier jedoch bisher Einigkeit erzielt werden konnte; siehe Hein, Definition, S. 39, und E. Gannagé, Philopon (Jean-), tradition arabe, in: Dictionnaire des Philosophes Antiques 5.1, 2012, S. 516f. Eine Auswertung der nicht kleinen Zahl an syrischen Kommentaren zum aristotelischen *Organon*, die auf spätantiken Traditionen beruhen, dürfte sicher noch weitere Baumdiagramme aus dieser Zeit zu Tage fördern; zu den Kommentaren siehe S. Brock, The Syriac Commentary Tradition, in: Glosses and Commentaries on Aristotelian Logical Texts. The Syriac, Arabic and Medieval Latin Traditions, ed. by Ch. Burnett (Warburg Institute Surveys and Texts 23), London 1993, S. 3–18. Als Ansatzpunkt für weitere Untersuchungen in diesem syrischen Kontext bietet sich auch der Kodex Vat. Syr. 158 an, der auf den fol. 16a–25b eine Reihe von Baumdiagrammen enthält, die vermutlich im 7. Jh. zusammengestellt wurden und sich auf neuplatonische Vorträge beziehen; siehe Hugonnard-Roche, Introductions. Schließlich sei noch auf eine christlich überarbeitete dihairetische Zusammenstellung alexandrinisch-neuplatonischer Inhalte hingewiesen, die sich in mehreren syrischen Handschriften erhalten hat; siehe H. Daiber, Ein vergessener syrischer Text: Bar Zoʿbī über die Teile der Philosophie, in: Oriens Christianus 69, 1985, S. 73–80.

25 Siehe J. P. Anton, Neoplatonic Elements in Arethas' Scholia on Aristotle and Porphyry, in: Néoplatonisme et Philosophie Médiévale. Actes du Colloque international de Corfou, 6–8 octobre 1995, éd. par L. G. Benakis, Brepols 1997, S. 291–306. Bei denjenigen Scholien, die sich nicht auf erhaltene Kommentare zurückführen lassen, ist es ihr Inhalt und ihr sprachlicher Stil, die eine Benutzung von Quellen aus diesem Bereich wahrscheinlich machen; siehe hierzu die Ausführungen von A. Busse in Eliae In Porphyrii Isagogen commentaria, S. XIX–XXII, Arethas of Caesarea's Scholia, S. XII–XV, und M. Rashed, Les marginalia d'Aréthas, Ibn al-Tayyib et les dernières gloses alexandrines à l'Organon, in: Scientia in margine. Études sur les marginalia dans les manuscrits scientifiques du Moyen Âge à la Renaissance, ed. by D. Jacquart et Ch. Burnett, Genf 2005, S. 57–73.

26 Siehe hierzu C. Faraggiana di Sarzana, Il Nomocanon Par. gr. 1330, „horride rescriptus" su pergamene in maiuscola contenenti un antico commentario ad Aristotele, il Corpus Dionysiacum e testi patristici, in: Nea Rhóme 6, 2009, S. 191–225, bes. S. 216–222. Das im Text genannte Baumdiagramm findet sich – ohne Akzente – *loc. cit.*, S. 219.

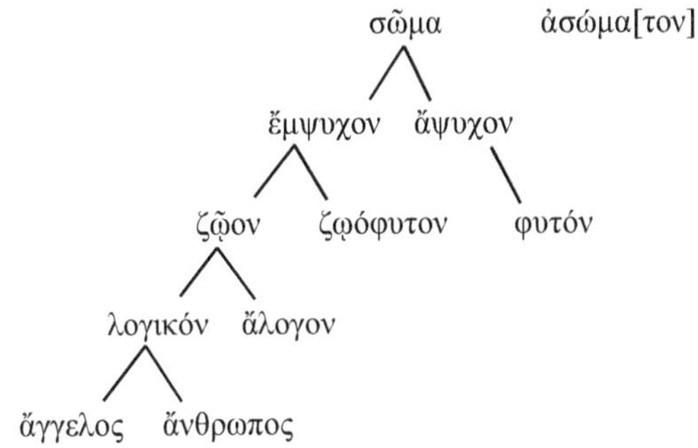


Wir haben es hier zum einen mit einem weiteren (kodikologischen) Beleg dafür zu tun, dass Baumdiagramme im Philosophieunterricht der Spätantike fest verankert waren. Da Arethas dieses Beispiel außerdem, wie oben zu sehen war, in seiner *Organon*-Ausgabe im Vaticanus Urbinas Graecus 35 *in margine* notiert hat, beweist es zum anderen, dass er zumindest einen Teil seiner *arbores* spätantiken Traditionen entnommen hat.[27]

Diesen kursorischen Überblick sollen einige Passagen aus dem medizinischen Unterricht der Iatrosophisten beschließen, wodurch gleichzeitig die thematische Verbindung zu den *Tabulae Vindobonenses* und *Summaria Alexandrinorum* hergestellt wird. Die nur fragmentarisch erhaltene Mitschrift einer Vorlesung des Iatrosophisten Palladius über *De sectis* behandelt zu Beginn die einzelnen Rubriken der Medizin. Dabei werden die Unterteilungen des theoretischen Teiles (τὸ θεωρητικόν) sowie desjenigen Abschnittes, der die Lehre von der Natur (φυσιολογικόν) zum Gegenstand hat, folgendermaßen veranschaulicht:[28]

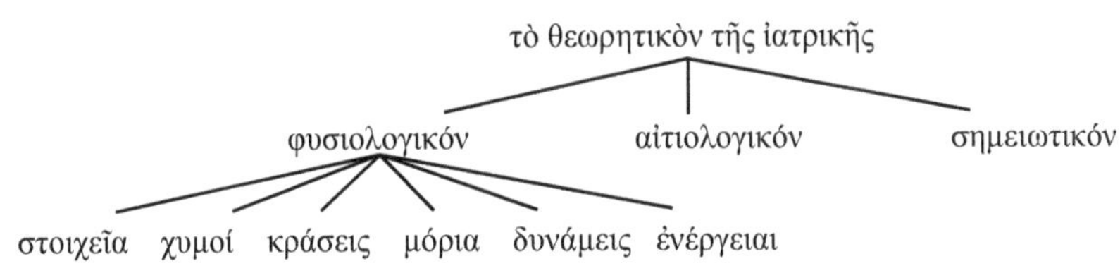


Die äußere Form stimmt mit der aus TV 1 und SA 0.1.1.1 (in ihrer originalen stemmatischen Form; vgl. Kap. 3.3.3.1) überein und auch der Inhalt ist, wenn man die Auslassungen auf Seiten der Vorlesung und in den *Tabulae Vindobonenses* für den Moment einmal außen vor lässt, identisch.

---

27 Es sei am Rande erwähnt, dass der „Baum des Porphyrius" (*arbor Porphyriana*), also die stemmatische Darstellung des οὐσία-Begriffes, wohl mittelalterlichen Ursprungs ist. Er ist weder in der *Isagoge* (vgl. Porphyrii Isagoge, S. 4.21–32) noch in den neuplatonischen Kommentatoren zu dieser Schrift belegt; siehe H. M. Baumgartner, Arbor porphyriana, porphyrischer Baum, in: Historisches Wörterbuch der Philosophie 1, 1971, Sp. 493f., und Porphyri, Introduction, by J. Barnes, Oxford 2003, S. 109f.

28 Zitiert nach Scolii inediti, S. 76.15–17.

Im Anschluss an das gerade genannte Beispiel werden in der *De-sectis*-Vorlesung des Palladius die Vertreter der drei Medizinschulen diskutiert, bevor ein weiteres Baumdiagramm erscheint:[29]

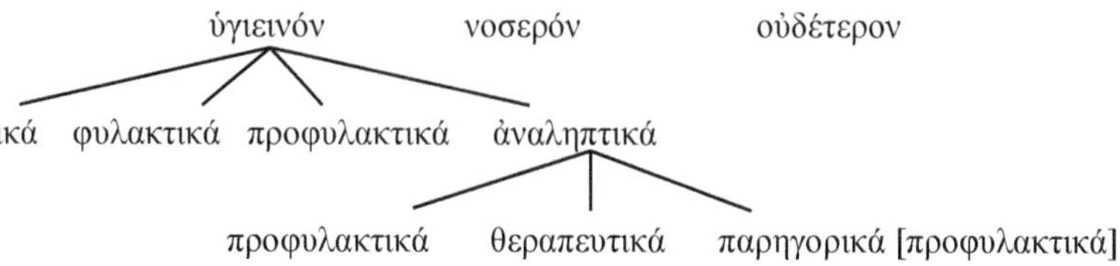


Die drei Begriffe ὑγιεινόν, νοσερόν und οὐδέτερον gehören zu einer Definition, die der alexandrinische Arzt Herophilus (4.-3. Jh. v. Chr.) von der Medizin aufgestellt hat und die uns so zum Beispiel auch in SA 1.2 begegnet. Zwar passen die beiden weiteren Ebenen aus diesem Baumdiagramm (εὐεκτικά … ἀναληπτικά; προφυλακτικά … παρηγορικά) nicht mehr in das Schema, da sie nichts mit der herophileischen Bestimmung der Medizin zu tun haben, sondern Unterteilungen der Hygiene, also eines praktischen Teiles der Medizin darstellen. In unserem Zusammenhang können wir diese Unstimmigkeit jedoch, wie auch immer sie sich erklären mag, vernachlässigen, da der eigentliche Aussagewert der angeführten Beispiele davon unbenommen bleibt: Zumindestens einzelne Baumdiagramme gehörten zu den festen Bestandteilen der Textexegese sowohl der Neuplatoniker als auch ihrer Medizinkollegen in Alexandria. Vor diesem Hintergrund können wir folgern, dass bereits die äußere Form den Schluss nahelegt, dass die *Tabulae Vindobonenses* und *Summaria Alexandrinorum* im medizinischen Unterricht der Iatrosophisten zu verorten sind.[30]

---

29 Zitiert nach Scolii inediti, S. 77.5–7. Die Tatsache, dass beide Dihairesen in den Text integriert sind, kann als deutlicher Hinweis darauf aufgefasst werden, dass sie von Anfang an zur Vorlesung bzw. zu ihrer Mitschrift gehört haben; so urteilt auch Stückelberger, Bild und Wort, S. 18, in Bezug auf geometrische Figuren im Kodex Vaticanus Graecus 190.1 (9. Jh.); vgl. des Weiteren Chr. Prapa, Diagramme in der Handschriftentradition. Ein methodologischer Beitrag anhand der Überlieferungsgeschichte von Aristoteles, De caelo, in: Codices Manuscripti 82/83, 2012, S. 33f.: „daß [*sic*!] J, der älteste Textzeuge von *Cael.*, das Diagramm als textintegrales überliefert, kann darauf hinweisen, daß diese Zeichnung auf eine ältere Tradition zurückgeht."

30 In den beiden Kodizes Vaticanus Graecus 285 (15.–16. Jh.) und Marcianus Graecus V.9 (15. Jh.) hat sich eine Darstellung erhalten, die die „Bandbreite der Gesundheit" (ὑγείας πλάτος) abbildet. Sie hat die Form eines V-förmigen Liniendiagrammes und umfasst mehrere *arbores*. Mit Hilfe dieser Darstellung, die sich auf den Beginn der *Ars Medica* Galens bezieht, soll der Gelehrte Johannes Argyropoulos (gest. 1487) im Kral-Xenon von Konstantinopel Medizin unterrichtet haben; siehe hierzu B. Mondrain, Jean Argyropoulos professeur à Constantinople et ses auditeurs médecins, d'Andronic Éparque à Démétrios Angelos, in: ΠΟΛΥΠΛΕΥΡΟΣ ΝΟΥΣ. Miscellanea für Peter Schreiner zu seinem 60. Geburtstag, hrsg. von C. Scholz, G. Makris (Byzantinisches Archiv 19), München, Leipzig 2000, S. 225–235. Es bliebe zu überlegen, ob in diesem Zeugnis spätantik-alexandrinische Traditionen fortgewirkt haben.

## 3.2 Die *Summaria Alexandrinorum*

Die Forschung zu den *Summaria Alexandrinorum* (*Ǧawāmiʿ al-Iskandarāniyyīn* = جوامع الإسكندرانيين) hat in den letzten ungefähr 20 Jahren ein deutliches Aufleben erfahren. Dies bezeugen neben einigen kleineren, gleichwohl grundlegenden Untersuchungen insbesondere die teilweise mit Übersetzungen versehenen Editionen der *Summaria Alexandrinorum* zu den Galenschriften *De nervorum dissectione, De differentiis febrium, De diebus decretoriis, De sectis, Ars medica* und *De elementis*.[31]

Nun sind die *Summaria Alexandrinorum* durchaus schon länger bekannt. Bereits 1935 wies Owsei Temkin in einer Studie darauf hin, dass sie, obwohl sie nur in arabischer Sprache vorliegen, deutliche Bezüge zum spätantiken Unterricht der Iatrosophisten aufweisen. Zwangsläufig stellte er dabei die Frage in den Raum, ob sie griechischen Ursprungs sind oder eine orientalische Erfindung darstellen.[32] Leider fand sein Beitrag lange Zeit so gut wie kein Echo, da sowohl die spätantike Medizin als auch ihre syrisch-arabischen Ausläufer in den folgenden Jahrzehnten nicht unbedingt im Fokus der Forschung standen.

Ein gewisses Problem sah man darin, dass sich spätantik-byzantinische Quellen über die *Summaria Alexandrinorum* völlig ausschweigen und dass sich außerdem keine griechische Vorlage erhalten zu haben scheint. Man hat diesen Umstand damit zu erklären versucht, dass sie zwar in Alexandria entstanden sind, aber erst in der Mitte des 7. Jhs. nach der endgültigen Eroberung Alexandrias durch die Araber, so dass sie nicht mehr in den griechischen Sprachraum transferiert werden konnten.[33] Auch wenn diese These auf den ersten Blick attraktiv erscheint, lässt sie doch zwei wesentliche Aspekte unberücksichtigt.

---

31 Siehe Galen: Über die Anatomie, S. 118–148, Galen. Über die Arten der Fieber, The Alexandrian Summaries und The Alexandrian Epitomes. Einige Passagen aus der *Summaria-Alexandrinorum*-Fassung zu *Ad Glauconem de methodo medendi* bietet außerdem Peterson, Galen's Therapeutics, S. 103–109, in englischer Übersetzung. Zu den Untersuchungen über die *Summaria Alexandrinorum* gehören Garofalo, I sommari, Pormann, The Alexandrian Summary, und Overwien, Zur Funktion der Summaria Alexandrinorum. Auf die in der älteren Forschung vereinzelt vertretene, mittlerweile aber widerlegte Ansicht, dass die *Summaria Alexandrinorum* mit dem Kanon der „16 Bücher Galens" identisch sind (so Ullmann, Die Medizin, S. 65f.; 343), sei hier nur der Vollständigkeit halber verwiesen.

32 Siehe Temkin, Studies, S. 413f.: „… we must conclude either that the Alexandrians themselves wrote such summaries which, however, are not known from Greek or Latin manuscripts, or that the Syrians or Arabs compiled such summaries from more extensive Alexandrian sources." Dass den Alexandrinern zugeschriebene Kurzfassungen durchaus spätere Erfindungen darstellen können, beweist die *Summa Alexandrinorum* (*Iḫtiṣār al-Iskandarāniyyīn*; اختصار الإسكندرانيين) zur *Nikomachischen Ethik*, die eine Zusammenfassung der arabischen Übersetzung der aristotelischen Schrift darstellt; siehe Ullmann, Die Nikomachische Ethik, Teil 2, S. 72–79.

33 Siehe hierzu Ullmann, Die Medizin, S. 66. Zur Eroberung Alexandrias durch die Araber siehe H. Heinen, Das spätantike Alexandrien (284–646 n. Chr.), in: Ägypten in spätantik-christlicher Zeit. Einführung in die koptische Kultur, hrsg. v. M. Krause, Wiesbaden 1998, S. 73.

Da die neuen Machtverhältnisse in Alexandria bis zum 8. Jh. weder auf die wirtschaftliche Situation noch auf das kulturell-gesellschaftliche Leben nennenswerte Auswirkungen gehabt zu haben scheinen, ist davon auszugehen, dass auch der Unterricht weiter in seinen gewohnten Bahnen lief.[34] Entsprechend zog er nach wie vor Studenten an. Wir wissen beispielsweise von Jakob von Edessa (gest. 708), dass er sich nach Absolvierung seines Griechisch- und Philosophiestudiums in Qennešre vermutlich in den 60er oder 70er Jahren des 7. Jhs. nach Alexandria für die weitere Ausbildung begab.[35] Setzt man voraus, dass die Menschen auch für das medizinische Studium nach wie vor bereit waren, von weit her in die Stadt zu kommen, kann man wohl mit einiger Wahrscheinlichkeit annehmen, dass der ein oder andere von ihnen auf dieselbe Idee kam, die schon der Arzt Sergius von Rēšʿaynā ca. 150 Jahre vorher hatte, nämlich ein als sinnvoll erachtetes Lehrwerk mit in die Heimat zu nehmen, von wo es dann in die nähere oder weitere Umgebung ausstrahlen konnte. Insofern hätte das Abfassen eines Werkes in Alexandria nach der Mitte des 7. Jhs. nicht zwingend verhindert, dass es in den griechisch-byzantinischen Kulturraum gelangen konnte.

Entscheidender für unser Problem dürfte allerdings ein anderer Faktor sein, den man generell bei der Überlieferung von antiken Texten immer in Rechnung stellen sollte: der Zufall. Das Beispiel der alexandrinischen Galenvorlesungen und -kommentare kann hier zur Veranschaulichung dienen. Von den zahlreichen Fassungen, die es in Alexandria im 5.–7. Jh. gegeben haben muss, hat sich in der griechischen Tradition nur ein verschwindend kleiner Teil erhalten: Neben einigen Fragmenten zu *De sectis* (siehe Kap. 2.3.1) und einer Seite aus einem Kommentar zu *De methodo medendi* im Kodex London, BL Add. 6898 wäre hier als einziges vollständig erhaltenes Werk Stephanus' Behandlung von *Ad Glauconem de methodo medendi* zu nennen.[36] Um das wahre Ausmaß des Verlustes zu ermessen, muss man nur folgende Rechnung aufmachen: Wenn wir davon ausgehen,

34 Siehe C. Haas, Alexandria in Late Antiquity: Topography and Social Conflict, Baltimore, London 1997, S. 338–351. Die in arabischen Quellen überlieferte Nachricht, dass erst unter dem umayyadischen Kalifen ʿUmar ibn ʿAbd al-ʿAzīz (reg. 717–720), also ca. 80 Jahre nach der Eroberung Alexandrias, der medizinisch-philosophische Unterricht nach Antiocheia verlagert wurde, kann außer Acht gelassen werden, da sie wohl literarische Fiktion darstellt; siehe Gutas, The 'Alexandria to Bagdad' Complex, S. 187f.

35 Siehe Gregorii Barhebraei Chronicon Ecclesiasticum, tom. I, ed. J. B. Abbeloos, Th. J. Lamy, Leuven 1872, S. 289.14f.: „Von dort ging er nach Alexandria und erwarb (dort) Wissen" (ܘܡܢ ܬܡܢ ܠܐܠܟܣܢܕܪܝܐ ܐܙܠ ܘܣܘܟܠܬܐ ܩܢܐ); siehe hierzu auch J. J. van Ginkel, Jakob von Edessa in der Chronographie des Michael Syrus, in: Syriaca. Zur Geschichte, Theologie, Liturgie und Gegenwartslage der syrischen Kirchen. 2. Deutsches Syrologen-Symposium, Juli 2000, Wittenberg, hrsg. v. M. Tamcke (Studien zur orientalischen Kirchengeschichte 17), Hamburg 2002, S. 115f. Die Art seiner Studien wird nicht näher bestimmt, doch da sich Jakob schon in Qennešre mit den Schriften des Aristoteles beschäftigt hat, ließe sich vermuten, dass er seine bisher erworbenen Philosophiekenntnisse in Alexandria noch vertiefen wollte; siehe H. Hugonnard-Roche, Jacob of Edessa and the Reception of Aristotle, in: Jacob of Edessa and the Syriac Culture of His Day, ed. by B. ter Haar Romeny (Monographs of the Peshitta Institute Leiden 18), Leiden, Boston 2008, S. 205f.

36 Zum *De methodo medendi*-Fragment s. Agnellus of Ravenna, S. VIII, und S. 30 Anm. 80.

dass es in diesem Zeitraum wie bei den alexandrinischen Philosophen fünf medizinische „Schulhäupter“ gegeben hat,[37] und gleichzeitig postulieren, dass jeder von ihnen alle 16 Bücher Galens ausgelegt hat, müssten uns insgesamt 90 Vorlesungen der Iatrosophisten vorliegen!

In der arabischen Überlieferung haben sich dagegen aus dem spätantik-alexandrinischen Kontext nicht nur einzelne Bearbeitungen von Galenschriften erhalten – es sei hier nur an Johannes Grammaticus’ Kommentar zu *De pulsibus ad tirones* oder an Johannes Philoponus’ Bearbeitung von *De usu partium* (Buch 11) erinnert –,[38] sondern auch verschiedene Lehrwerke, über die uns die griechische Tradition nichts mitteilt. Um einige Beispiele zu nennen: Der persische Arzt al-Rāzī (gest. 925) nennt in seinem *Liber Continens* (كتاب الحاوي) Abhandlungen des Stephanus über Schriften des Oribasius. Die Werke der mysteriösen Person des Angeleuas, der auf den folgenden Seiten noch eine nicht unwichtige Rolle spielen wird, finden sich hauptsächlich in arabischen Quellen bezeugt, und die *Zusammenfassung der 16 Bücher des Galen, Kurzfassung des Johannes Grammaticus* (كتاب اختصار الستة عشر لجالينوس تلخيص يحيى النحوي) hat sich sogar in ihrer Gänze nur in arabischer Übersetzung erhalten.[39] Insofern befinden sich die *Summaria Alexandrinorum* in Bezug auf den Überlieferungszustand in guter Gesellschaft.

Vor diesem Hintergrund erscheint es daher kaum zielführend, das Fehlen von griechischen Vorlagen oder Zeugnissen mit politischen Veränderungen zu begründen. Glücklicherweise ist eine derartige Argumentation heutzutage auch gar nicht mehr erforderlich. In der jüngeren Vergangenheit hat man sich nämlich verschiedentlich mit der Herkunft und der Intention der *Summaria Alexandrinorum* beschäftigt. In Bezug auf ihre sprachlich-inhaltliche Seite wurden dabei einige Charakteristika herausgearbeitet, die den griechischen Ursprung als sehr wahrscheinlich erscheinen lassen: Die *Summaria Alexandrinorum* weisen ausschließlich antike Inhalte auf; zudem werden griechische Begriffe beibehalten bzw. erklärt.[40] In einer weiteren Studie wurde außerdem ein enger Zusammenhang der *Summaria Alexandrinorum* mit den *Tabulae Vindobonenses* sowie den Vorlesungen der Iatrosophisten beobachtet.[41] Somit dürfte die Frage von Temkin nach dem Ursprung der *Summaria Alexandrinorum* mittlerweile als geklärt gelten: Sie gehörten definitiv zum Unterricht der Iatrosophisten, und zwar sicherlich schon vor der arabischen Eroberung von Alexandria.

---

37 Siehe M. Vinzent, „Oxbridge“ in der ausgehenden Spätantike oder: Ein Vergleich der Schulen von Athen und Alexandria, in: Zeitschrift für Antikes Christentum 4, 2000, S. 54 (ohne Eutocius).

38 Siehe Garofalo, La traduzione araba, sowie Strohmaier, Der Kommentar.

39 Zu al-Rāzī siehe Kahl, The Pharmacological Tables, S. 386, zu Angeleuas siehe Sezgin, Geschichte, S. 160.

40 Siehe I. Garofalo, La traduzione araba dei compendi alessandrini delle opere del canone di Galeno. Il compendio dell’ Ad Glauconem, in: Medicina nei Secoli 6, 1994, S. 333; 337, Peterson, Galen’s Therapeutics, S. 111f., Stephanus the Philosopher, S. 4f., und zusammenfassend Galien, t. 1: Introduction générale, S. CXXVII Anm. 126.

41 Siehe Overwien, Zur Funktion. Dieser Ansatz wird in der vorliegenden Studie weiterverfolgt.

Nun könnte man natürlich anmerken, dass dieses Ergebnis bereits von mehreren arabischen Quellen aus dem 9.–13. Jh. vorweggenommen wurde, die sich über die Herkunft und Verwendungsweise der *Summaria Alexandrinorum* äußern. Eine detaillierte Betrachtung wird jedoch zeigen, dass man hier genau hinschauen und etwas differenzieren muss. Die meisten dieser Quellen sind zwar schon seit langem bekannt, was jedoch fehlt, ist der Versuch, sie systematisch nach Überlieferungssträngen zu ordnen.[42] Wie zu sehen sein wird, lassen sich so gerade im Hinblick auf ihren Aussagewert einige interessante Ergebnisse zutage fördern.

### 3.2.1 Arabische Nachrichten über die *Summaria Alexandrinorum*

Die Schriften, aus denen im Folgenden Textstellen besprochen werden, sind:

- Ibn abī Uṣaybiʿas *Quellen der Nachrichten über die Klassen der Ärzte* (عيون الأنباء في طبقات الأطباء),
- Ibn Ǧulǧuls *Klassen der Ärzte und Weisen* (طبقات الأطباء و الحكماء),
- Ibn al-Qifṭīs *Geschichte der Weisen* (تأريخ الحكماء),
- Isḥāq ibn Ḥunayns *Geschichte der Ärzte* (تأريخ الأطباء),
- Ibn al-Nadīms *Katalog* (فهرست),
- al-Ruhāwīs *Bildung des Arztes* (أدب الطبيب) sowie
- Ibn Hindūs *Schlüssel zur Medizin* (مفتاح الطب).

Den Anfang der Untersuchung soll Ibn abī Uṣaybiʿas (gest. 1270) *Quellen der Nachrichten über die Klassen der Ärzte* (*ʿUyūn al-anbāʾ fī ṭabaqāt al-aṭibbāʾ* = عيون الأنباء في طبقات الأطباء) machen. Ibn abī Uṣaybiʿa war nicht nur in den antiken Wissenschaften ausgebildet, sondern auch praktizierender Mediziner, was erklären dürfte, dass er eine Ärztegeschichte verfasst hat, die bei der halbmythischen Person des Asclepius anfängt und bis ins 13. Jh. reicht. Trotz ihrer vergleichsweise späten Abfassungszeit, handelt es sich hier um eine wertvolle Quelle, weil der Autor in Bezug auf die griechisch-römischen Personen zahlreiche Texte verwendet hat, die direkt oder indirekt auf antiken Traditionen beruhen.[43]

Für unsere Zwecke ist ein Abschnitt über die alexandrinischen Ärzte von besonderem Interesse, der folgendermaßen beginnt:[44]

> (1) „Es sagte al-Muḫtār ibn al-Ḥasan ibn Buṭlān: Die Alexandriner, die die 16 Bücher Galens zusammenfassten und kommentierten, waren die folgenden sieben: Stephanus,

---

42 Lediglich Meyerhof, Von Alexandrien, S. 392–400, und Gutas, The 'Alexandria to Bagdad' Complex, S. 169–174, haben sich etwas ausführlicher mit ihnen beschäftigt.

43 Man vergleiche hierzu Bürgel, Ärztliches Leben, S. XXf.; zum Aufbau des Werkes sowie zum Inhalt ausgewählter Kapitel siehe *loc. cit.*, S. XXI–XXIII; 394–408.

44 Der arabische Text wird zitiert nach Ibn abī Uṣaybiʿa, S. 103.26–104.1. Die Übersetzung orientiert sich an Meyerhof, Von Alexandrien, S. 397f. Zu Autor und Werk siehe C. Martini Bonadeo, ʿAbd al-Laṭīf al-Baġdādī's Philosophical Journey. From Aristotle's Metaphysics to the 'Metaphysical Science', Leiden, Boston 2013, S. 110f.

Gessius, Theodosius, Archelaus,[45] Angeleuas,[46] Palladius und Johannes Grammaticus.[47] Sie hingen dem christlichen Glauben an.

(2) Es heißt, dass Angeleuas, der Alexandriner, Vorstand der übrigen Alexandriner war und dass er es war, der die 16 Bücher Galens geordnet hat.

(3) Ich sage: Diese Alexandriner pflegten sich auf die Lektüre der 16 Bücher Galens an der Stätte der medizinischen Lehre in Alexandria zu beschränken; und zwar pflegte man sie in der Anordnung zu lesen, und man pflegte sich jeden Tag zur Lektüre und Interpretation eines von ihnen zu versammeln. Danach brachten sie sie in die Form von Kurzfassungen und Summaria, damit sie die Bücher leichter memorieren und verstehen konnten."

(1) قال المختار بن الحسن بن بطلان إن الإسكندرانيين الذين جمعوا كتب جالينوس الستة عشر وفسروها كانوا سبعة وهم أصطفن وجاسيوس وثاودوسيوس وأركيلاوس وأنقيلاوس وفلاذيوس ويحيي النحوي وكانوا على مذهب المسيح.

(2) وقيل إن أنقيلاوس الإسكندراني هو كان المقدم على سائر الإسكندرانيين وإنه هو الذي رتب الكتب الستة عشر لجالينوس.

(3) أقول وكان هؤلاء الإسكندرانيون يقتصرون على قراءة الكتب الستة عشر لجالينوس في موضع تعليم الطب بالإسكندرية وكانوا يقرؤنها على الترتيب ويجتمعون كل يوم على قراءة شيء منها وتفهمه ثم صرفوها إلى الجمل والجوامع ليسهل حفظهم لها ومعرفتهم إياها.

Wie sich zeigen lässt, beruht der komplette Passus auf zwei Quellen. Der Verfasser der ersten wird gleich zu Beginn von Abschnitt (1) genannt. Dabei handelt es sich um den christlichen Arzt al-Muḫtār ibn al-Ḥasan ibn Buṭlān (gest. 1066), der von sieben Alexandrinern spricht, worunter hier in Alexandria tätige Medizinlehrer zu verstehen sind. Der ausdrückliche Verweis auf ihren christlichen Glauben dürfte sich aus seiner eigenen Konfessionszugehörigkeit erklären.[48] Ob Ibn Buṭlān mit dieser Einordnung Recht hat, lässt sich nicht mit Sicherheit bestimmen, da die erhaltenen alexandrinischen Vorlesungen und Lehrwerke nur wenige christliche Inhalte erkennen lassen.[49] Nur von Gessius ist uns überliefert, dass er getauft ist.

---

45 Die im Text überlieferte Schreibweise أكيلاوس (*Akīlāwus*) muss zu أركيلاوس (*Arkīlāwus*) geändert werden. So wird der Name jedenfalls in zwei weiteren Texten geschrieben, in denen diese sieben Männer ebenfalls Erwähnung finden. Dazu gehört eine Glosse im Kodex Aya Sofya 3588 (siehe The Alexandrian Epitomes, S. 1 [arab.] *app. crit.*) sowie die mutmaßliche Quelle des vorliegenden Eintrags, das heißt ein kurzer Traktat des Ibn Buṭlān, der an Ibn Riḍwān gerichtet war (s. Schacht, Meyerhof, The Medico-Philosophical Controversy, S. 60.1 [arab.]; S. 93 mit Anm. 29); zur Person des Archelaus siehe auch oben S. 27.

46 Zur Gleichsetzung von *Anqīlāwus* mit Ἀγγελεύας siehe J. T. Irvine, O. Temkin, Who was Āqīlāūs? A Problem in Medical Historiography, in: Bulletin of the History of Medicine 77, 2003, S. 15. Angeleuas ist uns aus der griechischen Tradition kaum bekannt. Stephanus erwähnt ihn in seinem Kommentar zu Galens *Ad Glauconem de methodo medendi*; siehe Stephanus the Philosopher, S. 76.3: ὁ μὲν … Ἀγγελεύας φησὶ … .

47 Nach Ibn Buṭlāns *Ägyptischer Abhandlung* ist hier Johannes Philoponus gemeint; siehe Schacht, Meyerhof, The Medico-Philosophical Controversy, S. 60.2 (arab.).

48 Ibn abī Uṣaybiʿa hat die Auflistung dieser sieben Personen vermutlich aus Ibn Buṭlāns *Ägyptischer Abhandlung* (المقالة المصرية) entnommen, in der sich bis auf den christlichen Glauben der Lehrer alle genannten Informationen wiederfinden; siehe Schacht, Meyerhof, The Medico-Philosophical Controversy, S. 59.16–60.2 (arab.).

49 Siehe Garofalo, Il sunto, S. 136.

Bei Stephanus schließt man auf die christliche Konfession aus dem Namen, zu den übrigen Personen lässt sich in dieser Hinsicht überhaupt nichts sagen.[50]

Ibn Buṭlān ist als Quelle über die Iatrosophisten durchaus ernst zu nehmen. Zu seiner schulischen Ausbildung gehörte nämlich nicht nur die Lektüre antiker Texte, er verfasste auch selbst verschiedene Werke, die auf (spät)antiken Traditionen basierten. Zudem war er praktizierender Arzt und einen großen Teil seines Lebens auf Reisen, die ihn bis in das Byzantinische Reich nach Antiochia und Konstantinopel führten.[51] Seine unmittelbare Vorlage für die oben genannte Nachricht über die Iatrosophisten ist aber wohl eher im orientalischen Kontext zu suchen. Zwei Männer kommen hier insbesondere in Frage. In Kairo traf Ibn Buṭlān auf einen der berühmtesten Ärzte seiner Zeit, ʿAlī ibn Riḍwān (gest. 1061), der umfassende Kenntnisse vor allem über die spätantike Medizin besaß, wie nicht zuletzt sein *Nützliches Buch über die Art des medizinischen Unterrichts* (الكتاب النافع في كيفية تعليم صناعة الطب) zeigt, in dem er sich ausführlich über den Unterricht der Iatrosophisten äußert.[52] Des Weiteren muss hier der Leiter eines Bagdader Krankenhauses, Abū l-Farağ ʿAbd Allāh ibn al-Ṭayyib (gest. 1043), genannt werden, bei dem Ibn Buṭlān seine erste Ausbildung erhielt. Wie sehr Ibn al-Ṭayyib spätantiken Traditionen verhaftet war, geht nicht zuletzt aus seinen Kommentaren zu den „16 Büchern Galens" hervor, die deutlich alexandrinischen Einfluss erkennen lassen.[53]

Die zweite Quelle für den Eintrag aus Ibn abī Uṣaybiʿa dürften zwei oder mehr Schriften des berühmten Bagdader Arztes und Übersetzers Ḥunayn ibn Isḥāq (gest. 873) gewesen sein. So wurde zunächst einmal der dritte Paragraph (3) zu großen Teilen wortwörtlich aus dessen *Risāla* über die syrischen und arabischen Galenübertragungen übernommen. In dieser Schrift heißt es:[54]

---

50 Sophronius berichtet in seiner *Narratio miraculorum*, dass sich Gessius hat taufen lassen, wenn auch nur aus opportunistischen Gründen (mir. 30.2: καὶ τὸ ἀκούσιον αὐτοῦ ἐθριάμβευε βάπτισμα, ὅπερ ἀπειλὴν φοβηθεὶς βασιλικὴν ἐβαπτίσατο). Zum möglichen christlichen Hintergrund des Stephanus siehe die Ausführungen von J. M. Duffy in Stephani philosophi In Hippocratis Prognosticum commentaria III, S. 12.

51 Zu Ibn Buṭlāns Schriften und ihren Quellen siehe Le Taqwīm al-Ṣiḥḥa (Tacuini Sanitatis) d'Ibn Buṭlān: un traité médical du XIe siècle, par H. Elkhadem (Académie Royale de Belgique, Classe des Lettres 7), Leuven 1990, S. 11–13; 35f. Zu seiner Biographie siehe L. Conrad, Ibn Buṭlān in Bilād al-Shām: the Career of a Travelling Christian Physician, in: Syrian Christians under Islam. The First Thousand Years, ed. by D. Thomas, Leiden u.a. 2001, S. 131–157.

52 Siehe hierzu den Artikel von Iskandar, An Attempted Reconstruction, sowie unten S. 65. Auch in seinen Galenkommentaren zeigt sich verschiedentlich der Einfluss alexandrinischer Exegese; siehe Palmieri, Survivance d'une lecture alexandrine, *passim* und Palmieri, La théorie, *passim*. Zu Ibn Riḍwāns Leben und Werk siehe Biesterfeldt, ʿAlī ibn Riḍwān, S. 283–285.

53 Zu Ibn al-Ṭayyib und seinen medizinischen Schriften siehe oben S. 30 Anm. 80. Einige von Ibn al-Ṭayyibs Kommentaren, die sich im Kodex Paris, BN Arab. 2848 befinden, sind sogar von Ibn Buṭlān selbst kopiert worden; siehe Garofalo, I sommari, S. 206.

54 Zitiert nach Ḥunain ibn Isḥāq, S. 18.19–23 (arab.); S. 15.4–9 (dtsch.); vgl. auch Ḥunayn ibn Isḥāq, S. 39.10–12, mit S. 38 Anm. 1.

„Dies also sind die Bücher, auf deren Lektüre man sich an der Stätte der medizinischen Lehre in Alexandria zu beschränken pflegte; und zwar pflegte man sie in dieser Anordnung zu lesen, in der ich ihre Aufführung vorgenommen habe. Man pflegte sich jeden Tag zur Lektüre und Interpretation eines Hauptwerkes von ihnen zu versammeln, wie sich heutzutage unsere christlichen Freunde an den Stätten der Lehre, die als σχολή bekannt sind, jeden Tag zu einem Hauptwerk von den Büchern der Alten zu versammeln pflegen.“

فهذه الكتب التي كان يقتصر على قراءتها في موضع تعليم الطب بالإسكندرية وكانوا يقرؤنها على هذا الترتيب الذي أجريت ذكرها عليه وكانوا يجتمعون في كل يوم على قراءة إمام منها وتفهمه كما يجتمع أصحابنا اليوم من النصارى في مواضع التعليم التي تعرف بالاسكول في كل يوم على كتاب إمام [إما] من كتب المتقدمين.

Ein Vergleich mit dem oben genannten Abschnitt (3) zeigt, dass sich die Beschränkung der Lehre, die Anordnung der Bücher sowie die tägliche Lektüre und Interpretation in beiden Berichten finden, und zwar in wortwörtlicher Übereinstimmung. Ibn abī Uṣaybiʿa hat einzig den Exkurs über den zeitgenössischen christlichen Unterricht ausgelassen, während bei Ḥunayn wiederum die „16 Bücher Galens“ nicht erwähnt werden, ein Umstand, auf den unten S. 60 noch eingegangen wird. Ḥunayns *Risāla* erklärt außerdem den in dieser Form unverständlichen Satz „und zwar pflegte man sie in der Anordnung zu lesen“, da der für das Verständnis notwendige Relativsatz „in der ich ihre Aufführung vorgenommen habe“ bei Ibn abī Uṣaybiʿa ausgefallen ist.

Dass auch der letzte Satz aus Abschnitt (3) über den Zweck der Kurzfassungen und Summaria aus einer Schrift des Ḥunayn ibn Isḥāq stammt, ist einer Notiz zu entnehmen, die sich in den *Klassen der Ärzte und Weisen* (*Ṭabaqāt al-aṭibbāʾ wa-l-ḥukamāʾ* = طبقات الأطباء والحكماء) findet, einem Werk, das der in Spanien am Hofe der Umayyaden tätige Arzt Abū Dāwūd Sulaymān ibn Ḥasan Ibn Ǧulǧul al-Andalusī (gest. nach 994) im Jahre 987 verfasst hat. Es enthält 57 Biographien von Ärzten bzw. Ärztegruppen und umfasst die Zeitspanne von den antik-mythischen Anfängen der Medizin bis in das 10. Jh. Von der Anlage her ist es demnach mit Ibn abī Uṣaybiʿas *Quellen der Nachrichten über die Klassen der Ärzte* vergleichbar.

Über die Alexandriner heißt es hier:[55]

„Sie kürzten alle Bücher Galens ab und brachten sie in die Form von Kurzfassungen und Summaria, damit sie die Bücher leichter memorieren und verstehen konnten, wobei sie den Grundtext aber nicht veränderten. Ḥunayn, der Übersetzer, fand sie im Original und als Summaria, und in dieser Form liegen sie bis heute vor. Ihr Vorstand war Angeleuas (Anqīlāwus) aus Alexandria.“

فاختصروا كتب جالينوس كلها وصرفوها إلى الجمل والجوامع ليسهل[56] خفظهم لها ومعرفتهم بها ولم يغيروا الأصول. فوجد حنين الترجمان هذه الكتب على الأصل والجوامع فهي موجودة كذلك إلى اليوم. فرئيس الإسكندرانيين أنقيلاوس الإسكندراني.

55 Arabischer Text zitiert nach Abū Dāwūd Sulaimān, S. 51.3–5. Zu Leben und Werk des Verfassers siehe Álvarez Millán, Medical Anecdotes, bes. S. 150–152.

56 Lies *li-yashula* für *wa-li-yashula cod.*; siehe Gutas, Aspects, S. 37 Anm. 36.

In diesem Passus liegt uns der letzte Satz aus Abschnitt (3) nahezu wortwörtlich vor, wobei hier einzig noch hinzugefügt wird, dass der Grundtext, das heißt die galenischen Originale, nicht verändert wurde. Aus der Erwähnung des Namens von Ḥunayn ibn Isḥāq ist des Weiteren zu schließen, dass Ibn Ǧulǧul diese Nachricht bei ihm vorgefunden hat. Wie wir gleich noch sehen werden, bestätigt auch Ibn al-Qifṭī, dass der Bagdader Arzt in den Übersetzungsprozess der *Summaria Alexandrinorum* involviert und zumindest dessen syrische Wiedergabe mit entsprechenden Informationen über die Iatrosophisten versehen war.[57]

Der mittlere Abschnitt (2) in Ibn abī Uṣaybiʿas Darstellung über die hervorgehobene Stellung und editorische Tätigkeit des Angeleuas (*Anqīlāwus*), der durch *wa-qīla* („und es heißt“) erkennbar vom ersten (1) abgetrennt wird, dürfte schließlich ebenfalls einen Text des Ḥunayn ibn Isḥāq als Quelle haben. Dies legt jedenfalls ein Vergleich mit dem Eintrag „*Anqīlāwus*“ in Ibn al-Qifṭīs (gest. 1248) *Geschichte der Weisen* (*Taʾrīḫ al-ḥukamāʾ* = تأريخ الحكماء) nahe:[58]

> (1) „Angeleuas (Anqīlāwus) aus Alexandria. Er war ein ausgezeichneter Arzt und Naturphilosoph. Er war Ägypter von Herkunft, und Alexandria war sein Wohnort. Er war einer von den Alexandrinern, die sich damit beschäftigten, die Worte Galens zusammenzufassen, Kurzfassungen seiner Bücher zu erstellen und sie in Frage-Antwort-Form zu bringen … Dieser Angeleuas war ihr Vorstand … Dieser Angeleuas war es, der die Bücher geordnet und die meisten von ihnen herausgegeben hat, so dass ihm die meisten Menschen auch die Summaria zuschreiben. Dies hat Ḥunayn ibn Isḥāq in seiner Übersetzung derselben aus dem Griechischen in das Syrische berichtet.
>
> (2) Die Alexandriner sind es, die in Alexandria das Haus der Wissenschaft und die Stätten des medizinischen Unterrichts eingerichtet haben. Sie pflegten die Bücher Galens zu lesen, sie in einer Weise anzuordnen, in der sie heute noch gelesen werden, und Kommentare und Summaria anzufertigen, die ihren Sinn in Kurzfassung bieten und dem Leser das Memorieren und das Tragen in Büchern[59] erleichtern.
>
> (3) Der erste von ihnen ist nach der Anordnung des Isḥāq ibn Ḥunayn Stephanus aus Alexandria. Dann (kommen) Gessius, Angeleuas und Marinus. Diese vier sind die führenden Persönlichkeiten unter den alexandrinischen Ärzten, und sie sind es, die die

57 Gutas, Aspects, S. 37 Anm. 36, versteht Ibn Ǧulǧuls Verweis auf Ḥunayn ebenfalls als Quellenangabe. Zu beachten ist in diesem Zusammenhang, dass auch der letzte Satz bei Ibn Ǧulǧul über *Anqīlāwus*, den angeblichen Vorstand der Iatrosophisten, auf Ḥunayn ibn Isḥāq zurückgeht, wie die folgenden Ausführungen zeigen werden.

58 Arabischer Text zitiert nach Ibn al-Qifṭī's Taʾrīḫ, S. 71.5–72.2. Ibn al-Qifṭīs *Geschichte der Weisen* enthält 415 alphabetisch sortierte Einträge zu antiken und arabisch-islamischen Gelehrten, von denen ein Großteil über medizinische Kenntnisse verfügte. Die erhaltene Fassung dieser Schrift stammt allerdings nicht vom Autor selbst, sondern ist eine Epitome seines Schülers al-Zawzanī, die im Jahre 1249 veröffentlicht wurde; zu Autor und Werk siehe F. Micheau, Great Figures in Arabic Medicine According to Ibn al-Qifṭī, in: Health, Disease and Healing in Medieval Culture, ed. by Sh. Campbell, B. Hall, D. Klausner, London 1992, S. 169–185. Die deutsche Übersetzung orientiert sich an Meyerhof, Von Alexandrien, S. 396f. Zur Identifikation des im Text genannten *Anqīlāwus* mit Ἀγγελεύας siehe oben Anm. 46.

59 So muss die Form *al-asfār* verstanden werden; siehe Gutas, The 'Alexandria to Bagdad' Complex, S. 170.

Summaria und die Kommentare verfassten, und Angeleuas ist es, der die Bücher anordnete und sie herausgab, wie es oben schon erklärt wurde.“

(1) أنقيلاؤس الإسكندري حكيم فاضل طبائعي مصري الإقليم إسكندراني المنزل وهو أحد الإسكندرانيين الذين عنوا بجمع كلام جالينوس واختصار كتبه وتأليفها على المسئلة والجواب ... وكان أنقيلاؤس هذا رئيسهم ... وأنقيلاؤس هذا هو المرتب للكتب والمستخرج لأكثرها حتى إن أكثر الناس ينسبون الجوامع إليه وقد ذكر هذا حنين بن إسحق في نقله لها من اليوناني إلى السرياني.

(2) والإسكندرانيون هم الذين رتبوا بالإسكندرية دار العلم ومجالس الدرس الطبي وكانوا يقرءون كتب جالينوس ويرتبونها على هذا الشكل الذي يقرأ اليوم عليه وعملوا لها تفاسير وجوامع تختصر معانيها وتسهل على القارئ حفظها وحملها في الأسفار.

(3) فأولهم على ما رتبه إسحق بن حنين إصطفن الإسكندراني ثم جاسيوس وأنقيلاؤس ومارينوس فهؤلاء الأربعة عمدة الأطباء الإسكندرانيين وهم الذين عملوا الجوامع والتفاسير وأنقيلاؤس هو المرتب للكتب والمستخرج لها على ما تقدم شرحه.

Wie bei Ibn abī Uṣaybiʿa wird auch hier in Abschnitt (1) die Person des Medizinlehrers *Anqīlāwus*/Angeleuas thematisiert. Eine Gegenüberstellung beider Texte zeigt, dass sie sicher auf eine gemeinsame Quelle zurückgehen, wobei Ibn al-Qifṭī den ganzen oder zumindest einen ausführlicheren Text bietet, während Ibn abī Uṣaybiʿa nur die Kernaussagen übernommen hat, nämlich die hervorgehobene Stellung des *Anqīlāwus*/Angeleuas und dessen Anordnung der galenischen Bücher. Um welche Quelle es sich handelt, geht aus Ibn al-Qifṭīs Darstellung hervor: Ḥunayn ibn Isḥāqs syrische Übersetzung der *Summaria Alexandrinorum*. Es steht zu vermuten, dass dieser seine Übertragung mit einer entsprechenden Bemerkung über *Anqīlāwus*/Angeleuas eingeleitet hat.

Somit ergeben sich als Quellen für den Abschnitt aus Ibn abī Uṣaybiʿa einerseits Ibn Buṭlāns *Ägyptische Abhandlung* (المقالة المصرية), andererseits mehrere Schriften des Ḥunayn ibn Isḥāq, von denen seine syrische Übersetzung der *Summaria Alexandrinorum* und seine *Risāla* über die syrischen und arabischen Galenübertragungen konkret benannt werden können.

Die Frage ist nun, auf welchen Vorlagen der restliche Eintrag bei Ibn al-Qifṭī beruht, das heißt welche anderen Quellen neben Ḥunayn ibn Isḥāqs syrischer Übersetzung der *Summaria Alexandrinorum* von ihm noch verwendet worden sind. Eine von ihnen gibt Ibn al-Qifṭī selbst an, da er für den dritten Abschnitt (3) über die vier Alexandriner Stephanus aus Alexandria, Gessius, Angeleuas und Marinus auf den Arzt und Übersetzer Isḥāq ibn Ḥunayn (gest. 910/11) verweist. Gemeint ist dessen *Geschichte der Ärzte* (*Taʾrīḫ al-aṭibbāʾ* = تأريخ الأطباء), in der gegen Ende hin einige berühmte Ärzte erwähnt werden, die nach Galen gelebt haben:[60]

60 Arabischer Text zitiert nach Rosenthal, Isḥāq, S. 69.14–70.2, der auf der Istanbuler Handschrift Hekimoğlu Ali Paşa 691 (kopiert 1409) beruht. Auf der Basis von weiteren Versionen bei Ibn al-Nadīm (siehe das nächste Zitat) sowie in The Muntakhab Ṣiwān al-Ḥikmah of Abū Sulaimān as-Sijistānī, ed. by D. M. Dunlop (Near and Middle East Monographs 4), The Hague, Paris, New York 1979, S. 25, Z. 380–382, und Ibn abī Uṣaibiʿa, S. 103.6–8, wurde am Ende وأوجز القول فيها statt وأوجز القول في بعضها وكثر <القول في> بعضها gelesen. Zu

> „Die berühmten Ärzte von der Zeit Galens bis zu diesem Jahr sind Stephanus aus Alexandria, Gessius aus Alexandria, Angeleuas (*Anqīlāwus*) aus Alexandria und Marinus aus Alexandria. Diese vier Alexandriner sind es, die die Bücher Galens erklärt, zusammengefasst, gekürzt und ihren Inhalt resümiert haben.“
>
> والأطباء المذكورون منذ أيام جالينوس وإلى هذه السنة إصطفن الإسكندراني وجاسيوس الإسكندراني وأنقيلاوس الإسكندراني ومارينوس الإسكندراني هؤلاء الأربعة الإسكندرانيون ممن فسر كتب جالينوس وجمعها واختصرها وأوجز القول فيها.

Derselbe Passus findet sich auch in Ibn al-Nadīms berühmten *Katalog* (*Fihrist* = فهرست). Hierbei handelt es sich um eine im Jahre 987 abgefasste Literaturgeschichte über Bücher, die dem Autor in arabischer Sprache vorlagen:[61]

> „Die Namen einer Anzahl von alten Ärzten, die wenig geschrieben haben und deren Lebenszeit nicht mit Sicherheit bekannt ist: Stephanus, Gessius, Angeleuas (*Anqīlāwus*) und Marinus. Diese sind Alexandriner und gehören zu denen, die die Bücher Galens erklärt, zusammengefasst, gekürzt und ihren Inhalt resümiert haben, besonders die 16 Bücher Galens.“
>
> واسمآء جماعة من الأطباء القدماء مقلين ولا يعرف أوقاتهم على صحة إصطفن جاسيوس أنقيلاوس مارينوس هؤلاء إسكندرانيون وهم ممن فسر كتب جالينوس وجمعها واختصرها وأوجز القول فيها وسيما كتب جالينوس الستة العشر.

Dieser Bericht ist ein leicht verkürzter Auszug aus Isḥāq ibn Ḥunayns eben erwähnter *Geschichte der Ärzte* (تأريخ الأطباء). Der einzige nennenswerte Unterschied besteht darin, dass er im Gegensatz zu seiner Quelle – und zu al-Qifṭī – nicht allgemein von den Schriften Galens, sondern vom Kanon der 16 Bücher spricht (vgl. S. 60).

Somit bliebe abschließend noch die Herkunft des zweiten Abschnitts (2) aus Ibn al-Qifṭīs *Anqīlāwus*-Portrait zu klären. In diesem Fall lässt sich die Vorlage leider nicht ganz eindeutig bestimmen. Es kann lediglich vermutet werden, dass es sich dabei ebenfalls um eine Schrift von Ḥunayn handelt, genauer gesagt um den schon oben genannten Passus aus dessen *Risāla*: Zunächst einmal schreibt auch Ḥunayn von den medizinischen Lehrstätten in Alexandria sowie von einer bestimmten Anordnung der Galenbücher. Die konkrete Ausgestaltung dieser beiden Punkte differiert zwar etwas, doch ließe sich zumindest die Art der Galenlektüre bei al-Qifṭī als verkürzte Fassung erklären. Während nämlich Ḥunayn zunächst von der Anordnung der Bücher spricht und dann die Art ihrer Lektüre und Interpretation mit den Gepflogenheiten der zeitgenössischen Christen erklärt,

---

Isḥāq ibn Ḥunayn siehe N. Shehaby, Isḥāq b. Ḥunayn, Abū Yaʿqūb, in: Dictionary of Scientific Biography, ed. by C. C. Gillispie, vol. 7, New. York 1973, S. 24–26.

61 Arabischer Text zitiert nach Ibn an-Nadīm, S. 292.17–20. Die deutsche Übersetzung orientiert sich an Meyerhof, Von Alexandrien, S. 395f. Zu Autor und Werk siehe R. Sellheim, M. Zakeri, F. de Blois und W. Sundermann, Fehrest, in: Encyclopaedia Iranica 9, 1999, S. 475–483. Vor allem in Bezug auf die Entstehung der Schrift ist nach wie vor lesenswert J. Fück, Eine arabische Literaturgeschichte aus dem 10. Jahrhundert n. Chr., in: Zeitschrift der Deutschen Morgenländischen Gesellschaft 84, 1930, S. 111–124.

wurde daraus bei al-Qifṭī die Reihenfolge der Lektüre, wie sie bei Zeitgenossen noch üblich ist. Für Ḥunayn als Quelle spricht des Weiteren, dass die *Summaria* das Memorieren erleichtern sollten, was nach Ibn Ǧulǧul ebenfalls auf Ḥunayn zurückgeht (s.o.). Und schließlich ist in diesem Abschnitt nur allgemein von den Werken Galens, nicht vom Kanon der „16 Bücher" die Rede. Es wird unten S. 60 darum gehen, dass dieser Punkt als Besonderheit im Kreis des Ḥunayn angesehen werden kann. Vergleicht man den vorliegenden Passus außerdem mit dem dritten Abschnitt aus Ibn abī Uṣaybiʿa (s.o.), dann sieht man, dass die Punkte alexandrinische Lehrstätte, Reihenfolge der Bücher und gute Memorierbarkeit der *Summaria* auch dort in dieser Abfolge wiederkehren. Vor diesem Hintergrund könnte man den vorliegenden Passus aus al-Qifṭī als überarbeitete, leicht entstellte Version von Ḥunayns *Risāla* interpretieren.

Somit lässt sich festhalten, dass der Eintrag „*Anqīlāwus*" aus Ibn al-Qifṭīs *Geschichte der Weisen* einerseits auf einleitenden Bemerkungen aus Ḥunayn ibn Isḥāqs syrischer Übersetzung der *Summaria Alexandrinorum* sowie auf seiner *Risāla*, andererseits auf Isḥāq ibn Ḥunayns *Geschichte der Ärzte* basiert.

Darüber hinaus gibt es noch zwei weitere Texte, die sich über die *Summaria Alexandrinorum* äußern. Der erste von ihnen befindet sich in Isḥāq ibn ʿAlī al-Ruhāwīs *Bildung des Arztes* (*Adab al-ṭabīb* = أدب الطبيب). Diese Schrift, die vermutlich in der zweiten Hälfte des 9. Jhs. in der Gegend des heutigen Irak entstanden ist, behandelt, wie der Titel bereits andeutet, die Bildung, über die ein Arzt verfügen sollte. In diesem Rahmen kommt der Autor auf die Abhandlungen zu sprechen, die ein besonderer Typus des Mediziners, der Fachmann für die „Theorie von den Naturen" (*ʿilmu l-ṭabāʾiʿi*), für eine angemessene Ausübung des Berufes kennen muss:[62]

> „Als nun die Alexandriner, herausragende Gelehrte unter den Vertretern dieser Kunst, bei ihren Zusammenkünften, wo sie auch die Schüler der Heilkunst versammelten, sahen, dass der Eifer der meisten jungen Männer dieser Zeit nicht ausreichte, um alle diese Bücher zu lesen, besonders die von Galen verfassten, und sie (daher) die Heilkunst ihren Studenten nahebringen wollten, ordneten sie von den Büchern Galens 16 (zu einem Kanon) an und verfassten gleichzeitig Summaria der meisten (dieser) Bücher in der Absicht, zu kürzen und zu komprimieren. Sie pflegten sie in der σχολή zu lesen, das heißt an einem Ort, der ihnen zum Unterricht diente."

> ولما رأى الإسكندرانيون وهم أفاضل علماء من أهل هذه الصناعة حين كانوا يجتمعون ويجمعون المتعلمين لصناعة الطب أن أحداث زمانهم لا يبلغ بأكثرهم هممهم إلى قراءة جميع تلك الكتب وخاصة التى وضعها جالينوس وأرادوا تقريب صناعة الطب من المتعلمين لها رتبوا من كتب جالينوس ستة عشر كتابا وجمعوا[هم] أيضا جوامعا لأكثرها طلبا منهم للإيجاز والأختصار وكانوا يقرؤونها فى الأشكول أعني موضعا كان لهم للتعليم.

62 Arabischer Text zitiert nach al-Ruhāwī, S. 193.17–194.5. Über al-Ruhāwī ist so gut wie nichts bekannt; siehe Bürgel, Die Bildung, S. 341f., und I. Ilkilic, Ein medizinethisches Werk aus dem 9. Jahrhundert: Adab aṭ-Ṭabīb (Ethik des Arztes) von Isḥāq b. ʿAlī ar-Ruhāwī, in: Geschichte und Ethik, hrsg. v. O. J. Schumann (Materialien zur Ethik in den Wissenschaften 2), Tübingen 2001, S. 126.

Eine komplementäre Version bietet der Hofbeamte Abū l-Faraǧ ʿAlī ibn al-Ḥusayn ibn Hindū (gest. zwischen 1029 und 1032) in seinem *Schlüssel zur Medizin* (*Miftāḥ al-ṭibb* = مفتاح الطب). Als Quelle gibt er seinen Lehrer Abū l-Ḫayr ibn al-Ḫammār (gest. nach 1017) an, der zu den Bagdader Aristotelikern gehörte und zahlreiche (spät)antike Texte übersetzt bzw. kommentiert hat. Beruflich tätig war er dagegen wohl hauptsächlich als Arzt, was wiederum erklären dürfte, dass er auch Informationen über die spätantiken Iatrosophisten besaß:[63]

> „Ich werde euch … hier aufschreiben, was mir mein Lehrer Abū l-Ḫayr ibn al-Ḫammār über ihre Methode in dieser Hinsicht erklärt hat. … 16 Bücher wurden festgesetzt, die die Alexandriner gewöhnlich an einer Unterrichtsstätte lasen, die bei ihnen als σχολή bekannt ist. … Die Alexandriner glaubten, dass diese 16 Bücher ausreichten, um die Heilkunst zu erlangen, (und zwar) nach der Methode der Abkürzung, nicht nach der Methode der ausführlichen Darstellung. Und sie ordneten sie in der folgenden Weise an: … . Zu all diesen Büchern, die ich aufgezählt habe, haben die Alexandriner Summaria erstellt. Sie waren der Ansicht, dass sie die Texte der Bücher Galens überflüssig machen und dass sie (einem) die Mühen mit den darin enthaltenen Exkursen und überflüssigen Ausführungen ersparen.“
>
> وأنا أنسخ لكم ... ههنا ما ترجمه لي أستاذي أبو الخير ابن الخمار من مذهبهم في ذلك، ... ثبت الكتب الستة عشر التي جرت عادة الإسكندرانيين بأن يقرأوها في مجلس تعليمهم المعروف عندهم بالاسكول ... وظن الإسكندرانيون أن هذه الكتب الستة عشر كافية في حصول صناعة الطب على طريق الإيجاز لا على طريق التوسع ورتبوها على هذا الوجه: ... وكل هذه الكتب التي عددناها قد اتخذ الإسكندرانيون لها جوامع وزعموا أنها تغني عن متون كتب جالينوس وتكفي كلفة ما فيها من التوابع والفضول.

Die Kernaussage ist bei al-Ruhāwī und Ibn al-Ḫammār dieselbe: Die alexandrinischen Lehrer erstellten einen Kanon aus den „16 Büchern Galens“ und fügten noch die *Summaria Alexandrinorum* hinzu. Ihr Ziel war es, den Unterrichtsstoff in verkürzter Form zu präsentieren, um den Studenten die Heilkunst beizubringen. Diese Schriften pflegten sie an einem Unterrichtsort zu lesen, der σχολή genannt wurde. Darüber hinaus führen beide Autoren jeweils noch einen zusätzlichen Aspekt an. So spricht Ibn al-Ḫammār davon, dass die *Summaria* die weitschweifigen Originaltexte ersetzen sollten, während nach al-Ruhāwī der Kanon dazu diente, den Studenten eine Auswahl zu geben, da sie nicht mehr in der Lage waren, alle medizinischen Schriften zu lesen. Sofern es sich bei diesen Punkten nicht um Erfindungen der beiden Autoren handelt, scheinen sich ihre Berichte zu ergänzen bzw. unabhängig voneinander auf dasselbe Original zurückzugehen.

Dass dieses Original wohl mit Ḥunayn ibn Isḥāq in Verbindung zu bringen ist, zeigt ein Vergleich der beiden Berichte mit der schon oben angeführten Darstellung über den Unterricht der Alexandriner aus dessen *Risāla*. Allen drei Texten gemeinsam ist, dass die Alexandriner die Galentexte „ordneten“, also einen Kanon erstellten, und dazu *Summaria* verfassten. Wie in Ḥunayns *Risāla* ist bei

---

63 Arabischer Text zitiert nach Ibn Hindu, S. 633.13–634.4; 634.7f.; 637.8f. Zu Ibn al-Ḫammār siehe den Artikel von G. Endress, Ibn al-Ḫammār, in: Philosophie in der islamischen Welt, S. 333–341.

al-Ruhāwī/Ibn al-Ḫammār außerdem von einem Unterrichtsort die Rede, der σχολή genannt wird. Allerdings benutzt Ḥunayn diesen Begriff als Bezeichnung für die zeitgenössischen christlichen Schulen, mit denen er die Verhältnisse in Alexandria vergleicht, während al-Ruhāwī/Ibn al-Ḫammār ihn explizit auf die dortige Medizinausbildung beziehen. Da σχολή jedoch in den spätantiken Quellen nie im Zusammenhang mit der Lehre der Iatrosophisten benutzt wird, dafür jedoch als Begriff für die christlichen Schulen fest etabliert ist, ganz so wie es auch Ḥunayn ibn Isḥāq berichtet, haben wir es in den Darstellungen von al-Ruhāwī/Ibn al-Ḫammār, editionswissenschaftlich gesprochen, mit einem Bindefehler zu tun.[64] Somit ergibt sich auch von dieser Seite, dass beide auf eine gemeinsame Vorlage zurückgehen, die Ḥunayns Darstellung kannte, sie jedoch vereinfachte oder auch missverstand.

Die Betrachtung aller bisher diskutierten arabischen Quellen zu den *Summaria Alexandrinorum* führt nun zu folgenden Ergebnissen:

- Im Kreis des Ḥunayn ibn Isḥāq kursierte eine Darstellung der spätantik-alexandrinischen Unterrichtspraxis, die auch die Genese und Funktion der *Summaria Alexandrinorum* thematisierte. Sie wurde in verschiedenen Zusammenhängen verwendet und muss demzufolge aus mehreren Quellen rekonstruiert werden. Dazu gehören Ḥunayns *Risāla*, seine syrische Wiedergabe der *Summaria Alexandrinorum* sowie die *Geschichte der Ärzte* seines Sohnes Isḥāq. Dieser Darstellung nach gab es in Alexandria eine medizinische Lehrstätte, an der man jeden Tag die Schriften Galens in einer bestimmten Anordnung las und interpretierte. Es werden in ihr vier Iatrosophisten genannt, die für die Erstellung der medizinischen Lehrwerke wie Kommentare, Frage-Antwort-Texte und *Summaria Alexandrinorum* zuständig waren. *Anqīlāwus*/Angeleuas soll Vorstand der alexandrinischen Ärzte gewesen sein und sowohl als Redaktor als auch als Editor fungiert haben. Aufgrund dessen galt er vielen auch als Verfasser der *Summaria Alexandrinorum*.[65]
- Daneben hat sich eine weitere Darstellung bei Ibn Buṭlān erhalten, nach der insgesamt sieben alexandrinische Ärzte für die Zusammenfassung und Kommentierung der Galenschriften zuständig waren, die, so wird ausdrücklich hinzugefügt, dem christlichen Glauben anhingen. Ein Vergleich seiner Liste der alexandrinischen Ärzte mit der aus Isḥāq ibn Ḥunayns *Geschichte der Ärzte* offenbart eine interessante Auffälligkeit: Während Marinus nur

64 Szabat, Teachers, S. 179, nennt einen einzigen Beleg für σχολή, der sich auf den Philosophieunterricht des Horapollon bezieht. Hier gilt es aber zu beachten, dass er aus Zacharias Rhetor stammt, der einen dezidiert christlichen Hintergrund hat. Zu σχολή als Bezeichnung für christliche Schulen siehe A. H. Becker, Fear of God and the Beginning of Wisdom. The School of Nisibis and the Development of Scholastic Culture in Late Antique Mesopotamia, Philadelphia 2006, S. 157–168.

65 Der Überblick zielt selbstverständlich nicht darauf ab, Ḥunayns Darstellung des Unterrichts der Iatrosophisten so vollständig wie möglich zu präsentieren, da hier nur die Quellen betrachtet werden, die auf die *Summaria Alexandrinorum* Bezug nehmen.

bei Isḥāq vorkommt, werden Theodosius, Archelaus und Palladius einzig bei Ibn Buṭlan genannt. Da uns Archelaus und Palladius auch aus der griechischen Tradition bekannt sind, ist Ibn Buṭlāns Quelle in diesem Punkt besser, das heißt vollständiger.

– Sowohl Ḥunayn als auch sein Sohn Isḥāq sprechen immer nur von den Büchern Galens, während ihre „Ausläufer" unterschiedlich mit den Bezeichnungen verfahren sind: Ibn Ǧulǧul und al-Qifṭī geben ihre Vorlage wortgetreu wieder. Ibn al-Nadīm und Ibn abī Uṣaybiʿa änderten jedoch ebenso wie die gemeinsame Quelle von al-Ruhāwī und Ibn al-Ḫammār die Schriften Galens zum Kanon der „16 Bücher", den im Übrigen auch Ibn Buṭlān, der vermutlich einzige Autor unter den hier genannten, der nicht von der Darstellung Ḥunayns abhängt, kennt. Angesichts der Tatsache, dass die Junktur „16 Bücher" Titelbestandteil der „Zusammenfassung der 16 Bücher des Galen, Kurzfassung des Johannes Grammaticus" (كتاب اختصار الستة عشر لجالينوس تلخيص يحيى النحوي) ist, deren griechisches Original mit einiger Wahrscheinlichkeit aus dem spätantiken Alexandria stammt, ist der Befund auffällig. Leider lässt er sich nach dem derzeitigen Forschungsstand nicht abschließend aufklären, weswegen hier nur einige allgemeine Überlegungen erfolgen sollen: Vielleicht sollte man Ḥunayns Darstellung nicht zu viel Gewicht beimessen, sprich sie den anderen unkritisch vorziehen. Denn auch er bietet erwiesenermaßen nur einen Ausschnitt aus dem spätantiken Bildungsbetrieb und gibt keineswegs ein getreues Abbild der unterschiedlichen Entwicklungen (siehe S. 17). Da einige der oben genannten Autoren seine Schilderung der alexandrinischen Verhältnisse offenkundig übernommen, sie aber vervollständigt bzw. den Begriff der 16 Bücher noch hinzugefügt haben, stellt sich die Frage, woher dieser Zusatz stammt:[66] Ist es eine sonst unbekannte, gleichwohl authentische spätantik-griechische Quelle, nach der der alexandrinische Galenlehrplan tatsächlich als „16 Bücher" bezeichnet wurde, oder handelt es sich hier um die plakative Bezeichnung eines orientalischen Bearbeiters für ein verbreitetes Phänomen, die im Übrigen auch Eingang in den Titel des Werkes von Johannes Grammaticus gefunden hat (vgl. Kap. 2.1.1)?

– Für die *Summaria Alexandrinorum* im Besonderen lassen sich aus der arabischen Tradition folgende Erkenntnisse gewinnen: Ḥunayn ibn Isḥāq hat sie vom Griechischen ins Syrische übersetzt. Nach seiner Darstellung war es Angeleuas/*Anqīlāwus*, der sie erstellt hat.[67] Hinsichtlich der Ursachen für

---

66 Diese Überarbeitung wird uns bei Ibn al-Nadīm direkt greifbar: Er beruft sich in seinem *Katalog* (فهرست) ausdrücklich auf die Angaben aus Ḥunayns *Risāla*, ergänzt dessen Kanon aber um *De sanitate tuenda* und bezeichnet ihn überdies als „16 Bücher"; siehe Ibn an-Nadīm, S. 289.21–290.2, und Gätje, Rezension, S. 97.

67 Diese Nachricht kannte im Übrigen auch der christliche Mediziner Ibn al-Ṭayyib (gest. 1043), der in seinem Kommentar zu Galens *De temperamentis* Auszüge aus den *Summaria Alexandrinorum* mit dem Verweis auf besagten *Anqīlāwus* einleitet; siehe Garofalo, I sommari, S. 206; 222.

ihre Erstellung sind uns divergierende Nachrichten überliefert. Nach Ibn abī Usaybiʿa/Ibn Ǧulǧul wurden sie verfasst, damit die Alexandriner die Bücher Galens leichter memorieren und verstehen konnten, wobei kein Wort vom Original geändert wurde. Al-Qifṭī schreibt, dass sie Kurzfassungen der galenischen Schriften darstellten und dazu dienten, ihren Inhalt auswendig zu lernen. Zudem waren sie – wohl aufgrund der Tatsache, dass sie insgesamt gesehen von geringerem Ausmaß als die Originale waren – eher dafür geeignet, transportiert zu werden. Bei al-Ruhāwī/Ibn al-Ḫammār heißt es schließlich, dass die *Summaria Alexandrinorum* den Inhalt der galenischen Bücher in komprimierter Form boten bzw. sie ersetzen sollten. Ein gewisses Problem bei der Bewertung dieser Nachrichten besteht natürlich darin, dass sie gemäß der Quellenanyalse alle in irgendeiner Form auf Schriften des Ḥunayn ibn Isḥāq zurückgeführt wurden. Die Frage wäre, wie sich dann die inhaltlichen Unterschiede erklären. Hierzu sei angemerkt, dass diese Verbindung im Falle von al-Qifṭī zumindest in Bezug auf die gerade genannte Passage nicht eindeutig ist und dass die Vorlage von al-Ruhāwī/Ibn al-Ḫammār offenbar gewisse Änderungen am Text vorgenommen zu haben scheint. Zudem sei hier einschränkend angemerkt, dass die diskutierten Nachrichten natürlich nur dann für unsere Belange von Bedeutung sind, wenn sich die arabische Bezeichnung *Ǧawāmiʿ* in den einzelnen Texten tatsächlich immer auf die *Summaria Alexandrinorum* bezieht.

### 3.2.2 Schema der arabischen Nachrichten über die *Summaria Alexandrinorum*

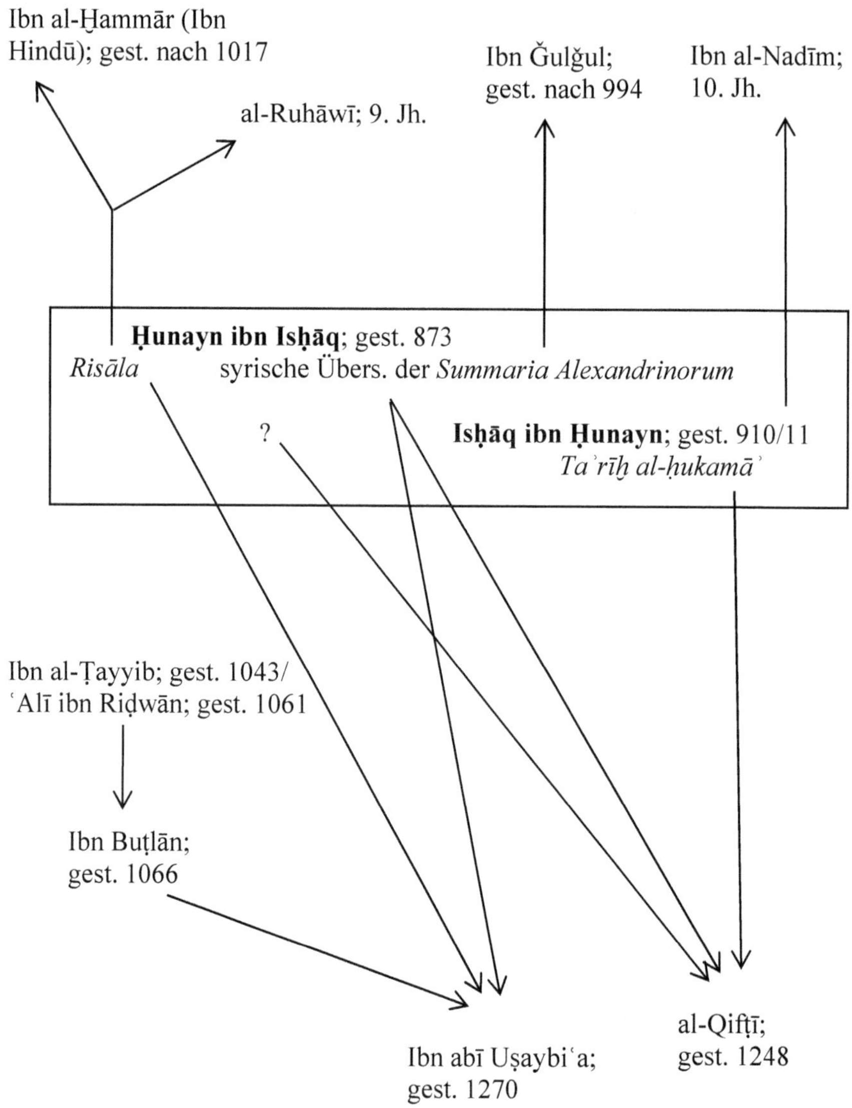

### 3.2.3 Wert der arabischen Nachrichten über die *Summaria Alexandrinorum*

Beschäftigt man sich mit dem Wert der diskutierten arabischen Quellen, wird man feststellen, dass sich kein eindeutiges Gesamturteil fällen lässt. Man muss vielmehr nach einzelnen Aspekten unterscheiden. Auf der einen Seite sind uns die meisten Sachverhalte, die in ihnen zur Sprache kommen, bereits aus der spätantiken Überlieferung bekannt. Dies gilt für die Medizinlehrer, für den galenischen Lehrplan sowie für die unterschiedlichen Formen der Lehrwerke. Da die *Summaria Alexandrinorum* zudem auch einen griechisch-alexandrinischen Hintergrund haben, spricht somit nichts dagegen, die Authentizität bzw. den Wert der arabischen Quellen grundsätzlich anzuzweifeln. Der Teufel steckt jedoch sprichwörtlich im Detail, und zwar gleich mehrfach.

Zum einen spricht Ḥunayn ibn Isḥāq sowohl nach dem Zeugnis seiner *Risāla* als auch nach dem al-Qifṭīs von einer Art Einrichtung, an der die Alexandriner unterrichteten.[68] Zwar haben wir, wie zu Beginn von Kap. 2.1 schon angedeutet wurde, keine Informationen über eine derartige Einrichtung, doch schließt unsere Unkenntnis ihre Existenz natürlich nicht automatisch aus. Allerdings würde dies implizieren, dass man im 9. Jh. noch wusste, wie der Unterricht ungefähr 200–300 Jahre zuvor organisiert gewesen war. Zweifel daran wären nicht unbegründet. Man vergleiche hierzu nur Ḥunayns schon erwähnte Beschreibung des Angeleuas/*Anqīlāwus* als Oberhauptes der alexandrinischen Ärzte (s. S. 55). Er war sich offenbar gar nicht dessen bewusst, dass die medizinischen Lehrer von Gessius bis Stephanus über einen Zeitraum von vermutlich annähernd 150 Jahren hinweg gewirkt haben und demnach sehr wahrscheinlich nacheinander tätig waren. Von einem Oberhaupt zu sprechen setzt nämlich voraus, dass er davon ausging, dass die Iatrosophisten mehr oder weniger gleichzeitig gelebt und gelehrt haben. Die *Geschichte der Ärzte* (تأريخ الأطباء) seines Sohnes Isḥāq ibn Ḥunayn mitsamt ihrer teils abstrusen Chronologie bestärkt einen noch in dieser Einschätzung. In ihr steht über die alexandrinischen Ärzte geschrieben, dass sie zwischen der Zeit Galens und der Abfassungszeit der Schrift gelebt haben, was strenggenommen natürlich nicht falsch ist, letztlich aber doch nur verdeutlicht, dass selbst hochgebildete und vergleichsweise gut informierte Personen wie der Kreis um Ḥunayn ibn Isḥāq im 9. Jh. über diejenigen historischen Gegebenheiten des spätantiken Medizinunterrichtes in Alexandria, die sich nicht unmittelbar aus den erhaltenen Schriften selbst ergaben, auch nicht mehr wussten als wir heutzutage.[69] Vor diesem Hinter-

68 Siehe Ḥunain ibn Isḥāq, S. 18.19 (arab.), Ḥunayn ibn Isḥāq, S. 39.10: „Stätte der medizinischen Lehre“ (*mawḍiʿu taʿlīmi l-ṭibbi*), und Ibn al-Qifṭī's Taʾrīḫ, S. 71.15f.: „Haus der Wissenschaft und die Stätten des medizinischen Unterrichts“ (*dāru l-ʿilmi wa-maǧālisu l-darsi l-ṭibbiyyi*). Die Ausführungen bei al-Ruhāwī/Ibn al-Ḫammār, in denen es heißt, dass in der σχολή unterrichtet wurde, können wir hier vernachlässigen, da sie auf einem Missverständnis in ihrer gemeinsamen Vorlage beruhen (s. S. 59).

69 Siehe den Text in Rosenthal, Isḥāq, S. 69.14. Man vgl. hierzu auch F. W. Zimmermann, The Chronology of Isḥāq Ibn Ḥunayn's Taʾrīḫ al-aṭibbāʾ, in: Arabica 21, 1974, S. 330: „Did Ḥunayn and his school know so little about historical facts …?“ Dass dagegen As-

grund erscheint es dann auch wenig wahrscheinlich, dass Ḥunayn tatsächlich Kenntnisse von der Existenz einer alexandrinischen Lehranstalt im 5.–7. Jh. hatte. Vermutlich ist es eher so, dass eine Fehleinschätzung eine andere bedingte: Mehrere gleichzeitig, das heißt unter einem Oberhaupt Angeleuas/*Anqīlāwus* wirkende Lehrer benötigten auch einen Betätigungsort in Alexandria, und um den Lesern seine Annahme verständlicher zu machen, hat Ḥunayn diese angebliche Institution dem zeitgenössischen christlichen Unterricht, der tatsächlich in einer σχολή institutionalisiert war, gegenübergestellt.

In gleicher Weise sind auch die in Kap. 3.2.1 zusammengestellten Nachrichten über die Intention der *Summaria Alexandrinorum* als äußerst problematisch zu betrachten. Es ist zwar sicher richtig, dass die Dihairesen auswendig gelernt werden sollten. Dies ergibt sich bereits aus ihrer schematischen, monotonen Struktur (vgl. auch Kap. 3.3.4). Aber die übrigen Angaben müssen nach allem, was wir derzeit wissen, als falsch beurteilt werden. Denn der galenische Grundtext wurde sehr wohl verändert (vgl. Ibn Ǧulǧul), und zwar erkennbar, und die *Summaria Alexandrinorum* sollten auch nicht den Sinn in Kurzfassung bieten (al-Qifṭī/al-Ruhāwī) oder gar als Ersatz für den Grundtext herhalten (vgl. Ibn al-Ḫammār), da sie aufgrund ihrer Struktur alleine für sich genommen überhaupt keine Vorstellung vom Original geben konnten. Wenn dann bei al-Qifṭī schließlich noch allen Ernstes hinzugefügt wird, dass sie besser transportiert werden konnten, wird hier nur eines deutlich: Die arabischen Autoren wussten überhaupt nicht, wozu die *Summaria Alexandrinorum* dienten, dass sie nämlich vorlesungsbegleitend eingesetzt wurden, um zentrale Inhalte des Lehrervortrages für das Memorieren zusammenzufassen (s. Kap. 3.3.4).[70] Die Tatsache, dass sie in einem engen Zusammenhang mit den Vorlesungen standen, bedingt im Übrigen, dass es auch überhaupt keinen Sinn macht, von nur einem Verfasser Angeleuas/*Anqīlāwus* auszugehen; vielmehr belegt bereits die Existenz von unterschiedlichen *Summaria-Alexandrinorum*-Versionen zu ein und demselben Galentext (s. S. 77), dass es zu jeder Vorlesung eine eigene Fassung des Lehrwerkes und damit so viele Kompilatoren wie Lehrer gab, wobei natürlich nicht auszuschließen ist, dass eine dieser Versionen tatsächlich auf besagten Angeleuas/*Anqīlāwus* zurückging.

Aus all diesen Überlegungen folgt natürlich, dass es im 9. Jh. in Alexandria keinen Unterricht mehr gab, in dem die *Summaria Alexandrinorum* so eingesetzt wurden, wie es ursprünglich einmal der Fall gewesen war. Sie lagen lediglich

pekte wie Form der Lehrwerke, Schriften des Lehrplanes oder Autorname in den arabischen Quellen richtig dargestellt werden, hängt sicher damit zusammen, dass sie den Texten selbst zu entnehmen waren.

70 Diese Unkenntnis zeigt sich auch in einer Bemerkung des ʿAlī ibn Riḍwān (gest. 1061), der in seiner *Abhandlung über den Adel der Medizin* (مقالة في شرف الطب) die Verfasser der *Summaria Alexandrinorum* dafür kritisiert, dass die Aussagen Galens nicht mehr verständlich seien. Der Text findet sich im Kodex Istanbul, Hekimoğlu Ali Paşa 691, fol. 119v–120v; siehe auch Bürgel, Ärztliches Leben, S. 160 Anm. 177, und Biesterfeldt, ʿAlī ibn Riḍwān, S. 289 Anm. 49. Zweifel am Aussagewert der arabischen Quellen äußerte bereits M. Wernhard in Galen. Über die Arten, S. XXXIII.

noch als Texte vor, so dass es der Phantasie der jeweiligen Rezipienten überlassen blieb, eine Erklärung für ihre Herkunft und Verwendung zu finden.

Derartige „Mythen" über das spätantik-alexandrinische Bildungswesen sind in arabischen Texten keineswegs die Ausnahme. Man vergleiche hierzu nur den Bericht des Kairoer Arztes ʿAlī ibn Riḍwān (gest. 1061) in seinem *Nützlichen Buch über die Art des medizinischen Unterrichts* (الكتاب النافع في كيفية تعليم صناعة الطب) über das alexandrinische Medizincurriculum, das mit den logischen Schriften des Aristoteles beginnt, dann zu den vier hippokratischen Schriften *Aphorismi, Prognosticum, De diaeta in morbis acutis* und *De aere aquis locis* übergeht, bevor die „16 Bücher Galens" behandelt werden.[71] Diese Darstellung wirft gleich mehrere Probleme auf: Die Vorlesungen des Johannes Alexandrinus über *De natura pueri* sowie des Palladius über *De fracturis* belegen, dass in Alexandria noch weitaus mehr Traktate zum Hippokratescurriculum gehörten. Stephanus nennt in seinem *Prognostikon*-Vortrag sogar insgesamt zwölf Schriften: *Aphorismi, De natura hominis, De natura pueri, De humoribus, De alimento, Prognosticum, De diaeta in morbis acutis, De articulis, De fracturis, De aere aquis locis, Epidemiae, De morbis muliebribus.*[72] Darüber hinaus trifft es auch nicht zu, dass Hippokrates vor Galen gelesen wurde, vielmehr geht aus alexandrinischen und ravennatischen Quellen unisono hervor, dass das Medizinstudium mit den vier galenischen Einführungsschriften begann. So rechtfertigt Johannes Alexandrinus sein Vorgehen, den Unterricht mit Galens *De sectis* anzufangen, mit der Bemerkung, dass Hippokrates' Werke nicht für Anfänger geeignet seien. Stephanus kommt außerdem in seiner Vorlesung über die *Aphorismen*, die das Hippokratescurriculum einleiteten, auf die Einteilungen der Medizin in Theorie und Praxis zu sprechen, und kommentiert dies mit dem Hinweis, dass sie bereits in den besagten Einführungsschriften (ἐν Εἰσαγωγαῖς), worunter hier wohl in erster Linie *De sectis* verstanden werden muss, behandelt worden sind.[73] Selbst wenn man in Rechnung stellt, dass der Ablauf des Medizinstudiums kleineren Schwankungen unterworfen war, da jeder Lehrer bis zu einem gewissen Grad sein eigenes Programm zusammenstellen konnte, ist es dennoch kaum vorstellbar, dass die Abweichungen so umfangreich und einschneidend waren, wie sie uns Ibn Riḍwān glauben machen will. Die Frage ist also, wie sich dieser Bericht erklärt.

Bei der Bewertung seiner Version des spätantiken Medizincurriculums darf man nicht vergessen, dass sie Teil einer im Orient weit verbreiteten Erzählung über die Überlieferung der griechischen Medizin von Alexandria nach Bagdad war. In dieser Erzählung, die sich auch bei dem Leibarzt von Sultan Saladin, Ibn Ǧumayʿ (gest. 1198), erhalten hat, geht es im Kern darum, dass das Studium der griechischen Medizin unter den christlichen Kaisern kaum noch gefragt war, dass

71 Siehe hierzu Iskandar, An Attempted Reconstruction.

72 Siehe Stephani philosophi In Hippocratis Prognosticum commentaria III, S. 30.31–32.27. Zu den Hippokratescurricula siehe Irmer, Welcher Hippokrateskommentar, S. 171.

73 Siehe Iohannis Alexandrini commentaria in librum De sectis, S. 16, 2ra48f. (*non enim tantam profunditatem aures introducendorum possent percipere*), und Stephani Atheniensis In Hippocratis Aphorismos commentaria I–II, S. 32.2–6.

die Iatrosophisten und andere antike Mediziner wie Oribasius gezwungen waren, einen reduzierten Lehrplan zu schaffen bzw. leicht verständliche, das Wesentliche zusammenfassende Kompendien zu verfassen, und dass die Unterrichtsinhalte im Anschluss an die arabisch-islamische Eroberung Alexandrias über Antiochia und Ḥarrān schließlich nach Bagdad gelangten, wo sie ein neues Aufleben erfuhren. Es waren offensichtlich arabische Autoren, die hier einen Mythos formten, nach dem sich die ʿabbāsadischen Machthaber als die wahren geistigen Nachfahren der antiken Griechen betrachten konnten, da deren Erbe von den christlichen Herrschern in Byzanz nicht mehr wertgeschätzt bzw. weitertradiert wurde.[74] Zu diesem Zweck wurden verschiedene Informationen, von denen man wusste, dass sie in Bezug zu Alexandria standen – sowohl die Logikschriften des Aristoteles als auch die vier Werke des Hippokrates sowie die 16 Schriften Galens waren für sich gesehen durchaus Bestandteil des spätantiken Bildungsbetriebes –, mit Elementen aus der islamischen Geschichte zu einem einheitlichen Ganzen verbunden, das jedoch in dieser Form keine authentische Beschreibung der Verhältnisse in Alexandria präsentiert, zumindest nicht, soweit wir sie greifen können.[75] Grund für diese Erzählung dürfte, wie oben angedeutet, einerseits das Bestreben gewesen sein, eine „politisch korrekte“ Darstellung der historischen Abläufe zu geben. Für Ibn Riḍwān selbst spielten aber wohl noch andere Gesichtspunkte eine Rolle. Allem Anschein nach diente seine Version des alexandrinischen Curriculums dazu, seinen eigenen Ausbildungsweg zu rechtfertigen. Bekanntlich war er zu seiner Zeit als Autorität auf dem Gebiet der Medizin durchaus umstritten, da er seine Kenntnisse autodidaktisch, das heißt nicht auf dem üblichen Weg durch ein Studium bei bekannten Lehrern erworben hatte. Er kritisierte seinerseits die zeitgenössischen Ärzte, da sie nur Kommentare und Zusammenfassungen lesen, anstatt sich mit den Texten der großen Autorität Hippokrates und seines Exegeten Galen zu beschäftigen und sich daneben noch Kenntnisse in Logik anzueignen, ganz so, wie er es selbst gemacht hat.[76] Es ist vor diesem Hintergrund nur allzu verständlich, dass Ibn Riḍwān, wie oben skizziert, einen Lehrplan der Iatrosophisten kon-

74 Siehe hierzu vor allem Gutas, The 'Alexandria to Bagdad' Complex, und H. Biesterfeldt, Von Alexandrien nach Bagdad, in: Alexandria, hrsg. v. T. Georges, F. Albrecht, R. Feldmeier, Tübingen 2013, S. 477–490. In gewisser Weise haben wir es hier mit einer „Wandererzählung“ zu tun, da auch der Philosoph al-Fārābī (gest. 950/951) sowie der Historiker al-Masʿūdī (gest. 956) von einem derartigen Überlieferungsprozess berichten, wobei in ihren Darstellungen jedoch der Schwerpunkt auf der Philosophie liegt. Einen Überblick über die Forschungssituation bietet S. Brentjes, Translation and Transmission of Ancient Scientific Texts, in: A Companion to Science, Technology, and Medicine in Ancient Greece and Rome, vol. II, ed. by G. L. Irby, Chichester, Hoboken 2016, S. 1002f.

75 Man vergleiche hierzu auch den Beitrag von Roueché, Did Medical Students, in dem in ähnlicher Weise Ibn Riḍwāns Darstellung in Zweifel gezogen wird.

76 Siehe A. R. Das, The Hippocratism of ʿAlī ibn Riḍwān: Autodidactism and the Creation of a Medical Isnād, in: Journal of Islamic Studies 28, 2017, S. 155–177, bes. S. 167–169. Ibn Riḍwān hatte ein galenisches Verständnis vom idealen Arzt: Er sollte gleichzeitig Philosoph sein und sich entsprechend auch mit Logik auskennen; siehe Biesterfeldt, ʿAlī ibn Riḍwān, bes. S. 287–289.

struiert, an dessen Anfang der für ihn wichtigste Arzt, Hippokrates, steht und der zudem auch die Logikschriften des Aristoteles umfasst.

Um nun wieder zu unserem eigentlichen Thema zurückzukommen: Ebenso kreativ sind offenbar die arabischen Autoren mit den Themen „Lehrstätte in Alexandria" sowie „Verfasser und Intention der *Summaria Alexandrinorum*" verfahren, wobei allerdings weniger politische Motive wie bei ʿAlī ibn Riḍwān oder Ibn Ǧumayʿ für die phantasiereichen Ausführungen ausschlaggebend waren, sondern einzig und allein der Umstand, dass sich die ihnen vorliegenden Texte der Iatrosophisten dazu nicht dezidiert äußerten. Es ist unnötig zu erwähnen, dass sie daher als ernstzunehmende Quellen in diesen Punkten für uns ausscheiden.[77]

## 3.3 Die *Tabulae Vindobonenses* und *Summaria Alexandrinorum* im Vergleich

In den Abschnitten 3.1–2 ging es darum, sich sozusagen von außen den *Tabulae Vindobonenses* und *Summaria Alexandrinorum* anzunähern, um etwas über ihre Herkunft und über ihre Funktion zu erfahren. Im Falle der Baumdiagramme zeigte sich, dass sie zum Didaktikrepertoire des spätantiken Bildungsbetriebes in Alexandria gehörten und demgemäß auch in den Vorlesungen der Iatrosophisten zur Anwendung kamen. Über die *Summaria Alexandrinorum* berichten außerdem arabische Quellen, dass sie auf die Tätigkeit der alexandrinischen Medizinlehrer zurückgehen. Somit erscheint es bereits von dieser Seite aus als wahrscheinlich, dass sowohl die *Tabulae Vindobonenses* als auch die *Summaria Alexandrinorum* ihren Ursprung im Unterricht der Iatrosophisten hatten.

Der endgültige Nachweis muss jedoch von innen, also durch die Betrachtung der Lehrwerke selbst, geführt werden, wobei insbesondere ihre Gegenüberstellung mit den erhaltenen Vorlesungen über *De sectis* äußerst aufschlussreich ist. Auf diese Weise erhält man gleichzeitig eine Vorstellung davon, worin ihre eigentliche pädagogisch-didaktische Funktion bestand.

### 3.3.1 Die *Tabulae Vindobonenses* und *Summaria Alexandrinorum* als vorlesungsbegleitende Lehrwerke

Man geht heute allgemein davon aus, dass die *Tabulae Vindobonenses* und die *Summaria Alexandrinorum* in einer engen Verbindung mit dem galenischen Original standen.[78] Tatsächlich legen die in den Handschriften überlieferten Titel

77 Auch Bürgel, Ärztliches Leben, S. 143, hegt Zweifel am Wert der arabischen Quellen im Hinblick auf den Unterricht der Alexandriner: „Die Angaben der arabischen Quellen erweisen sich somit als recht undeutliche Reminiszenzen an die historischen Vorgänge."

78 Siehe Galen. Über die Arten, S. XXXIII, The Alexandrian Epitomes, S. XXXIII, und Gundert, Die Tabulae Vindobonenses, S. 108f.; 142.

„Der Anfang … der Dihairesen aller galenischen Werke“ (ἀρχὴ … τῶν διαιρέσεων πασῶν τῶν Γαληνείων πραγματειῶν) und „Die Zusammenfassung der Alexandriner von Galens Buch De sectis“ (جوامع الإسكندرانيين لكتاب جالينوس في فرق الطب)[79] diesen Schluss nahe, und auch die in Kap. 3.2.1 diskutierten arabischen Quellen äußern sich (in Bezug auf die *Summaria Alexandrinorum*) einhellig in diesem Sinne. Es wurde zwar erkannt, dass die *Tabulae Vindobonenses* und *Summaria Alexandrinorum* zahlreiche Auslassungen, Hinzufügungen und teilweise auch Unterschiede im Vergleich mit dem galenischen Original aufweisen, je nach Sichtweise fasste man dies jedoch als Vereinfachung, Komprimierung, Systematisierung oder Modernisierung des galenischen Textes auf.[80] Den Umstand, dass die Inhalte der beiden Lehrwerke zwar an sich nachvollziehbar sind, aber keine rechte Vorstellung vom galenischen Original geben, interpretierte man wiederum dergestalt, dass sie einen Referenztext benötigen, den man zum Verständnis danebenlegen muss.[81]

Die skizzierte Charakteristik lässt sich auch an den *Tabulae Vindobonenses* und *Summaria Alexandrinorum* zu *De sectis* verdeutlichen. Nimmt man als beliebiges Beispiel die Dihairese über die φύσις (TV 16/SA 2.10), wird man feststellen, dass ihr Inhalt als solcher verständlich ist. Aus ihr geht aber nicht hervor, dass Galen die φύσις in seiner Schrift *De sectis* deswegen anführt, weil sie zu den Faktoren gehört, die der Dogmatiker kennen muss (DS, S. 4.18). Um dies zu erfahren, müsste man in einen Referenztext schauen. Bisher ist man, wie einleitend angedeutet, davon ausgegangen, dass es sich dabei um die zugrundeliegende Galenschrift handelt. Eine eingehende Betrachtung der relevanten Textzeugen vermittelt jedoch den Eindruck, dass eher der jeweilige Vortrag eines alexandrinischen Iatrosophisten als Kandidat in Frage zu kommen scheint. Mit anderen Worten: Es wird auf den folgenden Seiten darum gehen nachzuweisen, dass sowohl die *Tabulae Vindobonenses* als auch die *Summaria Alexandrinorum* vorlesungsbegleitend eingesetzt wurden.[82]

---

79 Der Titel der *Summaria Alexandrinorum* wird zitiert nach The Alexandrian Epitomes, S. 7 (arab.). Zwar bieten die Handschriften leicht voneinander differierende Titel (siehe *loc. cit.*, *app. crit.*), allen gemeinsam ist jedoch, dass in ihnen ein Bezug zur Galenschrift *De sectis* hergestellt wird.

80 Siehe hierzu beispielsweise Galen. Über die Arten, S. XXXIII, The Alexandrian Epitomes, S. XXXIII, The Alexandrian Summaries, S. 11, und Gundert, Die Tabulae Vindobonenses, S. 111–113.

81 Es scheint generell ein Kennzeichen spätantiker Dihairesendarstellungen zu sein, einen Referenztext zu haben; siehe Asper, Griechische Wissenschaftstexte, S. 278.

82 Am Rande sei auf die syrischen *arbores* im Kodex Vat. Syr. 158 (fol. 16a–25b) verwiesen, die diese Hypothese von philosophischer Seite aus bestätigen könnten. Sie sind vermutlich im 7. Jh. in einem schulischen Kontext entstanden, beruhen aber eindeutig auf alexandrinischen Traditionen. Möglicherweise handelt es sich hier um ein philosophisches Pendant zu unseren beiden Lehrwerken. Sie präsentieren nämlich zentrale Begriffe, deren Herkunft aus den neuplatonischen Vorlesungen über Schriften des Porphyrius und Aristoteles evident ist, in stemmatischer Form. Themen sind unter anderem die Vertreter der Philosophieschulen sowie die Einteilungen der Philosophie in Theorie und Praxis! Siehe Baumstark, Syrisch-arabische Biographien, S. 171f., und Hugonnard-Roche, Introductions.

Methodisch betrachtet läge es nahe, zu diesem Zweck zunächst die erhaltenen Vorlesungen sowie die beiden Lehrwerke nebeneinander zu legen und miteinander zu vergleichen. Die Auflistung der Parallelen in Kap. 6.1 bietet hier umfangreiches Anschauungsmaterial. Allerdings scheint eine derartige Gegenüberstellung die geäußerte Hypothese nicht unbedingt zu stützen. Ein Großteil der Inhalte aus den beiden Lehrwerken wird zwar in weitestgehend identischer Reihenfolge in den Vorträgen thematisiert, es gibt aber einige Abweichungen insbesondere inhaltlicher Art. Um nur einige Beispiele zu nennen:

In TV 39/SA 3.40 werden Symptome danach unterschieden, dass sie das Wesen der Krankheit, ihre Ursachen und den erkrankten Körperteil anzeigen. In Agnellus 72.4–10/Johannes 43, 4ra36–40 werden die Symptome dagegen im selben Zusammenhang und unter Angabe von nahezu denselben Beispielen in die Kategorien „fremd und ungewohnt" (*peregrina et inconsueta*) sowie „gewohnt und nicht fremd" (*consueta et non peregrina*) eingeteilt.

In TV 51/SA 5.8 wird das Unsichtbare zunächst in die beiden Rubriken „seiner Natur nach" und „gemäß der Wahrnehmung" unterteilt, wobei letztere gemäß vier weiteren Aspekten untergliedert wird. Agnellus 94.1–11/Johannes 58–59, 5ra56–66 übergehen dagegen die Kategorie „gemäß der Wahrnehmung" und stellen dafür ihre vier Untergliederungen auf eine Stufe mit der Rubrik „seiner Natur nach".

In TV 60/SA 7.3 werden im Anschluss an DS, S. 13.23–14.8, die vier Definitionen der methodischen Gruppierung aufgeführt, wohingegen diese in Agnellus 102.20f.; 104.22–24/Johannes 66, 5vb22f. lediglich allgemein erwähnt und nur eine einzige von ihnen explizit genannt wird.

Zum Teil werden in den ravennatischen Vorlesungen auch ungewöhnliche Schwerpunkte gesetzt. Während TV –/SA 7.7 nur eine dihairetische Zusammenfassung von DS, S. 15.14–16.1, darstellen – die Methodiker bringen der Medizin entweder großen Nutzen oder großen Schaden –, wird dieser Passus aus der Galenschrift in Agnellus 106.29–108.23/Johannes – dafür zum Anlass genommen, gegen die Methodiker zu polemisieren.

Eine detaillierte Untersuchung wird sicher noch viele weitere Diskrepanzen ergeben. Hierbei muss man allerdings beachten, dass sicher keine der erhaltenen Vorlesungen über *De sectis* der direkte Referenztext für die *Tabulae Vindobonenses*/*Summaria Alexandrinorum* gewesen ist. Zudem liefern gerade die beiden ravennatischen Versionen des Agnellus und Johannes zwar das meiste Vergleichsmaterial, waren aber aufgrund der Tatsache, dass die Inhalte in Norditalien (Ravenna) vermittelt wurden und zudem zuvor den Weg vom Griechischen ins Lateinische gegangen sind (Kap. 2.2), nicht nur gewissen Modifizierungen ausgesetzt, sondern enthalten nicht selten auch inhaltliche Fehler.[83] Die derzeit bekann-

83 Als Beispiel für einen Fehler kann die Zuweisung der Begleitumstände (σύστοιχα) zu den medizinischen Gruppen betrachtet werden. Dass die Empiriker sie berücksichtigen, steht in TV 36/SA 3.36, Ibn Hindu, S. 611.2–4, und in DS, S 7.8–13. Bei Agnellus und Johannes werden sie dagegen nur mit den Dogmatikern in Verbindung gebracht; siehe Agnellus of

ten griechischen sowie die auf griechischen Quellen beruhenden arabischen Vortragsversionen, die für die vorliegende Untersuchung vermutlich viel ergiebiger wären, bieten aufgrund ihres fragmentarischen Zustandes wiederum zu wenig Vergleichstext (s. Kap. 2.3.1). Somit muss man es eigentlich eher andersherum formulieren: Es ist erstaunlich, dass es überhaupt so viele Parallelen zwischen den *Tabulae Vindobonenses/Summaria Alexandrinorum* und den lateinischen Vorlesungen über *De sectis* gibt. Sie lassen darauf schließen, dass die alexandrinischen Medizinvorlesungen in wesentlichen Punkten einem vorgegebenen Raster folgten, das im Prinzip sogar von ihren ravennatischen Ablegern beibehalten wurde.[84]

Vor diesem Hintergrund muss der Nachweis, dass die *Tabulae Vindobonenses/Summaria Alexandrinorum* in einer engen Beziehung zu den Vorträgen standen, anders geführt werden:[85]

1. Zahlreiche Inhalte aus beiden Lehrwerken finden sich nicht in Galens *De sectis*, dafür jedoch in den alexandrinischen bzw. ravennatischen Vorträgen über diese Schrift.[86]

1.1 Dazu gehören vor allem diejenigen Passagen vom Beginn der *Tabulae Vindobonenses/Summaria Alexandrinorum*, die sich auf die Einleitung der Vorlesung beziehen, wie

---

Ravenna, S. 74.2–5, und Iohannis Alexandrini commentaria in librum De sectis, S. 44, 4ra65–68. Weitere Fehler nennen Gundert, Die Tabulae Vindobonenses, S. 116 Anm. 85, und Garofalo, Le commentaire, S. 387f.

84 In Bezug auf *De pulsibus ad tirones* sollen die Parallelen der beiden Lehrwerke zur ravennatischen Vorlesung des Agnellus allerdings weniger ausgeprägt sein; siehe Garofalo, Le commentaire, S. 385.

85 Einige der folgenden Punkte finden sich bereits diskutiert in Overwien, Zur Funktion. Ähnliche Beobachtungen machte schon Peterson, Galen's Therapeutics, S. 101, am Beispiel von *Ad Glauconem de methodo medendi*: „There are three additional texts" – er meint die *Tabulae Vindobonenses*, *Summaria Alexandrinorum* und Johannes Grammaticus' *Zusammenfassung der 16 Büchern Galens* – „which also deal with Ad Glauconem but which … may not have been studied in conjunction with Ad Glauconem itself. In content, all three show a similarity to Stephanus' commentary … that is too close to be accidental." In dieselbe Richtung geht eine Äußerung von P. Bouras-Vallianatos, Reading Galen in Byzantium. The Fate of Therapeutics to Glaucon, in: Greek Medical Literature and its Readers, ed. by P. Bouras Vallianatos, S. Xenophontos, London, New York 2018, S. 191: „In fact, other diagrams – er meint die *Tabulae Vindobonenses* – show further connections with Stephen's work and suggest that a good number of the ancestors of these diagrams may have originally been composed as supplements to the text." Zahlreiche inhaltliche Bezüge der *Tabulae Vindobonenses* zu den alexandrinischen Vorlesungen arbeitet auch Gundert, Die Tabulae Vindobonenses, S. 114–144, heraus. Doch obwohl sie sich dessen bewusst ist, „daß die schematischen Darstellungen des Vindob. med. gr. 16 in der Erklärung einzelner Galenstellen häufig enge inhaltliche Übereinstimmung mit den Kommentaren aufweisen" (*loc. cit.*, S. 139), verortet sie sie lediglich in der alexandrinischen Lehrtätigkeit und spricht nur von einer Affinität zu den Werken des Stephanus, zieht aber im Übrigen den etwas überraschenden Schluss, dass die Baumdiagramme dem Galentext inhaltlich näherstehen (*loc. cit.*, S. 142; 144).

86 Die Seitenangaben bei den Vorlesungen beziehen sich auf die Editionen Agnellus of Ravenna (Agnellus), Iohannis Alexandrini commentaria in librum De sectis Galeni (Johannes) und Scolii inediti (Palladius).

- die Einteilungen der Medizin in TV 1/SA 0.1; vgl. Agnellus 24.9–30.8/Johannes 11–13, 1vb13–59/Palladius 75.15–77.22;
- die Auflistung der Mitglieder bzw. Begründer der drei medizinischen Richtungen in TV 3/SA 0.3; vgl. Agnellus 22.31–24.3/Johannes 15–16, 2ra29–38/Palladius 77.1–4;
- antike Definitionen der Medizin in TV –/SA 1.1–2; vgl. Agnellus 22.6–30/ Johannes 13–15, 1vb60–2ra28.

1.2 Auch im weiteren Verlauf der beiden Lehrwerke begegnen uns einzelne Dihairesen, die in dieser Form nur in den Vorträgen vorkommen. Ausgelöst werden sie meist durch Begriffe im galenischen Original. Beispiele wären hier

- die in TV 7/SA 1.8 genannten drei Aspekte, die vorliegen müssen, damit man von einer Ableitung sprechen kann; vgl. Agnellus 48.18–25/Johannes 26, 2vb26–32. Auslöser ist DS, S. 1.17f.: παρωνύμως ἐκείνης;[87]
- die dreifache Definition der Natur in TV 16/SA 2.10; vgl. Agnellus 60.26–62.7/Johannes 35–36, 3va19–34. In DS, S. 28.22f. heißt es dagegen nur: ἡ φύσις, ἥπερ διοικεῖ τὸ ζῷον;[88]
- die Darstellung der Tumore in TV 28/SA 3.25; vgl. Agnellus 64.22–26/Johannes 37, 3va61–64. Auslöser ist wohl DS, S. 5.8: ἐν ὄγκῳ;
- die zweifache Unterteilung der Anatomie in TV 48/SA 5.4; vgl. Agnellus 86.26–88.29/ Johannes 54, 4vb41–62. Diese Dihairese rekurriert auf Galens Aussage, dass die Dogmatiker die Anatomie zu Hilfe nehmen, um etwas über die Vorgänge im Körper zu erfahren (DS, S. 10.17f.: τῶν μὲν τὴν ἀνατομὴν ... ἐπαινούντων);
- die Unterteilung des Unsichtbaren in TV 51/SA 5.8; vgl. Agnellus 94.1–11/Johannes 58–59, 5ra56–66. Aufhänger dürfte die Formulierung σημεῖον ἀδήλου in DS, S. 10.25, sein, zumindest werden die Dihairesen in den ravennatischen Vorlesungen bei der Besprechung dieser Junktur genannt.
- die Zeichen für den tollwütigen Hund in TV 65/SA 9.3; vgl. Agnellus 76.12–16/Johannes 47, 4rb41–45. Auslöser ist der hypothetische Krankheitsfall in DS, S. 18.24: Δηχθέντες ὑπὸ κυνὸς λυττῶντος ἄνθρωποι δύο.[89]

87 In den alexandrinischen Vorlesungen über die *Kategorien* des Aristoteles wurde das Thema der Ableitung ebenfalls behandelt; siehe Agnellus of Ravenna, S. 163 *ad loc.*, und Gundert, Die Tabulae Vindobonenses, S. 115f.

88 Auch Stephanus merkt in seiner *Prognostikon*-Vorlesung an, dass die Natur τριττὴ δέ ἐστιν; s. Stephani philosophi In Hippocratis Prognosticum commentaria III, S. 162.14. In Alexandria gab es allerdings noch mindestens eine weitere Form der Unterteilung der φύσις; s. I. Garofalo, La nature d'Hippocrate chez les Alexandrins, in: Le normal et le pathologique dans la Collection hippocratique. Actes du Xème colloque international hippocratique (Nice, 6–8 octobre 1999), par A. Thivel, A. Zucker, t. II, Nizza 2002, S. 753–765.

89 Die angegebenen Stellen aus den ravennatischen Vorlesungen beziehen sich nicht auf dieselbe Stelle des galenischen Originals wie TV 65/SA 9.3, sondern auf DS, S. 7.26. Sie beweisen aber, dass die Anzeichen den Iatrosophisten bekannt waren. Offenbar wurden sie in der Referenzvorlesung der *Tabulae Vindobonenses* und *Summaria Alexandrinorum* erst mit Bezug auf DS, S. 18.24, diskutiert.

1.3 In zahlreichen Fällen haben wir es außerdem entweder mit einzelnen Ergänzungen oder mit besonderen Formulierungen bzw. Inhalten zu tun, die in dieser Form nur in den Vorlesungen belegt sind:

- So werden in SA 1.5 auch die Methodiker unter der Rubrik „Heilmittelfindung der Medizinschulen" genannt; vgl. Agnellus 46.22/Johannes 25, 2vb13f. In TV 6 ist dagegen wie in DS, S. 2.2f., nur von Empirikern und Dogmatikern die Rede;
- Dass die Empiriker in TV 13/SA 2.6 durch Sehen (δι' ὄψεως; *bi-l-baṣari*) und Hören (δι' ἀκοῆς; *bi-l-samʿi*) ihr Wissen erlangen, ist zwar der Sache nach bereits in *De sectis* angelegt (DS, S. 3.19f.: τῷ μὲν τηρήσαντι … τῷ δὲ μαθόντι), wird aber mit diesen Begrifflichkeiten nur in den Vorlesungen ausgedrückt: *videbant … audiebant*; vgl. Agnellus 56.7f./Johannes 31, 3ra59f.;
- Galen zählt im Rahmen seiner Darstellung der Dogmatiker verschiedene Aspekte auf, die der Arzt berücksichtigen muss, um das richtige Heilmittel herauszufinden. In TV 25/SA 3.19 werden sie σύστοιχα genannt; vgl. Agnellus 66.22; 68.34: *systocha*; Johannes 40, 3vb45: *psistocha*;[90]
- In TV 37/SA – werden fünf Arten der Entleerung von Blut genannt; vgl. Agnellus 72.11–15/Johannes 43, 4ra41–44; im galenischen Original ist dagegen nur von zwei Aspekten die Rede: οἷον δι' αἱμορροΐδος ἢ διὰ ῥινῶν (DS, S. 7.12f.).
- Galen nennt drei Kritikpunkte der Dogmatiker an den Empirikern. Während die ersten beiden Asklepiades und Erasistratus zugeschrieben werden, belässt er den dritten anonym (DS, S. 9.19–24). In TV 43/SA 4.1.3 findet sich mit Athenaeus jedoch auch dafür eine Autorität, ganz so, wie es in den Vorlesungen heißt: *Tertius accusat Atheneus et dicit*; vgl. Agnellus 78.23/ Johannes 49, 4va12;[91] anders als im galenischen Original werden sowohl in TV –/SA 4.1.3 als auch in den Vorlesungen die drei dogmatischen Kritikpunkte überdies noch bewertet; vgl. Agnellus 78.26–80.6/Johannes 49–50, 4va15–29.

---

Weitere Beispiele nennen in Bezug auf Galens *Ad Glauconem de methodo medendi* Peterson, Galen's Therapeutics, S. 101f., und Gundert, Die Tabulae Vindobonenses, S. 123.

90 Auch Stephanus nennt diesen Begriff in seinem Vortrag über die *Aphorismen*: ἀπὸ τῶν συστοίχων, ἀπὸ ὥρας καὶ χώρας καὶ ἡλικίας καὶ ἔθους καὶ βίου καὶ τῶν τοιούτων; zitiert nach Stephani Atheniensis In Hippocratis Aphorismos commentaria V–VI, S. 118.16f.

91 Personenbezogene Ergänzungen dieser Art können geradezu als Kennzeichen der Iatrosophisten gelten. Man vergleiche hierzu die *Summaria-Alexandrinorum*-Fassung zu Galens *De differentiis febrium*, in der die allgemeinen Bemerkungen des Pergamener Arztes über die Fehler seiner nicht näher bestimmten Vorgänger hinsichtlich der Klassifizierung der Fieberarten mit den Ärzten Erasistratus, Asklepiades und Athenaeus in Verbindung gebracht werden; siehe Galen. Über die Arten, S. XXXII; S. 302.10–303.3. In gleicher Weise führt Stephanus den allgemein gehaltenen Hinweis Galens auf die drei Arten falsch vorgenommener Dihairesen in *Ad Glauconem de methodo medendi* (XI, S. 4.10–14 Kühn) auf die Gruppe der Methodiker, Erasistratus sowie Archigenes zurück; siehe Stephanus the Philosopher, S. 36.13–38.10.

- Galen schreibt, dass derjenige, der von einem tollwütigen Hund gebissen wurde, mit scharfen und warmen Heilmitteln sowie durch das Trinken eines Mittels behandelt werden soll (DS, S. 19.3–8). In TV 68/SA 9.4 wird diese Therapie in „von außen" und „von innen" unterteilt, zudem wird hier die Gabe von Theriak empfohlen; vgl. Agnellus 116.1–4: *a foris ... ab intus uti adiutoria qualia sunt thyriaca*/Johannes 72, 6rb10–13: *de foris ... et intus utens tyriaca.*
- In DS, S. 20.17–23, betrachtet der Empiriker die sehr kalten und sehr warmen Regionen als ungeeignet für den Aderlass, wobei er Ägypten als Beispiel nennt. In SA 9.10 ist dagegen wie in den Vorlesungen von Skythien und Äthiopien als Vertreter der kalten und warmen Regionen die Rede; vgl. Agnellus 120.24–32/ Johannes 75, 6va5–10.[92]

Diese Liste ließe sich noch beliebig erweitern. Was uns hier entgegentritt, ist das Bestreben der Iatrosophisten, das galenische Original für den eigenen Unterricht zu vervollständigen und zu systematisieren. Stephanus äußert sich in seiner Auslegung von *Ad Glauconem de methodo medendi* sogar explizit zu diesem Phänomen, wenn er Galens Bemerkung, dass man anhand der Augen den emotionalen Zustand von Menschen erkennen könne, folgendermaßen kommentiert: „Er (*sc.* Galen) geht darüber stillschweigend hinweg, weil er nämlich nur sagt, dass man sie anhand der Augen unterscheiden muss, nicht jedoch hinzufügt, wie man sie (anhand der Augen) unterscheiden muss. Wir aber fügen hinzu ..., dass bei denjenigen, die trauern ... während diejenigen, die besorgt sind ..." (αὐτὸς μὲν αὐτὸ παρεσιώπησεν εἰρηκὼς τοσοῦτον μόνον, ὅτι τοῖς ὀφθαλμοῖς αὐτὰ <δεῖ> διορίζειν, ὅπως δὲ χρὴ διορίζειν, μηκέτι προσθείς. ἡμεῖς δ' αὐτὸ προσθῶμεν ὅτι ἐπὶ μὲν τῶν λυπουμένων ... ἐπὶ δὲ τῶν φροντισάντων).[93] Zum Teil lassen sich diese Ergänzungen auf andere Galenschriften zurückführen, zum Teil dürften die Iatrosophisten uns unbekannte Quellen berücksichtigt haben.[94]

2. Der direkte Bezug der *Tabulae Vindobonenses* und *Summaria Alexandrinorum* zur Exegese der Iatrosophisten ergibt sich des Weiteren aus strukturellen Merkmalen der Vorträge. Dazu gehört zum einen das Diagramm, das sich in beiden Lehrwerken ausmachen lässt (s. S. 78f.). Zum anderen kann die Einteilung der Vorlesungen in Unterrichtseinheiten bestimmte Eigenheiten der *Tabulae Vindobonenses*/*Summaria Alexandrinorum* erklären:

- In TV 10/SA 2.1 sowie TV 15/SA 2.7 werden die fünf Arten bzw. Teile der Erfahrung, die als systematisierte Darstellung von DS, S. 2.12–4.6, angesehen werden können, kurz nacheinander in größtenteils identischem Wortlaut angeführt. Dies dürfte darin begründet liegen, dass zentrale Inhalte, zu denen die Teile der Erfahrung sicherlich gehörten, innerhalb der Vorträge

92 Die Dihairese in TV 67 enthält keine Länder- oder Völkernamen.

93 Zitiert nach Stephanus the Philosopher, S. 64.10–14.

94 Man vergleiche hierzu auch Wolska-Conus, Les commentaires, S. 16–38, sowie Galen: Über die Anatomie, S. 56–62.

in den verschiedenen Unterrichtseinheiten bisweilen wiederholt wurden; vgl. Agnellus 52.12–35; 60.16–19/Johannes 29, 3ra16–34; 35, 3va14–16.
- SA 8.5 und SA 9.13/TV – stellen Überleitungen dar, die auf den Inhalt der folgenden Dihairesen vorausweisen bzw. im Falle von SA 9.13 zugleich die zuvor genannten Dihairesen zusammmenfassen. Dieselben Gliederungselemente begegnen uns auch in der lateinischen Vorlesung des Agnellus; vgl. Agnellus 114.4–12; 128.1–31/Johannes –.

3. Wenn man den herausgearbeiteten Befund ernst nimmt, liegt die Frage nahe, wie weit diese Parallelität reicht: Spiegeln die Lehrwerke die strukturelle Form der Vorlesungen auch auf der Mikroebene wider und sind vielleicht nur Ausschnitte aus ihnen? In der Tat zeigt ein Blick auf die Vorträge, dass sie zu großen Teilen dihairetisch strukturiert waren.

3.1 Die folgende Auswahl an Beispielen aus den beiden ravennatischen *De-sectis*-Vorlesungen des Agnellus und Johannes zeigt, dass neben denjenigen Inhalten, die in den *Tabulae Vindobonenses*/*Summaria Alexandrinorum* vorkommen, zahlreiche auch dort nicht behandelte Aspekte nach Art der Unterteilung präsentiert wurden:

- *nunc dicamus qui[a] invenerunt ipsius definitionem ... Primus Ypocrates ... Secundus est Alexander ... Tertius Platon ... Quartus Aristotelis ... Quintus Eraclides Erithresus* (Agnellus 22.6–25; vgl. Johannes 13–15, 1vb60–2ra25; TV –/ SA 1.1–2);
- *Qui constituerunt inpiricam sectam? Acron Cacrantinus ... Qui sunt qui constituerunt dogmaticam sectam? Ypocrates de Cho ... Qui sunt qui constituerunt methodicam sectam? Fimision de Laodicia ...* (Agnellus 22.31–24.2; vgl. Johannes 15–16, 2ra29–37; TV 3/SA 0.3);
- *Dicamus nunc in quot partes dividitur medicina: in duas, theoreticon et practicon. Theoreticon dividitur in tres: fisiologicon, ethiologicon, simioticon. Fisiologicon dividitur in sex ... Ethiologicon dividitur in tres partes ... Item simioticon dividitur in tres partes ... Practicon dividitur in duo, in sanativum et operativum. Sanativus dividitur in quattuor partes ... Operatur enim sanitas tribus modis* (Agnellus 24.9–11; 26.21; 26; 28.2f.; 27; vgl. Johannes 11, 1vb13–17; 19f.; 23f.; 12, 1vb31f.; 13, 1vb52; TV 1/SA 0.1);
- *Quattuor isti tituli sunt requirendi per unamquamque arte: factibilis, materialis, organicon, perfectibilis* (Agnellus 38.19f.; vgl. Johannes 21, 2va10–12);
- *Differet sanatio adiutorio tribus modis: primum ... Secunda differentia ... Tertia differentia est ...* (Agnellus 42.15–21; vgl. Johannes 22, 2va28–33);
- *Ista translatio tribus modis partitur: aut a loco in loco, aut a passionem in passionem, aut ab adiutorio in adiutorium. De loco in locum ... A passione in passionem ... Ab adiutorio autem in adiutorium ...* (Agnellus 56.14–58.15; vgl. Johannes 33–34, 3rb27–45; TV 12/SA 2.4);
- *Nam erpes ... istius enim differentiae sunt tres ...* (Agnellus 58.9–11; vgl. Johannes 33, 3rb40f.);

– *Secundum Hyppocratem quattuor modis nominatur natura. Primum ... Secundum ... Tertium ... Quartum* (Agnellus 60.27–62.4; vgl. Johannes 35–36, 3va20–31; TV 16/SA 2.10);
– *sed quia evacuatio necessaria est, octo systocha sunt adtendenda ... tempus, regio, aetas, temperantia, consuetudo, virtus, constantia aeris ... Primum ver, autumnus ... Provincia ... Aetas ... Temperantia ... Consuetudo ... Aeris qualitatem ... Virtus ...* (Agnellus 66.21–68.32; vgl. Johannes 40–41, 3vb44–4ra1; TV 35/ SA 3.34);
– *syntomata aliqua sunt peregrina et inconsueta, aliqua sunt consueta et <non> peregrina* (Agnellus 72.4f.; vgl. Johannes 43, 4ra36–38);
– *Accusant dogmatici impericos tribus modis ... In primis ... Secundus ... Tertius* (Agnellus 78.9–23; vgl. Johannes 49, 4va3–12; TV 43/SA 4.1);
– *Iterum imperici accusant dogmaticos tribus modis: aut ... aut ... aut* (Agnellus 82.14f.;[95] vgl. Johannes 52, 4va65–70; TV 44/SA 5.1);
– *Anathomica fit in vivis et mortuis. In vivis fit propter duas occasiones ... Fit enim et in mortuis anathomi[c]a, fit propter sex occasiones* (Agnellus 86.26–88.9;[96] vgl. Johannes 54, 4vb41–52; TV 48/SA 5.4);
– *Invisibilem signum quinque modis significatur: aut ... aut ... aut ... aut ... aut* (Agnellus 94.1–4; vgl. Johannes 58–59, 5ra58–60; TV 51/SA 5.9);
– *Nobis enim sufficit scire istas tres communitates, constrictivum, relaxativum et ex utrorumque complexum* (Agnellus 96.33–98.2; vgl. Johannes 62, 5rb64f.; TV –/SA 6.3);
– *Simili modo videmus vos adtendere regiones. Sunt tres: Squithia, Asia et Ethiopia* (Agnellus 120.24f.; vgl. Johannes 75, 6va5–9; TV 67/SA 9.10);
– *Modus adiutoriorum differet tribus modis: quantitatem, qualitatem aut totum in genus* (Agnellus 122.1–3; vgl. Johannes 75, 6va13f.; TV 69/SA 9.7);
– *Circumplectitur de duas occasiones: aut non tenentem aut violenter. Et non tenente propter tres occasiones ... violenter enim moventem, aut intrinsecus aut extrinsecus* (Agnellus 146.1f.; 19; vgl. Johannes 91–92, 7vb35f.; 47).

3.2 Dass die Inhalte der *De-sectis*-Vorträge dihairetisch angeordnet waren, können des Weiteren auch die umfangreichen Fragmente aus einer anonymen Iatrosophisten-Vorlesung veranschaulichen, die sich in Ibn Hindūs (gest. zwischen 1029 und 1032) *Schlüssel zur Medizin* (مفتاح الطب) erhalten haben. Sie stammen zum einen aus der Einleitung des Vortrages, zum anderen aus der Besprechung der eigentlichen Galenschrift, und weisen teilweise nahezu wörtliche Parallelen zu den entsprechenden Passagen aus den *Summaria Alexandrinorum* zu *De sectis* auf.[97]

95 Der Text aus dem Kodex Ambrosianus G 108 inf. wurde hier durch die Rezension im Vat. Pal. Lat. 1090 ergänzt; siehe L'antica versione, S. 41.
96 Der Text aus dem Kodex Ambrosianus G 108 inf. wurde hier durch die Rezension im Vat. Pal. Lat. 1090 ergänzt; siehe L'antica versione, S. 39.
97 Siehe die Beispiele in Overwien, Eine spätantik-alexandrinische Vorlesung.

3.3 Es dürfte wenig überraschen, dass die beschriebene Charakteristik auch für andere alexandrinische Vorträge gilt. Als besonders instruktives Beispiel sei Stephanus' *Prognostikon*-Vorlesung genannt, in der die Inhalte zum Teil seitenweise in Form von Dihairesen erscheinen. Um einige Beispiele zu nennen:

- ἐκ τριῶν συλλογιστικῶν ἀποδείξεων σκευάζων αὐτό ... καὶ πρώτη ἐστὶν αὕτη ... δεύτερον συλλογισμὸν ... τρίτον δὲ συλλογισμὸν ...
- Ἰστέον ὅτι ἡ σημείωσις τριττή ἐστιν, ἐπιστημονική, τεχνική, ἰδιωτική.
- τρέπεται καὶ ἐπὶ τὴν σημείωσιν τῆς παρὰ φύσιν κατακλίσεως καὶ λέγει ἑπτὰ σχήματα. καὶ πρῶτον σχῆμα … Δεύτερον δὲ … Τρίτον σχῆμα … Τέταρτον σχῆμα … Πέμπτον δέ … Ἕκτον δὲ … Ἕβδομον δέ …
- ποιητικὸν μὲν αἴτιόν ἐστι τῶν ἱδρώτων ... πλείονα. Ὧν πρῶτος τρόπος ... Δεύτερος τρόπος ... Τρίτος τρόπος ... Τέταρτος τρόπος …
- φέρε τὰ τέσσαρα γενεσιουργὰ αἴτια τῶν ὕπνων προδιασκεψώμεθα. Καὶ ποιητικὸν μὲν αἴτιον … Ὑλικὸν δὲ αἴτιόν ἐστι … Ὀργανικὸν δὲ αἴτιόν ἐστιν … Τελικὸν δὲ αἴτιόν ἐστιν …
- τέσσαρά τινα δεῖ ἡμᾶς ζητῆσαι. πρῶτον … δεύτερον … τρίτον … καὶ τέταρτον … καὶ ἀρκτέον ἀπὸ τοῦ πρώτου … Δεύτερον δέ … Τρίτον … Τέταρτόν ἐστιν …
- ἐφ' οἷς καὶ προσδιορισμοὺς τίθησι τέσσαρες τὸν ἀριθμόν. ὧν πρῶτός ἐστιν ... Δεύτερον λέγει προσδιορισμὸν ... Τρίτος προσδιορισμός ἐστιν ... Τέταρτος προσδιορισμός ἐστιν …
- Σημειοῦται οὖν τοὺς ἐμπύους διὰ δέκα τινῶν δηλωτικῶν σημείων. ὧν πρῶτον σημεῖόν ἐστι … Δεύτερον σημεῖόν ἐστιν … Τρίτον σημεῖόν ἐστιν … Τέταρτον σημεῖόν ἐστι … Πέμπτον σημεῖον … Ἕκτον σημεῖόν ἐστιν … Ἕβδομόν ἐστιν σημεῖον … Ὄγδοόν ἐστι σημεῖον … Ἔννατον σημεῖόν ἐστιν … Δέκατόν ἐστι σημεῖον …
- Ταῦτα εἰρηκὼς προσδιορισμοῖς κέχρηται ... ὧν πρῶτον προσδιορισμὸν λέγει ... Λέγει καὶ δεύτερον προσδιορισμόν ... Τρίτος προσδιορισμός ἐστιν ... Τέταρτος προσδιορισμός ἐστιν …
- καὶ παραδίδωσιν ἡμῖν σημεῖα τρία, ἀπὸ τοῦ τόπου, ἀπὸ τοῦ χρόνου καὶ ἀπὸ τῆς ἡλικίας. Καὶ ἀπὸ τοῦ τόπου … Ἀπὸ … τοῦ χρόνου … Ἀπὸ … τῆς ἡλικίας … .[98]

Es hat ganz den Anschein, dass es gar nicht nötig war, die medizinischen Inhalte für eine Aufnahme in die *Tabulae Vindobonenses* und *Summaria Alexandrinorum* in eine neue Form zu bringen. Vielmehr scheinen sie schon im Rahmen des Vortrags zu großen Teilen entsprechend präsentiert worden zu sein, so dass sie aus ihnen nur extrahiert und zusammengestellt werden mussten.

98 Die Passagen sind zitiert nach Stephani Philosophi In Hippocratis Prognosticum commentaria III, S. 34.23–36.7; 66.1; 92.31–96.4; 116.3–22; 160.26–164.32; 188.40–190.25; 196.15–198.22; 222.12–226.18; 242.7–244.29; 250.27–252.6; siehe zu diesem Phänomen auch Wolska-Conus, Les commentaires, S. 15, sowie Gundert, Die Tabulae Vindobonenses, S. 141.

3.4 Erstaunlicherweise bestimmte das Prinzip der Unterteilung nicht nur die Struktur der Vorlesung, sondern sogar das Denken der Iatrosophisten. Als Beleg dafür sei eine Passage aus der gerade erwähnten *Prognostikon*-Vorlesung genannt, in der der Lehrer Stephanus eine scheinbar sinnlose Äußerung im hippokratischen Original damit erklärt, dass sie die Dihairese zum Thema Los des Patienten bzw. Tod des Patienten vervollständigt.[99]

4. Wenn die *Tabulae Vindobonenses/Summaria Alexandrinorum* vorlesungsbegleitend eingesetzt wurden, ergeben sich daraus zwei Konsequenzen:

Es ist anzunehmen, dass es mehrere Versionen der Lehrwerke gegeben haben muss, da sich die Vorlesungen der Iatrosophisten zumindest in Teilen unterschieden haben, und in der Tat konnten bisher zu Galens *De pulsibus ad tirones* und *De differentiis febrium* zwei, zu *De symptomatum differentiis* sogar drei unterschiedliche *Summaria-Alexandrinorum*-Fassungen ausfindig gemacht werden.[100] Man muss demnach immer im Auge behalten, dass die *Tabulae Vindobonenses* und *Summaria Alexandrinorum*, die uns in den Handschriften vorliegen, nur einen Ausschnitt aus dem originalen Textbestand der Lehrwerke bilden.

In Bezug auf die spätantike *De-sectis*-Exegese lässt sich zudem festhalten, dass, wie zu Beginn von Kap. 3.3.1 auch schon ausgeführt, die *Tabulae Vindobonenses* und *Summaria Alexandrinorum* mit den erhaltenen Vorlesungen über *De sectis* nicht in jeder Hinsicht übereinstimmen. Daraus folgt, dass sich ihr alexandrinischer Referenztext nicht erhalten hat. Des Weiteren lässt sich ausschließen, dass sich die hier untersuchten *Tabulae Vindobonenses* und *Summaria Alexandrinorum* zu *De sectis* auf dieselbe (nicht überlieferte) Vorlesung beziehen, da sie in einigen Punkten inhaltliche Abweichungen aufweisen, die sicher nicht auf Kopistenfehler zurückgehen (s. Kap. 3.3.3.4). Das bedeutet, dass im Rahmen des bisher erhaltenen spätantik-alexandrinischen Textbestandes zu *De sectis* jeweils nur ein Teil der Kombination Lehrwerk-Vorlesung überliefert wurde.

### 3.3.2 Gemeinsamkeiten

Wenn man davon ausgeht, dass beide Lehrwerke für denselben Zweck konzipiert wurden, stellt sich zwangsläufig die Frage nach ihrem Verhältnis. Dabei gilt es zu beachten, dass die uns vorliegenden *Tabulae Vindobonenses* und *Summaria Alexandrinorum* zu *De sectis* nicht mit dem Originaltext identisch sind, sondern Fassungen darstellen, die überarbeitet sind (*Summaria Alexandrinorum*) bzw. nur größere, teils fehlerhafte Auszüge bieten (*Tabulae Vindobonenses*). Während diese Aspekte unten in Kap. 3.3.3 ausgeführt werden, soll es zunächst um ihre Gemeinsamkeiten gehen.

99 Stephani Philosophi In Hippocratis Prognosticum commentaria III, S. 50.24f.: … ἢ γὰρ διὰ τὸ τέλειον τῆς διαιρέσεως.

100 Siehe Garofalo, Le commentaire, S. 384, Garofalo, I sommari, S. 211–213, und Overwien, Die orientalische Überlieferung, S. 105.

1. Es wurde schon anderenorts verschiedentlich betont, dass die *Tabulae Vindobonenses* und *Summaria Alexandrinorum* bemerkenswerte Parallelen im Hinblick auf Inhalt und Art der Darstellung aufweisen.[101] Diese Ergebnisse können durch die vorliegende Untersuchung nicht nur grundsätzlich bestätigt, sondern noch erweitert werden. Die Tabelle in Kap. 6.1 macht deutlich, wie groß die inhaltlichen und strukturellen Übereinstimmungen sind. Aus Kap. 3.3.1 geht des Weiteren hervor, dass beide Lehrwerke oftmals dieselben Abweichungen vom galenischen Original erkennen lassen. Zudem zeigt eine vergleichende Lektüre, dass auch die Wortwahl in vielen Fällen identisch ist, ein Umstand, der bisweilen bis in Detailaspekte hineinreicht:

Die oberste Ebene der Dihairese wird in TV 64 und in SA 7.6 lediglich durch die Partikel πάλιν = *wa-ma῾a hāḏā ayḍan* gebildet.[102] Obwohl diese Struktur strenggenommen nicht den Regeln entspricht, da eine Dihairese normalerweise dazu dient, einen Begriff nach bestimmten Gesetzmäßigkeiten in seine Einzelteile zu untergliedern, scheint es sich hier um eine bewährte Form zu handeln, die zum Beispiel auch ein Baumdiagramm der *Tabulae Vindobonenses* zur *Ars medica* kennzeichnet; siehe cod. Vind. Med. Gr. 16, fol. 333r: πάλιν ἡ μὲν … ἡ δέ … .

Sowohl in TV 69 als auch in SA 9.7 kommt durch die Formulierung „wie gesagt" (ὡς εἴρηται) bzw. „wie wir es hier beschrieben haben" (*῾alā mā waṣafnā hāhunā*) zum Ausdruck, dass die Dihairese schon vorher thematisiert wurde.

In SA 6.1 heißt es, dass die Methodiker die Betrachtung der Teile des Körpers (*a῾ḍā᾿u l-badani*) ablehnen. Die Junktur *a῾ḍā᾿u l-badani* wirkt redundant, da bereits *a῾ḍā᾿* die Körperteile bezeichnet und üblicherweise von den Übersetzern auch nur verwendet wird. Der Zusatz *al-badan* („des Körpers") ist vermutlich dadurch bedingt, dass in der griechischen Vorlage eine vergleichbare Formulierung wie τὰ μόρια τοῦ σώματος stand – auch hier hätte τὰ μόρια für die Darstellung des Sachverhalts „Körperteile" bereits ausgereicht –, und genau diese findet sich in der Parallele TV 52.

Im Folgenden sollen noch zwei weitere Merkmale der beiden Lehrwerke diskutiert werden, die ihren gemeinsamen Ursprung ebenfalls unterstreichen können.

2. Es fällt auf, dass weder in den *Tabulae Vindobonenses* noch in den *Summaria Alexandrinorum* auf den Anfang der *De-sectis*-Vorlesung, in dem die eher „philosophischen" Aspekte der Medizin wie ihre Natur oder ihre Definition thematisiert werden (Kap. 2.1.2), Bezug genommen wird. Vielmehr setzen beide erst an dem Punkt der Exegese ein, an dem es um konkrete medizinische Sachverhalte geht. Aus welchen Gründen der einleitende Teil der Kommentierung in den Lehrwerken außen vorgelassen wurde, ist unklar.

3. Sowohl die *Tabulae Vindobonenses* als auch die *Summaria Alexandrinorum* enthalten an derselben Stelle eine nahezu identisch gestaltete graphische Darstellung in Form eines Rechteckes, in dessen innerem Teil sich zwei Diagonalen

101 Siehe zum Beispiel Pormann, The Alexandrian Summary, S. 19–21, Garofalo, I sommari, S. 208–211, und Overwien, Die orientalische Überlieferung, S. 106f.

102 Siehe hierzu die Erläuterung zu den beiden Dihairesen in Kap. 4.3 und 5.2.

kreuzen (TV 58/SA 7.2; s. Kap. 6.2).[103] An den vier Ecken dieses Rechteckes finden sich einzelne Begriffe, auf den geraden bzw. diagonalen Linien dagegen kurze Verbalausdrücke. Verbindet man zwei an den Ecken angeordnete Begriffe über die Wörter auf den Linien miteinander, erhält man eine Aussage über die Erkenntnisprinzipien der Empiriker, Dogmatiker und Methodiker. Auf diese Weise wird das zentrale Thema von *De sectis* anschaulich zusammengefasst. Weder in den *Tabulae Vindobonenses* noch in den *Summaria Alexandrinorum* wird die graphische Darstellung mit einer Bezeichnung versehen, aus den im Folgenden genannten Parallelen bei den neuplatonischen Philosophen geht jedoch hervor, dass der (spät-)antike Begriff dafür Diagramm lautete.

Hierzu muss man wissen, dass auch Diagramme eine wichtige Rolle in der Didaktik der alexandrinischen Medizinlehrer spielten und entsprechend weit verbreitet waren. Vereinzelt kommen sie beispielsweise in der *Zusammenfassung der 16 Bücher des Galen, Kurzfassung des Johannes Grammaticus* (كتاب اختصار الستة عشر لجالينوس تلخيص يحيى النحوي) zur Anwendung.[104] In gleicher Weise gehören sie zum festen Bestand der *Tabulae Vindobonenses* und *Summaria Alexandrinorum*, die beide neben dem gerade erwähnten Beispiel zu *De sectis* noch mehrere andere enthalten.[105]

Nun könnte man natürlich erwarten, dass derartige Diagramme auch in den Vorlesungen der Iatrosophisten anzutreffen sind. Leider bietet jedoch weder die griechisch-arabische noch die lateinische Tradition einen Beleg dafür, was sicherlich in erster Linie daran liegt, dass sich nur ein sehr kleiner Teil der ursprünglich einmal existierenden medizinischen Vorträge erhalten hat. Denn ein kurzer Ausblick auf die zeitgenössischen neuplatonischen Philosophen zeigt, dass graphische Darstellungen zum festen Bestand der alexandrinischen Vorlesungen gehörten: Ammonius (gest. 517/526) verwendet sie in seiner Besprechung der aristotelischen *Kategorien*, ebenso Elias (6. Jh.) in seinen *Prolegomena zur Philosophie* sowie in seiner Behandlung der *Isagoge* des Porphyrius.[106] Letzterer nennt uns auch die Bezeichnung für dieses Gebilde: διάγραμμα.[107]

---

103 Ein weiteres Beispiel für dieselbe Form von graphischer Darstellung in den *Tabulae Vindobonenses* und *Summaria Alexandrinorum* sind die Kolumnen bzw. Tabellen, in denen einzelne Begriffe aus der *Ars medica* zueinander in Beziehung gesetzt werden; s. The Alexandrian Epitomes, S. 58–64, Kodex Vindobonensis Medicus Graecus 16, fol. 332r–v und Gundert, Die Tabulae Vindobonenses, S. 124–126. Dass sie auch in Agnellus'/Gessius' Vorlesung über die *Ars medica* vorliegen (s. Palmieri, Survivance d'une lecture alexandrine, S. 95f.), unterstreicht einmal mehr den Bezug der beiden Lehrwerke zu den Vorträgen.

104 Siehe cod. Arund. Or. 17 (British Library), fol. 96r (zu *De locis affectis*).

105 Weitere Diagramme finden sich in den *Tabulae Vindobonenses* auf fol. 336v, 350r und 356r des Kodex Vindobonensis Med. Gr. 16; siehe auch Gundert, Die Tabulae Vindobonenses, S. 103; bezüglich der *Summaria Alexandrinorum* siehe The Alexandrian Compendium, vol. 1, S. 140; 298; 316; 386, sowie Peterson, Galen's Therapeutics, S. 106.

106 Siehe die Beispiele in Ammonius, In Aristotelis categorias commentarius, S. 25, und Eliae In Porphyrii Isagogen commentaria, S. 13.18–23; 65.10–14.

107 Siehe Eliae In Porphyrii Isagogen commentaria, S. 13.16f.; 65.9: καθὼς/καθὰ τὸ διάγραμμα τοῦτο δηλοῖ; zu dieser Bezeichnung siehe auch Stückelberger, Bild und Wort, S. 24.

Schaut man sich die Verwendungsweise dieser Diagramme an, wird man feststellen, dass sie zur Veranschaulichung einer vorher getroffenen Aussage dienen: In SA 7.2 sehen wir, dass der Inhalt des Diagramms zuvor in einem Fließtext präsentiert wird, in dem zunächst die in den vier Ecken stehenden Punkte (Beobachtung, Schlussfolgerung, das Sichtbare und das Unsichtbare) genannt werden, bevor dann eine Erläuterung dazu erfolgt, in welcher Kombination sie eine sinnvolle Aussage ergeben. Das Diagramm fasst diese Aussagen schließlich noch einmal graphisch zusammen. Dieselbe Verwendungsweise des Diagramms begegnet uns auch in den *Tabulae Vindobonenses*. Zwar nicht in TV 58, da hier kein entsprechender Text vorweg präsentiert wird, dafür aber in den *arbores* zu *De symptomatum causis*, wo ein vergleichbar gestaltetes Rechteck vorliegt, auf das in diesem Fall eine Dihairese folgt, aus der ebenfalls hervorgeht, welche Verbindungen derjenigen Begriffe möglich sind (συνίσταται), die in den vier Ecken des Diagramms angeordnet sind (πολύ, λεπτόν, ὀλίγον, παχύ).[108] Dass wir es auch in diesem Punkt mit spätantik-alexandrinischer Praxis zu tun haben, zeigt ein Blick in die gerade genannten Werke der Philosophen Ammonius und Elias. Sie verwenden das Diagramm nämlich gleichfalls dafür, eine vorher getätigte Aussage über vier bestimmte Ausdrücke und über die Möglichkeiten ihrer Kombination zu veranschaulichen.[109] Nebenbei formuliert, belegt selbstverständlich auch das Diagramm bzw. seine spezielle Form der Anwendung, dass die *Tabulae Vindobonenses*/*Summaria Alexandrinorum* im Kontext der spätantik-alexandrinischen Vorlesungen gesehen werden müssen.

### 3.3.3 Unterschiede

Es kamen in Kap. 3.3.2 mehrere Aspekte zur Sprache, aus denen klar hervorgeht, dass die *Tabulae Vindobonenses* und *Summaria Alexandrinorum* in wesentlichen Punkten übereinstimmen. Im Folgenden sollen dagegen vier Bereiche diskutiert

---

108 Siehe Gundert, Die Tabulae Vindobonenses, S. 103 m. Anm. 57.

109 Siehe beispielsweise Ammonius, In Aristotelis categorias commentarius, S. 25.5–9: Ἔστι δὲ ἡ διαίρεσις αὕτη· τῶν ὄντων τὰ μέν ἐστι καθόλου τὰ δὲ μερικά, καὶ πάλιν τῶν ὄντων τὰ μέν ἐστιν οὐσίαι τὰ δὲ συμβεβηκότα· γίνονται τοίνυν συζυγίαι ἕξ ..., ὧν αἱ δύο ἀνυπόστατοι, αἱ δὲ λοιπαὶ τέσσαρες ... συνεστᾶσιν; Eliae In Porphyrii Isagogen commentaria, S. 13.12f.; 15f.: λέγουσι δὲ καὶ τοιαύτην διαίρεσιν, ὅτι τέσσαρά τινα παράκεινται ἀλλήλοις, ... ἡ φυσικὴ ζωή, ... ὁ φυσικὸς θάνατος, ... ὁ προαιρετικὸς θάνατος, ... ἡ προαιρετικὴ ζωή. δύο δὲ οὐσῶν ἀντιθέσεων ἓξ γίνονται συμπλοκαί, ὧν (*sic pro* ὧ ed.) αἱ μὲν τρεῖς συνίστανται, αἱ δὲ ἄλλαι τρεῖς ἀσύστατοί εἰσι. Porphyrius nannte dieses Verfahren in Abgrenzung von der linear bzw. horizontal ausgerichteten (κατὰ στοῖχον) Dihairese ἡ χιαστὴ τάξις, weil die Begriffe nur über die Diagonalen und Vertikalen so miteinander verbunden werden, wie sie tatsächlich vorkommen; siehe Porphyrii Isagoge, S. 78.36–79.8, sowie P. Hadot, Cancellatus respectus. L'usage du chiasme en loqique, in: Archivum Latinitatis Medii Aevi 24, 1954, S. 277–282. Das Diagramm in TV 58/SA 7.2 hält sich nicht ganz an diese Vorgabe, da die gerade skizzierte Funktion der Linien in ihm von der unteren Horizontale statt von den beiden Vertikalen erfüllt wird.

werden, in denen sie zum Teil deutliche Differenzen aufweisen oder, um es etwas präziser zu formulieren, aufzuweisen scheinen. Denn zwei, wahrscheinlich sogar drei dieser Unterschiede sind Ergebnis von Eingriffen in den Text, die auf die syrisch-arabische Überlieferung der *Summaria Alexandrinorum* zurückgehen.

#### 3.3.3.1 Baumdiagramm versus Fließtext

Eine Gegenüberstellung der beiden Lehrwerke lässt sofort erkennen, dass ihre äußere Form nicht identisch ist. Während die Dihairesen in den *Summaria Alexandrinorum* als Fließtext erscheinen, wird die logische Verknüpfung ihrer Inhalte in den *Tabulae Vindobonenses* durch Linien hergestellt, so dass wir es im Ergebnis mit sogenannten Baumdiagrammen (*arbores*) zu tun haben. Allerdings spricht einiges dafür, dass die unterschiedliche Präsentationsweise das Ergebnis einer Textüberarbeitung ist.

Es wurde anderenorts schon die Vermutung geäußert, dass die *Summaria Alexandrinorum* (zu *De differentiis febrium*) ursprünglich nicht als durchgehender Text, sondern als Baumdiagramme konzipiert waren. Grundlage für die Annahme war die Beobachtung, dass in ihnen oftmals satzeinleitende bzw. -verbindende Partikel wie *fa-*, *wa-* oder *inna* fehlen. Zudem stünden in vielen Passagen Subjekt und Prädikat extrem weit voneinander entfernt. In einem Fließtext wären solche Erscheinungen absolut unüblich, sie ließen sich aber durch die (Auflösung der) Struktur eines Baumdiagramms gut erklären.[110] Interessanterweise können beide Aspekte auch in den *Summaria Alexandrinorum* zu *De sectis* beobachtet werden:

1. Ein Blick in die *Tabulae Vindobonenses* verdeutlicht sofort, dass Baumdiagramme in vielen Fällen ohne Partikel gebildet werden.[111] Offenbar wurden *arbores* innerhalb des Lehrwerkes als voneinander unabhängige syntaktische Einheiten aufgefasst. In diesem Sinne weisen auch in den *Summaria Alexandrinorum* viele Dihairesen keine satzeinleitende Partikel auf: Dies gilt zum Beispiel für den Anfang von

– SA 1.3: *al-asbābu…*[112]
– SA 1.5: *ǧamīʿu l-aṭibbāʾi …*[113]
– SA 1.6: *kullu wāḥidatin …*

110 Siehe hierzu die von Manfred Ullmann inspirierten Ausführungen in Galen. Über die Arten, S. XXXf. Asper, Griechische Wissenschaftstexte, S. 279f., vermutet ebenfalls, dass einige spätantike Texte, die eine dihairetische Struktur aufweisen, aus visualisierenden Darstellungen wie zum Beispiel Diagrammen hervorgegangen sind, „von denen die Handschriften voll sind".

111 Partikel sind nur in TV 9; 15; 56; 75 (δέ) und TV 64 (πάλιν) enthalten. Die Baumdiagramme, die sich in der *De-sectis*-Vorlesung des Palladius sowie bei den alexandrinischen Neuplatonikern erhalten haben, bestätigen dieses Bild (s. Kap. 3.1.1–2).

112 Siehe The Alexandrian Epitomes, S. 11.8. Kodizes F und S lesen *wa-l-asbābu*.

113 Kodizes F und S lesen *wa-ǧamīʿu l-aṭibbāʾi*. So lautet auch der Text in The Alexandrian Epitomes, S. 12.5.

– SA 1.8: *yaḥtāǧu* ...[114]
– SA 2.6: *idrāk* …
– SA 3.1: *al-asbābu* …
– SA 3.9: *al-ḥarakatu* …
– SA 3.10: *afʿālu l-ḥarakati* …
– SA 3.30: *aǧnāsu mā* …
– SA 3.34: *al-ašyāʾu* ...
– SA 3.40: *mina l-aʿrāḍi* ...[115]
– SA 5.2: *aṣḥābu l-qiyāsi* ...
– SA 6.4: *iǧtilābu l-ṣiḥḥati* ...
– SA 7.1: *kullu wāḥidin* ...
– SA 7.3: *qadi ḫtalafa* ...
– SA 7.4: *aṣḥābu l-taǧāribi* ...
– SA 7.5: *aṣḥābu l-ḥiyali* ...[116]
– SA 10.3: *al-ašyāʾu* …
– SA 10.9: *al-aʿḍāʾu* …

Zum Teil lässt sich dieses Phänomen auch innerhalb der Dihairese ausmachen, wenn zum Beispiel in SA 1.6 die zweite Ebene nur mit *ammā* ... statt mit *fa-/wa-ammā* eingeleitet wird.[117]

Nun darf man natürlich nicht außer Acht lassen, dass die meisten *De-sectis*-Dihairesen in den *Summaria Alexandrinorum* durchaus mit Partikeln eingeleitet werden. Die Frage ist also, wie es zu dieser inkohärenten Gestaltung kommen konnte. Als Erklärung ließe sich denken, dass entweder der Übersetzer bzw. ein späterer Bearbeiter sie in den Text integriert hat, dabei aber nicht auf Vollständigkeit aus war, oder dass schon die griechische Vorlage durch einen uneinheitlichen Partikelgebrauch gekennzeichnet war.[118]

2. Auch für die Trennung von zusammengehörenden Satzgliedern bieten die *Summaria Alexandrinorum* einige aussagekräftige Beispiele. Wie zu sehen sein wird, lässt sich dieses Phänomen gleichfalls dadurch erklären, dass die Dihairese zuvor als Baumdiagramm konzipiert war. Bei der Auflösung der stemmatischen Struktur bzw. der Aneinanderreihung der einzelnen Elemente in einem Fließtext

114 Kodex F liest *wa-yaḥtāǧu* … .

115 Kodex F liest *wa-mina l-aʿrāḍi.*

116 Kodex F liest *wa-aṣḥābu.*

117 Siehe den Text in The Alexandrian Epitomes, S. 12.12 (arab.). Es sei angemerkt, dass in einzelnen Kodizes, wie in den Anmerkungen zu den gerade genannten Beispielen auch angegeben, durchaus Partikel gesetzt wurden. Sie werden hier jedoch als späterer Zusatz bzw. als *lectio facilior* bewertet, da es naheliegender ist, dass ein Kopist sie als eigentlich übliches syntaktisches Element hinzugefügt als ausgelassen hat.

118 Man beachte, dass auch der überwiegende Teil der Dihairesen aus den *Summaria Alexandrinorum* zu *De diebus decretoriis* nicht mit *wa-* oder *fa-* beginnt; siehe The Alexandrian Summaries, S. 33–64. Ebenso fehlen satzeinleitende Partikel in weiten Teilen der *Summaria Alexandrinorum* zur *Ars medica* und zu *De elementis*; siehe The Alexandrian Epitomes, S. 51–129; 135–186.

wurde nämlich übersehen, dass auf diese Weise nicht nur der grammatikalische Zusammenhang verschleiert, sondern zum Teil auch inhaltliche Probleme generiert wurden.

Beispiel 1: SA 5.6

الشيء الذي ليس بظاهر إما أن يكون في طبعه غير ظاهر بمنزلة كل شيء لا يقع عليه الحس وإنما يعرف بالعقل والباب الذي به يعرف هذا والقياس الذي يدل عليه يقال له أنالوجسموس وهو القياس على الخفي بالظاهر وإما أن يكون ليس بخفي في الطبع ولا في الصناعة لكنه مما يخفي وقت من الأوقات ...

Die Sache, die nicht sichtbar ist, ist entweder ihrer Natur nach unsichtbar wie zum Beispiel jede Sache, die der Wahrnehmung nicht zugänglich ist und nur durch den Verstand erkannt wird. Die Methode, durch die diese (Sache) erkannt wird, sowie der Analogieschluss, der sie erkennen lässt, wird Analogismos genannt. Dies ist der Analogieschluss auf das Verborgene mit Hilfe des Sichtbaren. Oder (die Sache, die nicht sichtbar ist,) ist nicht (ihrer) Natur nach und im Rahmen der (Ausübung der medizinischen) Kunst verborgen, sondern weil sie zu dem gehört, das zu einem gewissen Zeitpunkt nicht greifbar ist, ...

Bei dieser Dihairese stehen die beiden Glieder *immā an* ... *immā an* („entweder ... oder") sehr weit auseinander, da Ausführungen über den Analogismos dazwischengeschaltet sind. In einem Baumdiagramm ist eine solche Struktur dagegen nicht ungewöhnlich, da durch *immā an* ... *immā an* die einzelnen Untergliederungen des Oberbegriffes eingeleitet werden und sie daher immer voranstehen. Man vergleiche hiermit beispielsweise TV 12, 34, 69, 70: ἢ ... ἤ. Zur Verdeutlichung sei SA 5.6 als Baumdiagramm präsentiert:

الشيء الذي ليس بظاهر

إما أن يكون في طبعه غير ظاهر
بمنزلة كل شيء لا يقع عليه الحس وإنما يعرف
وبالعقل الباب الذي به يعرف هذا والقياس الذي يدل
عليه يقال له أنالوجسموس وهو القياس على الخفي بالظاهر

وإما أن يكون ليس بخفي في الطبع ولا في الصناعة
لكنه مما يخفي وقت من الأوقات

Hinzu kommt, dass das Subjekt zu Beginn „die Sache, die nicht sichtbar ist" (*al-šay'u llaḏī laysa bi-ẓāhirin*) ungewöhnlich weit vom zweiten Prädikat *wa-immā an yakūna* entfernt steht.[119] Auch dieser Umstand erklärt sich durch die Baumstruktur, da besagtes Subjekt das Thema der Dihairese ist, welches in den folgenden Untergliederungen näher bestimmt, aber nicht mehr jedes Mal eigens genannt wird, was zu seiner Separierung von den folgenden Prädikaten führt.

119 Man vgl. hierzu auch die Bemerkung in Galen. Über die Arten, S. XXXI, zu einem vergleichbaren Fall: „... Subjekt und die Prädikate so weit auseinandergerückt sind, wie es in einem literarischen Text nicht sein kann."

## Beispiel 2: SA 3.35

وأما الأشياء التي تدل على أنه لا ينبغي أن يستعمل الاستفراغ فهي ضعف القوة إن كانت نفسانية وإن كانت حيوانية وإن كانت طبيعية ومن النفسانية أيضا إن كانت قوة الحس وإن كانت قوة الحركة وإن كانت قوة التدبير والسياسة ومن الطبيعية إن كانت القوة الجاذبة وإن كانت القوة الماسكة وإن كانت القوة المغيرة وإن كانت القوة الدافعة والسن ...

Was die Dinge betrifft, die darauf hindeuten, dass die Durchführung einer Entleerung nicht nötig ist, so gehören dazu die Schwäche der Kraft, sei es, dass es die seelische, die vitale oder die natürliche Kraft ist, und außerdem von der seelischen Kraft: sei es, dass es die Kraft der Wahrnehmung, die Kraft der Bewegung oder die Kraft der Leitung und Führung ist, und von der natürlichen Kraft: sei es dass es die anziehende Kraft, die festhaltende Kraft, die verändernde Kraft oder die abstoßende Kraft ist. (Dazu gehören auch) das Alter …

In dieser Dihairese geht es um Faktoren, die eine Entleerung als nicht notwendig erscheinen lassen. Dabei wird die „Schwäche der Kraft“ (*ḍuʿfu l-quwwati*) als erstes genannt, worauf eine doppelte Unterteilung der Kraft folgt. Erst einige Zeilen später wird der zweite Faktor „und das Alter“ (*wa-l-sinnu*) erwähnt. In einem Fließtext ergibt sich so jedoch eine Abfolge von Begriffen, bei der man zunächst geneigt ist, das Alter mit der unmittelbar zuvor erwähnten „abstoßenden Kraft“ (*al-quwwatu l-dāfiʿatu*) in Beziehung zu setzen. Eine Überleitung à la „dazu gehören auch (das Alter)“ – wie sie oben in der Übersetzung gewählt wurde – wäre hier für das Verständnis hilfreich gewesen.[120]

In einem Baumdiagramm werden die Bezüge dagegen sofort deutlich, da sich „das Alter“ und die „abstoßende Kraft“ nicht auf derselben Ebene befinden:

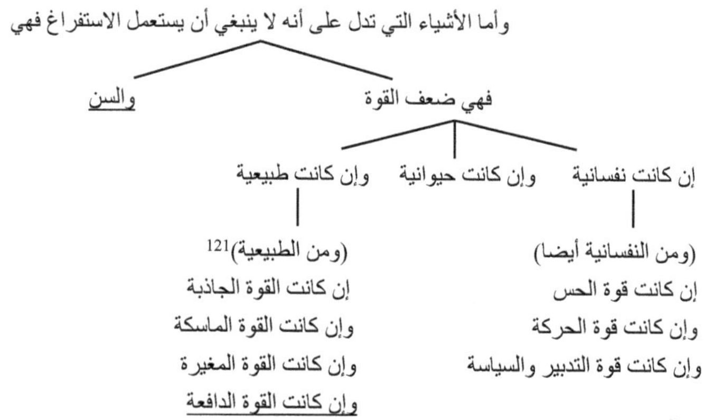


120 In der englischen Übersetzung dieser Stelle in The Alexandrian Epitomes, S. 26.15f., wurde sie ebenfalls hinzugefügt: „These factors [indicating against evacuation] also include age … .“

121 Die beiden Klammerausdrücke standen ursprünglich sicher nicht im Baumdiagramm. Sie wurden bei der Umwandlung in den Fließtext jedoch notwendig, um die Bezüge deutlich zu machen. Es sind sozusagen Versprachlichungen der Linien.

Beispiel 3: SA 7.6

> فأما أصحاب الحيل وأصحاب القياس فغير متفقين في العمل لأنهم لا ينظرون في الأسباب ولا في بنات الأركان ولا في الوجه الذي تستخرج به معرفة الأشياء ...
>
> Was die Methodiker und die Rationalisten betrifft, so stimmen sie weder hinsichtlich der Praxis überein, weil sie (*sc.* die Methodiker) sich weder mit den Ursachen noch mit den Töchtern der Elemente beschäftigen, noch (stimmen sie) in der Art und Weise überein, durch die man das Wissen um die Dinge herausbekommt …

Bei dieser Passage muss man beachten, dass „noch in der Art und Weise" (*wa-lā fī l-waǧhi*) nicht mit den beiden zuvor genannten negierten Wendungen „weder mit den Ursachen noch mit den Töchtern der Elemente" (*lā … fī l-asbābi wa-lā fī banāti l-arkāni*) verbunden werden darf, obwohl es der Satzbau nahelegt,[122] sondern mit der Formulierung „so stimmen sie weder hinsichtlich der Praxis überein" (*fa-ġayru muttafiqīna fī l-ʿamali*). Man vergleiche hierzu TV 64: καὶ ἐν τοῖς ἔργοις διαλλάττουσι … καὶ ἐν τῇ εὑρέσει. Wie im Beispiel zuvor hätte das Prädikat vom Bearbeiter der Dihairese noch einmal zur Klärung genannt werden müssen. In einem Baumdiagramm kann es dagegen zu keinem Missverständnis kommen, da die fraglichen Glieder nicht auf einer Stufe stehen und es folglich auch nicht möglich ist, sie miteinander zu verbinden:

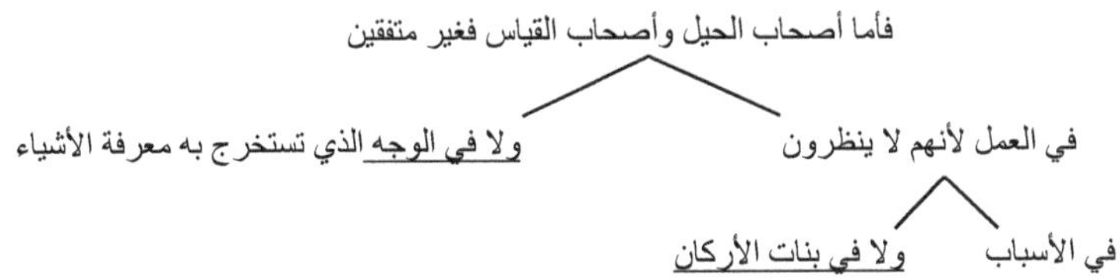


Es sei angemerkt, dass derartige Probleme in den *Summaria Alexandrinorum* selten vorkommen, da die meisten Dihairesen weniger komplex gestaltet sind, so dass die inhaltlichen bzw. grammatikalischen Bezüge in der Regel deutlich sind.

3. Den fehlenden Konnektoren sowie der Trennung von zusammengehörenden Satzgliedern ließe sich schließlich noch eine weitere Eigenheit der *Summaria Alexandrinorum* hinzufügen, die gleichfalls ihren stemmatischen Ursprung verrät. Es ist ein Kennzeichen der Baumdiagramme, dass ab der zweiten Ebene diejenigen Punkte, die den Unterschied ausmachen, gleich zu Beginn der jeweiligen Einheit genannt werden. Dieses Phänomen lässt sich auch in den *Summaria Alexandrinorum* ausmachen. Als Beispiel sei zunächst TV 6/SA 1.5 genannt. (Der Übersichtlichkeit halber werden die *Summaria Alexandrinorum* im Folgenden nur als *arbores* angegeben.)

122 … und der Verfasser der englischen Wiedergabe dieser Passage die Struktur so aufgefasst hat: „… neither the causes nor the daughters of the elements, *nor the means* by which …"; zitiert nach The Alexandrian Epitomes, S. 38.25f.

ϛ’ οἱ ἰατροὶ

| | |
|---|---|
| κοινωνοῦσι κατὰ τὸ τέλος ἅπαντες | διαφέροντ<αι> δὲ περὶ τῆς εὑρέσεως τῶν βοηθημάτων |

وجميع الأطباء

| | |
|---|---|
| إلا أنهم يختلفون في وجود الأشياء التي تستفاد بها الصحة واستخراجها | متفقون على تمام غرض الطب مشتركون فيه ... |

Alle Ärzte

| | |
|---|---|
| stimmen überein über die Vollendung des Zieles der Medizin und sind sich darin einig … . | Allerdings sind sie unterschiedlicher Meinung darüber, wie man die Dinge herausfindet, durch die man Gesundheit erlangt, und wie man sie gewinnt. |

In beiden Dihairesen stehen die Prädikate am Anfang der ersten Unterteilung: κοινωνοῦσι … διαφέρονται bzw. *muttafiqūna* ... *yaḫtalifūna* („sie stimmen überein … sind unterschiedlicher Meinung“).

Dieselbe Charakteristik lassen TV 62/SA 7.5 erkennen:

<ξα’> διαφέρουσιν οἱ μεθοδικοὶ

| | | |
|---|---|---|
| τῶν μὲν ἐμπειρικῶν … | τῶν δὲ λογικῶν … | ἀμφοτέρων δέ … |

أصحاب الحيل مخالفون

| | | |
|---|---|---|
| ولهما جميعا ... | ولأصحاب القياس ... | لأصحاب التجارب ... |

Die Methodiker unterscheiden sich

| | | |
|---|---|---|
| von den Empirikern …, | von den Rationalisten …, | von ihnen beiden zusammen … |

Sowohl in den *Tabulae Vindobonenses* (τῶν μὲν ἐμπειρικῶν … τῶν δὲ λογικῶν … ἀμφοτέρων δέ) als auch in den *Summaria Alexandrinorum* (*li-aṣḥābi l-taǧāribi* ... *li-aṣḥābi l-qiyāsi* ... *wa-lahumā ǧamīʿan*) beginnen alle drei Glieder mit der Nennung der Schulrichtungen. Im Übrigen haben wir hier einen weiteren Beleg für das schon zuvor beobachtete Phänomen der Trennung von eigentlich zusammengehörenden Satzgliedern, da die Junkturen „von den Rationalisten“ und „von ihnen beiden zusammen“ doch recht weit vom Prädikat zu Beginn („sie unterscheiden sich“ = *muḫālifūna*) entfernt stehen.

Als besonders aussagekräftig können in diesem Zusammenhang diejenigen Dihairesen betrachtet werden, bei denen die Unterteilungen mit Satzgliedern beginnen, die durch die Logik des Inhalts bedingt sind, die man dort aber aufgrund der natürlichen Wortreihenfolge nicht zwingend erwarten würde. Man vergleiche hierzu TV 42/SA 3.43.

μβ' θεραπεύονται οἱ ὑπὸ τῶν ἰοβόλων ζῴων δηχθέντες

ἔξωθεν διὰ τῶν ἐπιθεμένων τῷ ἕλκει θερμῶν καὶ δριμέων

ἔσωθεν διὰ τῆς θηριακῆς καὶ τῶν ὁμοίων αὐτῆς

الذين ينهشهم الحيوانات ذوات السموم يداوون

من خارج بأدوية حارة حادة توضع على القرحة كيما تجذب السم

ومن داخل بأدوية تجفف وتنشف السم بمنزلة الترياق وما أشبهه.

Diejenigen, die von giftigen Tieren gebissen werden, werden behandelt

von außen durch warme, scharfe Heilmittel, die auf die Wunde getan werden, damit sie das Gift herausziehen,

von innen dagegen durch Heilmittel, die austrocknen und das Gift aufsaugen, wie zum Beispiel der Theriak und was diesem gleicht.

In diesem Beispiel sind es die Adverbialausdrücke ἔξωθεν/ἔσωθεν bzw. ihre Entsprechungen *min ḫāriǧin* ... *min dāḫilin*, die die jeweilige Dihairese einleiten.

Alle drei Charakteristika zusammengenommen, also das häufige Fehlen von satzeinleitenden Partikeln, die Getrenntstellung von eigentlich zusammengehörenden Satzgliedern sowie die ungewöhnliche Platzierung von Begriffen am Anfang der Unterteilung, lassen es als sehr wahrscheinlich erscheinen, dass auch die *Summaria Alexandrinorum* ursprünglich als Baumdiagramme konzipiert waren. Die Umwandlung in einen Fließtext konnte recht problemlos vorgenommen werden. Die Linien wurden, wenn notwendig, durch Hinzufügung von Formulierungen wie *minhu* (SA 0.1.1: „dazu gehören“; SA 1.3: „von denen betrifft“), *hiya an yakūna* (SA 3.32: „sie bestehen darin“) oder *wa-ammā* ... *fa-huwa* (SA 3.35: „... so gehören dazu“) versprachlicht. Den eigentlichen Text konnte man um die Zusätze herumgruppieren. Dieses Prozedere ließ sich gerade bei Dihairesen mit nur einer Untergliederung leicht bewerkstelligen. Enthielten sie aber zwei oder mehr Unterebenen, musste der Bearbeiter etwas genauer hinschauen. Prinzipiell standen ihm zwei unterschiedliche Verfahren bei der Auflösung der Baumstruktur zur Verfügung: Entweder ging er vertikal vor, indem er an das erste Glied der ersten Unterebene dessen weitere Unterteilungen aus der zweiten (und dritten) Unterebene anschloss, bevor er sich dem zweiten Glied zuwandte (siehe zum Beispiel SA 3.35; 7.6 [s.o.]; außerdem SA 1.6; 2.1; 3.14; 5.8; 8.2; 9.4), oder horizontal, indem er zunächst die komplette erste Unterteilung wiedergab und dann die der zweiten anfügte (siehe zum Beispiel SA 1.3; 2.5; 2.9; 3.10).

Bisher wurde stillschweigend vorausgesetzt, dass die veränderte Präsentationsform der *Summaria Alexandrinorum* auf die syrisch-arabische Überlieferung zurückgeht, sei es auf den Übersetzer selbst, sei es auf einen späteren Bearbeiter. Grundsätzlich betrachtet könnte man natürlich auch annehmen, dass bereits die griechische Vorlage als durchgehender Text konzipiert war. Zwei Gründe sprechen jedoch gegen diese Annahme. Zum einen ist davon auszugehen, dass der Übersetzer sie in diesem Fall vielleicht stilistisch, soweit es geht, nachgeahmt hätte, sicher aber durchgehend Partikel hinzugefügt und sich außerdem stärker darum bemüht hätte, die Regeln der arabischen Syntax zu beachten. Zum anderen liegt uns in den *Fragen des Ḥunayn ibn Isḥāq nach der Methode der Einteilung und Verzweigung* (مسائل حنين بن إسحق على طريق التقسيم و التشجير) ein indirektes Zeugnis für die ursprüngliche Form der *Summaria Alexandrinorum* vor. Es wurde bereits darauf hingewiesen, dass das Werk durchweg aus Baumdiagrammen besteht und zumindest zu Beginn inhaltlich mit den *Summaria Alexandrinorum* zu *De sectis* übereinstimmt (s. Kap. 3.1.1). Wenn man das Zeugnis Ibn al-Qifṭis ernst nimmt, dass Ḥunayn ibn Isḥāq die *Summaria Alexandrinorum* ins Syrische übersetzt hat (s. S. 54), dürfte man mit einigem Recht annehmen, dass er die *arbores*-Form in dem alexandrinischen Lehrwerk kennengelernt, als sinnvoll erachtet und auf seine eigene Schrift übertragen hat.

Dihairesen waren, wie auch schon in Kap. 3.1–2 angedeutet, in der mittelalterlichen Überlieferung weit verbreitet. Zwei Beispiele aus dieser reichhaltigen Überlieferung sollen abschließend noch kurz thematisiert werden, da sie anschaulich machen, mit welchen Entwicklungen man gerade in Bezug auf die Präsentation zu rechnen hat. Im Kodex Oxford, Bodleian Library, Hunt. 600 (12.–13. Jh.) befinden sich auf den fol. 1v–3r Dihairesen zu *Galens De methodo medendi*, die zwar die Form von Baumdiagrammen haben, dort aber unter dem Titel *Summaria* (*Ǧawāmiʿ* = جوامع) aufgeführt sind.[123] Untersuchungen stehen noch aus, doch sofern es sich hierbei nicht um eine sekundäre Entwicklung innerhalb der arabischen Tradition handelt, ließe sich vermuten, dass sich die originale Form der Dihairesen in diesem Manuskript noch erhalten hat. Den umgekehrten Weg sind offenbar einige dihairetisch strukturierte Ausführungen über Anzeichen von Mischungsverhältnissen bestimmter Körperteile gegangen, die sich im Kodex Neapolitanus Oratorianus Graecus CF 2.11 (olim XXII-1; 15. Jh.) auf den fol. 172r–173r unter dem Titel ἐκ τῶν τοῦ Γαληνοῦ, περὶ κράσεων befinden. Sie weisen nicht nur große Gemeinsamkeiten in Bezug auf den Wortlaut und auf die Anord-

123 Siehe Savage-Smith, Galen's Lost Ophthalmology, S. 122; 128.

nung des Materiales mit den *Tabulae Vindobonenses* zu Galens *Ars medica* auf, sondern lassen zum Teil auch dieselben Wiederholungen von Dihairesen und Abweichungen vom galenischen Grundtext erkennen, so dass es mehr als wahrscheinlich ist, dass beide Werke einen gemeinsamen Ursprung haben bzw. dass die Passagen aus dem neapolitanischen Kodex ebenfalls spätantik-alexandrinischer Herkunft sind.[124] Was für die vorliegende Untersuchung dabei von besonderem Interesse ist: Die besagten Ausführungen über Anzeichen von Mischungsverhältnissen sind nicht stemmatisch arrangiert, sondern werden in einem Fließtext dargeboten. Angesichts der Tatsache, dass diese Dihairesen wie die *Tabulae Vindobonenses* keine satzverbindenden Partikel aufweisen, ist anzunehmen, dass ihre äußere Form ebenso wie die der *Summaria Alexandrinorum* auf eine Überarbeitung zurückgehen.

Die Oxforder und die Neapolitaner Handschrift ergänzen bzw. bestätigen die zuvor gemachten Beobachtungen: Die uns vorliegenden dihairetischen Medizinlehrwerke waren ursprünglich als Baumdiagramme konzipiert. Sie zeigen aber auch, dass wir mit einem fließend ineinander übergehenden Nebeneinander von zwei verschiedenen Präsentationsarten zu rechnen haben, deren jeweilige Erscheinungsform vermutlich durch die Art der Verwendung bestimmt war.[125] Denn *arbores* wurden in den alexandrinischen Vorlesungen offenbar immer dann benutzt, wenn der Lehrer einen spezifischen Sachverhalt verständlicher machen wollte. Diesen Schluss legt zumindest eine Bemerkung des Johannes Philoponus nahe, mit der er die stemmatischen Ausgestaltungen der ποιότης einleitet: καὶ ἡ καταγραφὴ δὲ τῆς διαιρέσεως εὐληπτοτέραν αὐτῆς ἡμῖν ποιήσει τὴν μέθοδον.[126] Auf der anderen Seite war es sicherlich leichter und platzsparender, Dihairesen in einem Fließtext abzuschreiben bzw. darzustellen. Nicht umsonst wiesen gerade die Vorträge der Iatrosophisten bzw. die studentischen Mitschriften eine derartige Form auf (s. Kap. 3.3.1).

---

124 Der Text ist ediert in Ieraci Bio, Dihaireseis. Die Herausgeberin drückt die Zugehörigkeit des Materials zum Unterrichtskontext der Iatrosophisten folgendermaßen aus: „Un nuovo testimone di questa tradizione …" (*loc. cit.*, S. 150).

125 Dieses Nebeneinander scheint auch der persische Arzt al-Rāzī (gest. 925) zu bezeugen, der in seinem *Liber Continens* (كتاب الحاوي) von „getrennten" (*mufaṣṣal*) und „nicht getrennten" (*ġayru mufaṣṣalin*) *Summaria-Alexandrinorum*-Versionen spricht, womit er wohl einerseits Baumdiagramme, andererseits Fassungen im Fließtext meint; siehe aber Garofalo, I sommari, S. 211, wo die beiden Ausdrücke anders interpretiert werden. Man beachte des Weiteren, dass Dihairesen sowohl in arabischen als auch in byzantinischen Handschriften bisweilen in einem Fließtext dargeboten und dazu am Rand als *arbores* präsentiert werden. Dies lässt sich zum Beispiel im *Summaria-Alexandrinorum*-Kodex Aya Sofya 3588 oder in einzelnen Überlieferungsträgern von Theophilus' Werk *De corporis humani fabrica* beobachten; siehe hierzu The Alexandrian Epitomes, S. 14 Anm. 60 [arab.], sowie Theophilos: Der Aufbau des Menschen. Kritische Edition des Textes mit Einleitung, Übersetzung und Kommentar, von I. Grimm-Stadelmann, Diss. München 2008, S. 365; einsehbar unter: https://edoc.ub.uni-muenchen.de/9393/1/Grimm_Stadelmann_Isabel.pdf (aufgerufen am 13.01.2019).

126 Zitiert nach Ioannis Philoponi (olim Ammonii) In Aristotelis Categorias commentarium, S. 137.32f.

#### 3.3.3.2 Kapiteleinteilungen

Ein weiterer augenfälliger Unterschied zwischen den beiden Lehrwerken besteht darin, dass die *Summaria Alexandrinorum* in zehn Kapitel eingeteilt sind, während die *Tabulae Vindobonenses* abgesehen von der Dihairesennummerierung keine Gliederungselemente enthalten. Doch auch in diesem Punkt lohnt es sich, etwas genauer hinzuschauen. Denn es ist fraglich, ob die Kapiteleinteilung schon das Original der *Summaria Alexandrinorum* kennzeichnete. Verschiedene Beobachtungen deuten vielmehr darauf hin, dass es sich auch hierbei um eine innerarabische Entwicklung handelt. Zunächst einmal sind die zehn Kapitel keineswegs einheitlich überliefert, da sie in mindestens einem, vermutlich sogar in zwei oder mehr Überlieferungszweigen fehlen, die vom Archetyp der erhaltenen Manuskripte unabhängig sind. Dazu gehört einerseits die hebräische Wiedergabe, die auf eine (verlorene) arabische Vorlage zurückgeht (s. Kap. 5.1). Dass die Kapitel nicht vom Übersetzer übersehen bzw. bewusst übergangen wurden, zeigt ein anderer Überlieferungszweig, über den wir allerdings nur indirekt Kenntnis haben. So heißt es in einer Randbemerkung in den beiden Kodizes Istanbul, Aya Sofya 3609 (fol. 7v) und Manisa Kitapsaray 1759 (fol. 13r) zum fünften Kapitel der *Summaria Alexandrinorum*: „Die Kapitelüberschriften sind in vielen Abschriften ausgelassen" (*ruʾūsu l-abwābi mulġātun fī kaṯīrin mina l-nusaḫi*). Beide Handschriften gehen demnach auf eine Quelle zurück, die eine größere Anzahl an kapitellosen Fassungen zu *De sectis* kannte. Die Verwendung der Pluralform „Kapitelüberschriften" (*ruʾūsu l-abwābi*) legt nahe, dass sich diese Glosse auf alle zehn Abschnitte bezieht. Folglich herrscht also nicht einmal innerhalb der arabischen Überlieferung Einheitlichkeit, und es scheint somit eher dem Zufall geschuldet, dass sich uns lediglich diejenige Tradition der *Summaria Alexandrinorum* zu *De sectis* komplett auf Arabisch erhalten hat, die die zehn Kapitel enthält.[127]

Stellt man außerdem in Rechnung, dass die Vorlesungen zu *De sectis* auch nicht in zehn Abschnitte eingeteilt sind[128] und dass überdies die *Summaria Alexandrinorum* zu den anderen Galenschriften in den uns vorliegenden Manuskrip-

---

127 Im Kodex Istanbul, Fatih 3538 sind die Überschriften zum Teil nachgetragen worden; siehe The Alexandrian Compendium, S. 19 (Kap. 4), S. 20 (Kap. 5) und S. 31 (Kap. 10). Hier scheint es sich aber eher um Versehen des Kopisten zu handeln, da der überwiegende Teil der Kapitelangaben in den Text integriert ist; siehe zum Beispiel *loc. cit.*, S. 4 (Kap. 1), S. 5 (Kap. 2).

128 In der Vorlesung des Agnellus sind zwei Strukturprinzipien erkennbar, von denen aber keines mit den zehn Kapiteln der *Summaria Alexandrinorum* übereinstimmt: Neben den 33 Unterrichtseinheiten (*actiones*) wurde hier eine zweite Einteilung vorgenommen, die sich am Inhalt von *De sectis* orientiert. Sie umfasst fünf Abschnitte, bei denen immer nur das jeweilige Ende benannt wird: *Finit ... prima pars codicis et constantia impericorum* (siehe Agnellus of Ravenna, S. 60.14f.); *Finit ... secunda pars codicis, constabilitatem dogmaticorum et impericorum* (*loc. cit.*, S. 76.30f.); *Finit ... tertia pars codicis scandalum dogmaticorum et impericorum* (*loc. cit.*, S. 96.6f.); *Finit ... scandalum impiricorum et methodicorum et quarta pars presentis codicis* (*loc. cit.*, S. 126.31–33); *Finit quinta pars vel praesens codix* (*loc. cit.*, S. 154.10f.); vgl. auch *loc. cit.*, S. 32.29–33.

ten ebenfalls keine Kapitelzählung aufweisen – sie geben lediglich die von Galen festgelegte Bucheinteilung wieder –, muss man zu dem Schluss kommen, dass diese Form der Gliederung innerhalb der arabischen Tradition hinzugefügt wurde.

Nun fällt auf, dass die zehn Kapitel im Wesentlichen mit der Abschnitteinteilung der arabischen Übersetzung von Galens *De sectis* übereinstimmen:

| **SA** | **De sectis (arab.)** | **De sectis (grsch.)** |
|---|---|---|
| SA 1 | Kap. 1 = Kitāb Ǧālīnūs, S. 11.1–15.9 | DS, S. 1.1–2.11: Einleitung |
| SA 2 | Kap. 2 = Kitāb Ǧālīnūs, S. 16.1–22.4 | DS, S. 2.12–4.17: Lehre der Empiriker |
| SA 3 | Kap. 3 = Kitāb Ǧālīnūs, S. 23.1–31.14 | DS, S. 4.18–9.3: Lehre der Dogmatiker; Vergleich der Empiriker- und Dogmatikermethode[129] |
| SA 4 | Kap. 4 = Kitāb Ǧālīnūs, S. 32.1–35.2 | DS, S. 9.4–9.24: Kritik der Dogmatiker an den Empirikern |
| SA 5 | Kap. 5 = Kitāb Ǧālīnūs, S. 36.1–43.4 | DS, S. 9.25–12.8: Kritik der Empiriker an den Dogmatikern |
| SA 6 | Kap. 6 = Kitāb Ǧālīnūs, S. 44.1–47.9 | DS, S. 12.9–13.19: Lehre der Methodiker |
| SA 7 | Kap. 7 = Kitāb Ǧālīnūs, S. 48.1–53.12 | DS, S. 13.19–16.1: Diskussion der drei Lehren |
| SA 8 | Kap. 7–8 = Kitāb Ǧālīnūs, S. 54.1–60.7 | DS, S. 16.2–18.12: Urteilsfindung; Kritik der Methodiker an den Empirikern und Dogmatikern[130] |
| SA 9 | Kap. 9 = Kitāb Ǧālīnūs, S. 61.1–70.9 | DS, S. 18.13–22.17: Entgegnung der Empiriker |
| SA 10 | Kap. 10 = Kitāb Ǧālīnūs, S. 71.1–90.7 | DS, S. 22.18–32.2: Entgegnung der Dogmatiker |

129 Der Aspekt der Natur (φύσις), mit dem Galen die Dogmatikerlehre einleitet (DS, S. 4.18), wird in den *Summaria Alexandrinorum* am Ende von Abschnitt 2 behandelt (SA 2.10).

130 Der Refererenztext von SA 8.1 befindet sich in der arabischen Übersetzung von *De sectis* noch in Kapitel 7; siehe Kitāb Ǧālīnūs, S. 54.1–55.1.

Zu dieser Beobachtung passt, dass der Anfang der *Summaria Alexandrinorum*, der sich nicht auf Inhalte von *De sectis* bezieht (SA 0.1–3), bei der Kapitelzählung nicht mitgerechnet wird. Mit anderen Worten: Die Einteilung der *Summaria Alexandrinorum* in zehn Abschnitte setzt erst mit der Behandlung der zugrundeliegenden Galenschrift ein. Wenn man jetzt noch berücksichtigt, dass auch das Vokabular verschiedentlich auffällige Parallelen mit dem der arabischen Fassung von *De sectis* aufweist (s. S. 162.),[131] drängt sich einem der Schluss geradezu auf, dass ein Bearbeiter die Kapitelzählung der arabischen Version des galenischen Originales kannte und auf das Lehrwerk übertragen hat.

Wer dieser Bearbeiter war, lässt sich derzeit leider nicht sagen. Zwei Überlegungen können aber immerhin dabei helfen, sich sowohl dem Zeitpunkt seiner Überarbeitung als auch seiner Methodik etwas anzunähern. Da in der arabisch-hebräischen Tradition auch die originale, sprich kapitellose Fassung im Umlauf war, können die Kapitel nicht schon während, sondern erst nach der Übertragung aus dem Syrischen hinzugefügt worden sein. Des Weiteren scheint er neben der Originalfassung von *De sectis* noch weitere Schriften für seine Bearbeitung herangezogen zu haben: Die Definitionen der Medizin durch Soranus und Herophilus (SA 1.1–2) gehören nicht zum Bestand von *De sectis* und werden demzufolge in den spätantiken Vorlesungen in der Einleitung zum Galentext behandelt.[132] Allerdings scheinen die Iatrosophisten das „alte Wort" über die Definition, das sich gleich zu Beginn von *De sectis* findet (DS, S. 1.7f.: τὴν ἰατρικὴν ἐπιστήμην ὑγιεινῶν καὶ νοσερῶν ὁ παλαιὸς λόγος φησίν), mit der Definition des Soranus bzw. des Herophilus identifiziert zu haben.[133] Diese Identifikation hat wiederum offenbar dazu geführt, dass der Urheber der Kapitelzählung sie als zur galenischen Schrift gehörig angesehen und in das erste Kapitel integriert hat. Träfe dieses Szenario zu, müsste der Bearbeiter zum einen auch eine alexandrinische Vorlesung über *De sectis* gekannt und sich zum anderen intensiv mit dem Grundtext und seiner spätantiken Auslegung beschäftigt haben.

---

131 Dies muss nicht zwangsläufig bedeuten, dass der Übersetzer derselbe war. Zwar schreiben die Kolophone der beiden Kodizes Manisa Kitapsaray 1759 (fol. 12r) und Aya Sofya 3609 (fol. 12v) die Übersetzung der *Summaria Alexandrinorum* Ḥunayn ibn Isḥāq zu, der nach eigenen Angaben auch für die uns erhaltene arabische Fassung von *De sectis* verantwortlich ist; siehe Ḥunain ibn Isḥāq, S. 5.8f. (arab.), und Ḥunayn ibn Isḥāq, S. 11.10. Einzelne Untersuchungen zum Vokabular konnten diese Identifikation bisher aber nicht zweifelsfrei bestätigen; siehe Pormann, The Alexandrian Summary, S. 18, und I. Garofalo, La traduzione araba del De sectis e il sommario degli Alessandrini, in: Galenos 1, 2007, S. 206. Immerhin reichen die Parallelen aber so weit, dass man mit einiger Gewissheit sagen kann, dass der Übersetzer der *Summaria Alexandrinorum* zu *De sectis* zumindest zum Umfeld Ḥunayns gehörte.

132 Siehe Agnellus of Ravenna, S. 22.6–30; Iohannis Alexandrini commentaria in librum De sectis, S. 13–15, 1vb60–2ra28.

133 Zur Zuschreibung des „alten Wortes" an Soranus siehe unten die Anmerkung zur Übersetzung von SA 1.1. Die ravennatischen Iatrosophisten führten es dagegen auf Herophilus zurück; siehe Agnellus of Ravenna, S. 44.14f.: *salubrium et morbidorum vertus sermo effatus est. Ista Herofili definitio est*; man vgl. auch Iohannis Alexandrini commentaria in librum De sectis, S. 23–24, 2va43f.; 53.

### 3.3.3.3 Titel

Wenn es um die Unterschiede zwischen beiden Lehrwerken geht, muss man auch auf ihre Titel zu sprechen kommen. Die griechischen Baumdiagramme werden im zugrundeliegenden Wiener Kodex ohne Angabe eines Verfassers διαιρέσεις genannt (ἀρχὴ … τῶν διαιρέσεων πασῶν τῶν Γαληνείων πραγματειῶν) – die Bezeichnung *Tabulae Vindobonenses* kann hier übergangen werden, da sie auf Beate Gundert zurückgeht (s. S. 6). Mit διαιρέσεις bezeichneten sowohl die Mediziner als auch ihre Philosophiekollegen in Alexandria die Unterteilungen von Begriffen bzw. Sachverhalten in Unterkategorien (s. Kap. 3.3.4). Ihre Ausführungen beziehen sich in der Regel zwar auf Dihairesen in einem fortlaufenden Text, gleichwohl scheinen damit aber auch Baumdiagramme gemeint zu sein, wie die syrischen *arbores* im Kodex Vat. Syr. 158 (fol. 16a–25b) zeigen, die philosophischen Inhalts sind und vermutlich im 7. Jh. zusammengestellt wurden (siehe Kap. 3.3.1, Anm. 82). Überschrieben sind sie nämlich mit „Dihairesen zur *Isagoge* des Philosophen Porphyrius" (ܦܘܠܓܐ ܕܐܝܣܓܘܓܐ ܕܦܘܪܦܘܪܝܘܣ ܦܝܠܣܘܦܐ).[134] Die Parallelität zum Titel der *Tabulae Vindoboneneses* ist deutlich: In beiden Fällen begegnet uns die Struktur „Dihairesen + Bezugsschrift + Autor des Bezugstextes". Einen alternativen Begriff für Baumdiagramm bietet dagegen Johannes Philoponus in seiner *Kategorien*-Vorlesung, der nach dem gegenwärtigen Forschungsstand aber singulär zu sein scheint: „bildliche Darstellung der Dihairese" (ἡ καταγραφὴ τῆς διαιρέσεως).[135]

Während wir für die *Tabulae Vindobonenses* also festhalten können, dass ihr überlieferter Titel spätantik-alexandrinischer Herkunft zu sein scheint, ist sofort ersichtlich, dass die Überschrift der *Summaria Alexandrinorum* eine andere Form hat: *Die Zusammenfassung der Alexandriner von Galens Buch De sectis in Form einer kommentierten B[egriffsb]estimmung* (*Ǧawāmiʿ al-Iskandarāniyyīn li-Kitāb Ǧālīnūs fī Firaq al-ṭibb ʿalā l-šarḥ wa-l-talḫīṣ*).[136] Die Frage ist, wie sich diese Diskrepanz erklärt. Verschiedene Dinge sind hierzu zu bemerken:

Normalerweise werden die Medizinlehrer in den griechischen Quellen bzw. in den Verfasserangaben der Werke unter ihrem Namen genannt, wobei ihr beruflicher Hintergrund wie Iatrosophist, Sophist oder Arzt gelegentlich dabeisteht. Mitunter begegnet uns auch „alexandrinisch" als Herkunftsangabe in Kombination mit dem Autor, wie es zum Beispiel bei Stephanus zu beobachten ist.[137] Wir

---

134 Siehe Baumstark, Syrisch-arabische Biographien, S. 172. Die Handschrift ist online einsehbar unter https://digi.vatlib.it/view/MSS_Vat.sir.158 (Zugriff am 22.08.2018).

135 Zitiert nach Ioannis Philoponi (olim Ammonii) In Aristotelis Categorias commentarium, S. 137.32. Καταγραφή kann im spätantiken Unterricht darüber hinaus auch das Diagramm bezeichnen; siehe hierzu Simplicii In Aristotelis de caelo commentaria, ed. I. L. Heiberg (CAG VII), Berlin 1894, S. 652.10.

136 So lautet die Überschrift in den Kodizes F und S. Die Fassung in M und A differiert etwas. Die Begriffe, die im Folgenden diskutiert werden, finden sich dort jedoch auch, teils im Titel, teils im Kolophon; vgl. The Alexandrian Epitomes, S. 7 (arab.) mit *app. crit.*

137 Siehe Szabat, Teachers, S. 198f. mit Anm. 136; 144.

haben jedoch keinen einzigen Beleg aus der spätantiken Tradition dafür, dass sich die Iatrosophisten als Einheit verstanden und als Alexandriner bezeichneten oder als solche bezeichnet wurden. Vielmehr handelt es sich hier um einen Namen, der sich nur in arabischen Quellen findet (vgl. Kap. 3.2.1). Dies legt den Verdacht nahe, dass der Titelbestandteil *al-Iskandarāniyyīn* („der Alexandriner") vom Übersetzer oder einem späteren Bearbeiter, der um die Herkunft des Werkes wusste, hinzugefügt wurde. Der Grund für ein derartiges Vorgehen liegt auf der Hand. Wie die *Tabulae Vindobonenses* zeigen, gehörte es nicht zu den Merkmalen dieses Lehrwerktypus, auf den Autor hinzuweisen, was bedeutet, dass wohl auch die griechische Vorlage der *Summaria Alexandrinorum* keine entsprechenden Angaben machte. Im Sinne einer besseren Benutzbarkeit hielt man es aber für angeraten, den Verfasser zu bestimmen, also entschied man sich mangels näherer Informationen für die allgemein gehaltene Bezeichnung „der Alexandriner".

Die Junktur *ʿalā l-šarḥ wa-l-talḫīṣ* wurde hier als „in Form einer kommentierten B(egriffsb)estimmung" aufgefasst. Während *šarḥ* der übliche Ausdruck für Kommentar ist, umfasst *talḫīṣ* zur Zeit der Übersetzer (9.–10. Jh.) das Bedeutungsspektrum „Bestimmung, Unterscheidung, Präzisierung", daneben auch „Darlegung".[138] Angesichts dessen, dass die Dihairesen genau dazu dienten, nämlich Begriffe von anderen zu unterscheiden und sie dadurch zu bestimmen, scheint zumindest dieser Ausdruck gut gewählt. Auch der Titelzusatz Kommentar (*šarḥ*) ließe sich in gewisser Weise rechtfertigen, wenn man die Hinzufügungen zum galenischen Original bzw. die Systematisierungen des Inhalts (s. Kap. 3.3.1) als Erläuterungen auffasst. Gleichwohl müssen auch hier einige Bedenken geäußert werden. Wir haben in Kap. 3.3.3.1 gesehen, dass das griechiche Original der *Summaria Alexandrinorum* aller Wahrscheinlichkeit nach dieselbe Gestalt hatte wie die *Tabulae Vindobonenses*. Entsprechend wäre im Titel nicht „in Form einer kommentierten B(egriffsb)estimmung" *(ʿalā l-šarḥ wa-l-talḫīṣ)*, sondern „nach der Methode der Einteilung" (*ʿalā ṭarīq al-taqsīm*) und/oder „nach der Methode der Verzweigung" *(ʿalā ṭarīq al-tašǧīr)* zu erwarten gewesen. Diese Bezeichnungen werden nämlich nicht nur dem Inhalt und der äußeren Form der Dihairesen gerecht, Ḥunayn Ibn Isḥāq hat sie zudem auch für die Baumdiagramme in seinem Werk *Fragen des Ḥunayn ibn Isḥāq nach der Methode der Einteilung und Verzweigung* (مسائل حنين بن إسحق على طريق التقسيم و التشجير) gewählt (s. Kap. 3.1.1), und da diese nachweislich von den *Summaria Alexandrinorum* inspiriert waren und er selbst zumindest für deren syrische Übertragung verantwortlich zeichnete, hätte man unter der Voraussetzung, dass sich der Bagdader Arzt auch bei der Titelgebung vom griechischen Original der *Summaria Alexandrinorum* hat beeinflussen lassen, davon ausgehen können, einen Ausdruck wie *taqsīm* und/oder *tašǧīr* in

138 Siehe Gutas, Aspects, S. 33–35; 38–43. Mit Formen von *laḫḫaṣa* werden Verben wie διορίζω, διακρίνω und auch διαιρέω (!) übersetzt. Die Bedeutung „Zusammenfassung, Kurzfassung" ist für *talḫīṣ* dagegen erst später belegt. Sie wäre dann als Übersetzung zu wählen, wenn sich herausstellen sollte, dass dieser Titelbestandteil erst im Nachhinein, das heißt innerhalb der arabischen Überlieferung aufgekommen ist.

ihrer Überschrift vorzufinden.[139] Dass er uns nicht mehr vorliegt, ließe sich wiederum dadurch erklären, dass „Verzweigung“ als Bezeichnung in dem Moment keinen Sinn mehr ergab, als die *Summaria Alexandrinorum* im Rahmen der arabischen Überlieferung in einen Fließtext gebracht wurden. Stattdessen scheint dann die Wendung „in Form einer kommentierten B(egriffsb)estimmung“ (*ʿalā l-šarḥ wa-l-talḫīṣ*) sekundär, sozusagen als Ersatz eingefügt worden zu sein.

Ob man auch in Bezug auf den Titelbestandteil „Zusammenfassung“ (*Ǧawāmiʿ*) annehmen darf, dass er orientalischen Ursprungs ist, soll nun abschließend erörtert werden. *Ǧawāmiʿ* ist der Plural von *ǧāmiʿ*, zumindest in Verbindung mit dem Titel dieses Lehrwerkes scheint er jedoch zu einem feststehenden Terminus geworden zu sein, der auch als Singularform angesehen werden kann.[140] Ob ihm allerdings in der griechischen Vorlage der *Summaria Alexandrinorum* σύνοψις bzw. συνόψεις zugrundelag, wie vor einiger Zeit vorgeschlagen wurde, steht zu bezweifeln.[141] Denn die arabischen Begrifflichkeiten waren keineswegs derart festgelegt, dass sie immer auf ein und demselben griechischen Quellwort basieren mussten. Hinzu kommt, dass die Iatrosophisten unter σύνοψις eher die monographieartige Zusammenfassung eines fest umrissenen Gegenstandes verstanden zu haben scheinen, wie sie uns zum Beispiel in Palladius' Fieberschrift vorliegt (Παλλαδίου Περὶ πυρετῶν σύντομος σύνοψις). In diesem Werk stellt der Autor in systematischer Weise das Wesen, die unterschiedlichen Arten, die Ursachen und Anzeichen von Fieber dar, indem er Antworten auf bestimmte Fragen (Τί ἐστι πυρετός. Τίς ἡ οὐσία πυρετοῦ) oder Erläuterungen zu wichtigen Aspekten des Themas (Περὶ τῶν διαφορῶν πυρετῶν) gibt. Die dihairetische Darstellung steht dabei nicht im Mittelpunkt, es geht vielmehr darum, prägnante Sachinformationen zu vermitteln.[142] Möglicherweise ist es aber auch gar nicht notwendig, nach einer griechischen Vorlage für den Begriff *Ǧawāmiʿ* zu suchen. Er erscheint nämlich gleichfalls verdächtig, da man angesichts der oben gemachten Beobachtungen zu den griechischen Termini gerade an dieser prominenten Stelle des Titels eine Entsprechung zu διαίρεσις wie z.B. *taqsīm* erwartet hätte. Schließlich geht es in den *Tabulae Vindobonenses/Summaria Alexandrinorum* nicht darum, ein Thema zusammenzufassen, sondern bestimmte Begriffe aufzuteilen und zu definieren.[143]

139 Man beachte, dass Ḥunayn seine eigenen *Summaria* von Galentexten ebenfalls mit dem Zusatz *ʿalā l-taqsīm/ʿalā ṭarīq al-taqāsīm* versah; siehe Ḥunain ibn Isḥāq, S. 31.6; 35.7f. (arab.). Zudem bezeichneten auch andere Autoren aus dieser Zeit ihre Baumdiagramme mit Formen der Wurzel *š-ǧ-r* wie in *tašǧīr* („Verzweigung“; s. Kap. 3.1.1). Beide Begriffe scheinen somit *termini technici* für *arbores* gewesen zu sein.

140 Siehe Savage-Smith, Galen's Lost Ophthalmology, S. 121: „The word *jawāmiʿ* can be used here as both singular and plural“. Pormann, The Alexandrian Summary, S. 24, übersetzt den Bestandteil *ǧawāmiʿ* mit „the summary“, in The Alexandrian Epitomes, S. 7, heißt es „the … epitome“.

141 So Gutas, Aspects, S. 37f.

142 Der Text ist ediert in Physici et Medici Graeci minores, vol. I, instr. J. L. Ideler, Berlin 1841, S. 107–120.

143 Auch Pormann, The Alexandrian Summary, S. 25f., merkt an, dass der Begriff Zusammenfassung dem Inhalt der *Summaria Alexandrinorum* nicht gerecht wird.

Fasst man alle Punkte zusammen, wird deutlich, dass die einzelnen Bestandteile des vollständigen Titels der *Summaria Alexandrinorum* bei näherer Betrachtung große Probleme aufwerfen, da sie weder dem Verfasser noch der ursprünglichen äußeren Form noch der Intention des Werkes gerecht werden. Vieles spricht dafür, dass sie ihren Ursprung in der orientalischen Überlieferung haben. Es waren vermutlich ganz praktische Erwägungen, die einen Bearbeiter dazu veranlassten, diese Ansammlung von Dihairesen, deren griechisches Original entweder gar keinen oder einen sehr kurzen oder einen mittlerweile als unpassend empfundenen Titel hatte, mit einem aussagekräftigen Namen zu versehen. Die arabische Version der *Summaria Alexandrinorum* war schließlich dafür gedacht, gelesen zu werden, und der Benutzer sollte wissen, von wem das Werk stammt (Alexandriner), was es bietet (Zusammenfassung; Begriffsbestimmungen) und worauf es sich bezieht (Galenschriften).

Interessanterweise hatte diese Form des kreativen Umgangs mit dem Werk bedeutende begriffsgeschichtliche Auswirkungen. Denn insbesondere der Titelbestandteil „Zusammenfassung“ (*Ǧawāmiʿ*) erfreute sich in der späteren Tradition großer Beliebtheit und etablierte sich recht bald zur Beschreibung von Zusammenfassungen medizinischer Werke aller Art.[144]

### 3.3.3.4 Inhalt

Bei einem Vergleich des Inhalts muss man zunächst berücksichtigen, dass uns von keinem der beiden Werke die Originalschrift erhalten geblieben ist. Wie wir in Kap. 3.3.3.1–3 gesehen haben, zeigen die Art der Präsentation, die Kapiteleinteilung und der Titel, dass wir von den *Summaria Alexandrinorum* einen Überlieferungszweig vorliegen haben, der bearbeitet worden ist. Kommende Forschungen werden zeigen, ob sich dieser Prozess auch im Text niedergeschlagen hat. Im Falle der *Tabulae Vindobonenses* ist dagegen zu bemerken, dass sie offenbar nur einen Auszug darstellen und zudem das Ergebnis einer sehr fehlerhaften Überlieferung sind (s. Kap. 4.2). Doch selbst wenn man diesen Hintergrund in Rechnung stellt, lassen sich zumindest an einigen Stellen Diskrepanzen in Bezug auf den Inhalt ausmachen, die sicher nicht auf Überarbeitungen, Abschreibefehler oder bewusste Auslassungen zurückzuführen sind. Um einige Beispiele zu nennen:

TV 6/SA 1.5: Die Dihairese über die Unterschiede und Gemeinsamkeiten der medizinischen Richtungen aus DS, S. 1.12–2.3, wird in den beiden Lehrwerken unterschiedlich dargestellt. In den *Tabulae Vindobonenses* geht es wie auch in Galen (DS, S. 2.1–3) nur um die Dogmatiker und Empiriker, während in den *Summaria Alexandrinorum* sowie in den Vorlesungen des Agnellus und Johannes auch die Vorgehensweise der Methodiker Erwähnung findet.[145] Des Weiteren ge-

144 Siehe Savage-Smith, Galen’s Lost Ophthalmology.

145 Siehe Agnellus of Ravenna, S. 46.22; Iohannis Alexandrini commentaria in librum De sectis, S. 25, 2vb13f.

langen die Empiriker in TV 6 durch Beobachtung (διὰ τηρήσεως), in SA 1.5 und in Galen dagegen durch Erfahrung (*bi-l-taǧribati*; DS, S. 2.2: διὰ πείρας) an die Heilmittel. Schließlich benutzen die Dogmatiker in den *Tabulae Vindobonenses* und in Galen nur das Prinzip der Anzeige (δι' ἐνδείξεως), während sie in den *Summaria Alexandrinorum* sowohl Erfahrung als auch den logischen Schluss als Mittel anwenden.[146] Diese Interpretation dürfte zurückgehen auf DS, S. 1.15f., wo gesagt wird, dass für die Dogmatiker neben der Erfahrung auch die Vernunft (τοῖς δὲ καὶ ὁ λόγος) einiges zur Medizin beitragen kann.

TV 20/SA 3.11: In beiden Dihairesen werden Arten von Beschäftigungen unterschieden. Aus den *Tabulae Vindobonenses* geht zunächst einmal nicht hervor, dass die Beschäftigungen in Bezug zur Bewegung gesehen werden müssen. Während diese Auslassung jedoch möglicherweise dem Umstand geschuldet ist, dass das Lehrwerk unvollständig ist, lässt sich an konkreten inhaltlichen Unterschieden festhalten, dass in den *Tabulae Vindobonenses* zusätzlich noch die Reiterei (ἱππασία) Erwähnung findet. Zudem entspricht die hier vorgenommene Gleichsetzung von Schiffahrt und Ackerbau (τὸ τῶν ναυτῶν ὁμοίως τῷ τῶν γεωργῶν) nicht der Lehre aus den *Summaria Alexandrinorum*, nach denen die beiden Beschäftigungen nicht dieselben Auswirkungen haben: Der Beruf des Seemannes macht kühl und feucht, der des Bauern kühl und trocken.

TV 38/SA 3.38: In beiden Dihairesen werden die drei Krankheitsursachen thematisiert. Die angeführten Beispiele decken sich aber nur in einem einzigen Beispiel. Es sei angemerkt, dass auch in vielen anderen Abschnitten zu beobachten ist, dass der jeweilige Sachverhalt unterschiedlich exemplifiziert wird, wobei die Differenzen in der Regel allerdings nicht ganz so augenfällig sind wie hier.

TV 41/SA 3.41–42: In Bezug auf diese Dihairese weisen die beiden Lehrwerke wohl die größten Abweichungen auf. Thema sind die Entstehungsursachen von Wunden. In den *Tabulae Vindobonenses* fehlt die Unterteilung in „verborgener-sichtbarer Grund“. Des Weiteren werden hier die in den *Summaria Alexandrinorum* genannten Kategorien „unbelebt“ versus „belebt-giftig“ und „belebt-ungiftig“ vereinfacht dargestellt, da nur zwischen „unbelebt“ und „belebt-giftig“ unterschieden wird. In den *Summaria Alexandrinorum* sind die Symptome außerdem Ausgangspunkt für die weiteren Unterteilungen der durch giftige Tiere hervorgerufenen Wunden, wohingegen sie in den *Tabulae Vindobonenses* nur nebenbei erwähnt werden. Schließlich wird die unterste Einteilung „Wunde selbst“ versus „ganzer Körper“ in den *Tabulae Vindobonenses* im Rahmen der Wunden aufgeführt, bei denen die schlechten Symptome am Ende auftreten, in den *Summaria Alexandrinorum* dagegen bei denjenigen, bei denen sie am Anfang erscheinen.

Die *Summaria Alexandrinorum* enthalten außerdem einige kurze Abschnitte, die nicht die Form einer Dihairese haben. Dazu gehören neben der Erklärung des

---

146 Es sei angemerkt, dass die Darstellung der medizinischen Methoden in der *Zusammenfassung der 16 Bücher des Galen, Kurzfassung des Johannes Grammaticus* in allen drei Aspekten der aus den *Summaria Alexandrinorum* folgt; siehe Pormann, Jean le Grammairien, S. 254.1–7.

Diagramms in SA 7.2 verschiedene Passagen wie SA 9.2, 9.6 und der Anfang von 10.5, die man eher als Über- oder Einleitung zu einer folgenden Dihairese bezeichnen kann. In den *Tabulae Vindobonenses* findet sich an den entsprechenden Stellen zwar nichts Derartiges, dafür kommen vergleichbare Ausführungen in anderen Teilen dieses Lehrwerkes vor.[147] Die Tatsache, dass sie dort jeweils auch durchnummeriert sind, lässt vermuten, dass solche Texte als zu den Dihairesen gehörig betrachtet wurden.

### 3.3.4 Zur Funktion der *Tabulae Vindobonenses* und *Summaria Alexandrinorum*

Die Untersuchung hat bisher ergeben, dass der Unterricht der Iatrosophisten im 5.–7. Jh. in pädagogisch-didaktischer Hinsicht recht weit entwickelt gewesen ist. Die medizinischen Gegenstände wurden in Form ganz unterschiedlicher Medien vermittelt, wobei Lehrwerken eine zentrale Rolle zukam (Kap. 2). Es konnte des Weiteren herausgearbeitet werden, dass sowohl die *Tabulae Vindobonenses* als auch die *Summaria Alexandrinorum* in diesem Medizinunterricht zu verorten sind und als Ergänzung zu den Vorlesungen gedacht waren (Kap. 3.3.1). Beide Schriften umfassen dieselben Inhalte, nämlich eine Auswahl von Themen aus dem Vortragsstoff, und bestehen außerdem aus denselben Strukturelementen wie Dihairesen und Diagrammen (Kap. 3.3.2).

Die Unterschiede zwischen den *Tabulae Vindobonenses* und den *Summaria Alexandrinorum* sind weniger ausgeprägt, als es ihr Erhaltungszustand auf den ersten Blick nahelegt. Denn auch die *Summaria Alexandrinorum* hatten ursprünglich wohl die Form von *arbores* und waren nicht in Kapitel eingeteilt. Ihr überlieferter Titel geht zumindest in Teilen, möglicherweise sogar in seiner Gänze auf einen arabischen Bearbeiter zurück (Kap. 3.3.3.1–3). Zudem kann der geringere Umfang der *Tabulae Vindobonenses* damit erklärt werden, dass wir es nur mit einer Auswahl zu tun haben, die entweder bewusst vorgenommen wurde oder durch Fehler im Überlieferungsprozess bedingt ist. Letztlich bleiben als einziger signifikanter Unterschied zwischen beiden Lehrwerken einige wenige inhaltliche Diskrepanzen übrig. Sie dürften ihre Ursache darin haben, dass die Vorlesungen, auf die sie sich beziehen, nicht dieselben waren (Kap. 3.3.3.4). Im Ergebnis ließe sich festhalten, dass die *Tabulae Vindobonenses* und *Summaria Alexandrinorum* denselben Lehrwerktypus darstellten, was zur Folge hat, dass sie auch demselben Zweck dienten.

Worin dieser Zweck bestand, soll nun im letzten Abschnitt von Kap. 3 untersucht werden. Sicherlich waren die *Tabulae Vindobonenses* und *Summaria Alexandrinorum* im Gegensatz zu anderen Lehrwerken der Iatrosophisten wie zum Beispiel Palladius' *Synopse Über die Fieber* oder Stephanus' Kommentar zu Galens *Ad Glauconem de methodo medendi* nicht dafür geeignet, von vorne bis hinten gelesen zu werden, um ein größeres medizinisches Thema, die zugrundelie-

147 Siehe Gundert, Die Tabulae Vindobonenses, S. 104; S. 113 Anm. 78.

gende Galenschrift oder die Referenzvorlesung in ihrer Gänze zu erfassen. Dafür sind die Inhalte zum einen viel zu selektiv und zum anderen zu wenig miteinander verknüpft. Der Schlüssel für das Verständnis dürfte daher in den einzelnen Dihairesen liegen.

Die Dihairese ist charakteristisch für antike Lehrwerke ganz unterschiedlicher Art und entsprechend zahlreich belegt.[148] Wenn sich ein Autor dafür entschied, bestimmte Inhalte in einer dihairetisch-baumdiagrammartigen Struktur zu präsentieren, konnte damit immer auch die Absicht verbunden sein, dass sie auswendig gelernt werden sollten. Aufgrund ihrer oft sehr knappen, schematischen, leicht einprägsamen Form war sie dafür besonders gut geeignet. Nun äußern sich die Iatrosophisten zwar nicht dezidiert dazu – Stephanus sagt lediglich, dass die dihairetische Methode für die Ausbildung von Studenten nützlich ist –,[149] es ist jedoch mehr als wahrscheinlich, dass auch sie die Dihairesen für das Memorieren benutzten. Dies dürfte bereits aus dem Umstand hervorgehen, dass Begriffsunterteilungen in Form von Fließtexten, Baumdiagrammen oder damit verwandten Visualisierungsformen in Lehrwerken aus ganz unterschiedlichen Kulturkreisen seit der Antike über fast 2000 Jahre hinweg genau diesem Zweck dienten. Um nur einige Beispiele zu nennen: Schon Galen charakterisiert zu Beginn seiner *Ars medica* das dihairetische Verfahren, welches er ἡ ὁρικὴ διδασκαλία oder ἡ ἐξ ὅρου διαλύσεως διδασκαλία nennt, als geeignet für das Auswendiglernen der einzelnen Bestandteile, in die man einen bestimmten Sachverhalt einteilen kann.[150] Im Mittelalter griffen dann Christen vielfach auf diese Art der Darstellung für entsprechende Unterrichtszwecke zurück.[151] Als instruktives Beispiel sei das *Speculum Theologiae* im Kodex Yale University, Beinecke Ms. 416 (13.–14. Jh.) genannt. Die darin enthalten unterschiedlichen Darstellungsformen von sowohl religiösen als auch allgemein ethisch-philosophischen Inhalten verdeutlichen, wie ausgefeilt das System der diagrammatischen Präsentation mittlerweile war.[152] Aus Tibet ist uns ein Kommentar aus dem 17. Jh. zu den sogenannten *Vier Tantras* (*Gyüshi*), einem umfangreichen Medizinkompendium, überliefert. Seinen Inhalt hat der Verfasser Sanggye Giatsho (1653–1705) zusätzlich durch 70 Gemälde illustriert, um den Studenten das Einprägen des Inhalts zu erleichtern. Für unsere Belange interessant sind die Einteilungen der Physiologie und Pathologie in Unterkatego-

---

148 Siehe Fuhrmann, Das systematische Lehrbuch, S. 7f., und Asper, Griechische Wissenschaftstexte, S. 274–282. Allgemein zur antiken Tradition der Dihairese siehe J. Mansfeld, Diaeresis, in: Heresiography in Context (Philosophia Antiqua 56), Leiden, New York, Köln 1992, S. 326–331, und Ieraci Bio, Disiecta membra, S. 11–16.

149 Siehe Stephanus the Philosopher, S. 36.10f.: πρὸς τὴν τῶν διδασκομένων ἐπαγγελίαν ἡ τοιαύτη διαιρετικὴ χρησιμεύει μέθοδος. Er bezieht sich hier wohl auf Galen, *Ad Glauconem de methodo medendi* I.1: XI, S. 4.4f. Kühn.

150 Siehe Galien, t. II: Exhortation à l'étude de la médecine, Art médical, par V. Boudon, Paris 2002, S. 167, sowie den Text, *loc. cit.*, S. 275.4–11.

151 Siehe M. Carruthers, The Book of Memory. A Study of Memory in Medieval Culture, Cambridge 1990, S. 7; 80–107.

152 Online unter http://brbl-archive.library.yale.edu/exhibitions/speculum/index.html (eingesehen am 20.01.2019).

rien wie Konstituenten des Körpers, Arten der Säfte, Arten der Ausscheidungen, Hauptursachen von Krankheiten oder sekundäre Ursachen von Krankheiten. Sie weisen nämlich eine bemerkenswerte Ähnlichkeit mit den *Tabulae Vindobonenses/ Summaria Alexandrinorum* nicht nur im Hinblick auf den Inhalt (vgl. TV 1/ SA 0.1), sondern auch auf die Präsentation auf, da sie gleichfalls als Baumdiagramme dargestellt werden. Der einzige nennenswerte Unterschied besteht darin, dass diese *arbores* nicht durch Linien verbildlicht sind, also in abstrakter Form vorliegen, sondern die Gestalt eines richtigen Baumes haben, wobei die vom zweigeteilten Stamm (Physiologie, Pathologie) ausgehenden Zweige und die daran befindlichen Blätter die weiteren Untergliederungen bezeichnen.[153] Die Frage ist, ob wir es hier mit einer unabhängigen Entwicklung zu tun haben oder ob die Dihairesendarstellung zentraler medizinischer Sachverhalte ein weiteres Zeugnis für das Fortleben (spätantik-)griechischer Traditionen in Tibet ist.[154] Nicht unerwähnt bleiben sollen schließlich Visualisierungstechniken aus der modernen Fachdidaktik wie das Wörternetz oder die Mindmap, bei denen zunächst ein einzelnes Wort in der Mitte eines Blattes platziert und dann, veranschaulicht durch Linien, in verschiedene logisch oder assoziativ damit zusammenhängende Aspekte bzw. Kategorien aufgeschlüsselt wird. Beide Verfahren beruhen auf Erkenntnissen der Gehirnforschung. Sie wurden entwickelt, um das Denken und Lernen besser zu strukturieren, das heißt einen Gegenstand beispielsweise so aufzubereiten, dass er leicht memoriert werden kann.[155]

Überträgt man diese Beobachtungen zur Verwendungsweise von Dihairesen bzw. Baumdiagrammen auf die *Tabulae Vindobonenses* und *Summaria Alexandrinorum*, ergibt sich daraus zwangsläufig, dass der spätantike Medizinstudent mit ihrer Hilfe in die Lage versetzt werden sollte, beispielsweise die fünf Teile

153 Siehe G. Orofino, Mnemotecniche visuali dell'antica medicina tibetana, in: L'insegnamento delle technai nelle culture antiche. Atti del convegno, Ercolano, 23–24 marzo 2009, a cura di A. Roselli, R. Velardi, Pisa, Rom 2011, S. 71–88, bes. S. 77f. mit tavola 2.

154 Schon in frühen tibetischen Quellen finden sich Spuren griechischer Medizin. Dazu gehören Berichte über den Arzt Galenos, Fragmente des *hippokratischen Eides* sowie Therapiemethoden eindeutig antiker Provenienz. Als Vermittler kämen der Vordere Orient oder China in Frage; siehe hierzu Ch. I. Beckwith, The Introduction of Greek Medicine into Tibet in the Seventh and Eight Centuries, in: Journal of the American Oriental Society 99, 1979, S. 297–313, sowie R. Yoeli-Tlalim, On Urine Analysis and Tibetan Medicine's Connections with the West, in: Studies of Medical Pluralism in Tibetan History and Society, ed. by S. Craig u.a., Halle 2010, S. 195–211.

155 Siehe Ch. Neveling, Wörterlernen mit Wörternetzen, Tübingen 2004, bes. S. 79–94. Literatur zum Mindmapverfahren ist Legion. Stellvertretend für vieles andere sei ein Buch des Begründers dieser Methode, Tony Buzan, Das Mind-Map Buch, aktualisierte und erweiterte Auflage, München 2013, S. 131–136, genannt, in dem auch sein Nutzen für das Auswendiglernen dokumentiert wird. Wohl um seiner Methode etwas mehr Gewicht zu verleihen, versucht der Autor, sie auf antike Traditionen zurückzuführen. Kurioserweise verweist er dabei auf die sogenannte *Loci*-Methode, bei der man Inhalte mit bestimmten Orten in Verbindung bringt und sich diese dadurch ins Gedächtnis ruft, dass man sich im Geiste zu ihnen begibt. Passender wäre es natürlich gewesen, wenn er einen Bezug zu antiken Baumdiagrammen hergestellt hätte.

der Erfahrung (TV 10/SA 2.1), die Arten der Getränke (TV 22/SA 3.15) oder die drei Kritikpunkte der Dogmatiker an der Lehre der Empiriker (TV 43/SA 4.1.1–3) ohne großes Nachdenken parat zu haben.[156]

Natürlich zielte dieses Memorieren auf den Wissenserwerb ab. Man täte den Iatrosophisten jedoch Unrecht, wenn man den Einsatz der *Tabulae Vindobonenses* und *Summaria Alexandrinorum* darauf reduzierte. Verschiedene Bemerkungen aus den Vorlesungen des Stephanus zeigen nämlich, dass das Auswendiglernen der Dihairesen überdies einen konkreten Nutzen für den Unterricht hatte. Es lässt sich beobachten, dass die Lehrer in unterschiedlichen Kontexten auf dieselben Begriffsunterteilungen zu sprechen kommen. Stephanus behandelt in seiner *Prognostikon*-Vorlesung den Begriff der Natur (φύσις) und verweist beiläufig darauf, dass sie dreifacher Art ist, ohne jedoch näher zu erläutern, um welche Unterteilungen es sich handelt: Καὶ ἐπειδὴ φύσεως ἐμνημονεύσαμεν, τρίττη δέ ἐστιν αὕτη, εἴπωμεν … .[157] Er konnte so verfahren, da die Dihairese über die φύσις bereits am Anfang des Medizincurriculums in *De sectis* behandelt wurde und entsprechend zu den Inhalten von TV 16/SA 2.10 gehörte. In gleicher Weise weist er in demselben Vortrag zweimal summarisch auf die drei Arten der Kräfte im Menschen hin, und auch hier unterlässt er es zu erklären, in welchem Körperteil sie angesiedelt sind und woran man sie erkennt. Der Grund dürfte ebenfalls darin zu suchen sein, dass die Informationen bereits Gegenstand von TV 31/SA 3.30 waren.[158] Dass Stephanus die besagten Dihairesen tatsächlich als bekannt voraussetzte, ist einigen anderen Passagen aus seinen Vorlesungen zu entnehmen. In seinem Vortrag über die *Aphorismen* verweist er auf drei verschiedene Arten von ἕρπης, wobei er ausdrücklich hinzufügt, dass sie schon im Rahmen der Einführungsschriften – gemeint ist Galens *Ad Glauconem de methodo medendi* – gelernt wurden: ἐπειδὴ διάφοροί εἰσιν ἕρπητες, ὡς ἐν Εἰσαγωγαῖς μεμαθήκαμεν.[159] Ebenso merkt er an, dass die dreifache Unterteilung der Verdauung (Μεμαθήκαμεν ὅτι τριττή ἐστιν ἡ πέψις) sowie die drei Prinzipien des Körpers (ἀρχαὶ … τρεῖς, ὡς πολλάκις μεμαθήκαμεν) bereits zuvor im Unterricht durchgenommen wurden.[160]

---

156 In diesem Sinne interpretiert auch M. Wernhard die Struktur der Lehrwerke: „Lernhilfe … Gedächtnisstütze … Art Repetitorium"; zitiert nach Galen. Über die Arten, S. XXXIII; ebenso äußert sich J. Duffy, Byzantine Medicine in the Sixth and Seventh Centuries: Aspects of Teaching and Practice, in: Symposium on Byzantine medicine, ed. by J. Scarborough = Dumbarton Oaks Papers 38, 1984, S. 22: „This too (*sc.* dihairesis) must have been a useful aid for memory."

157 Zitiert nach Stephani Philosophi In Hippocratis Prognosticum commentaria III, S. 162.14.

158 Siehe Stephani philosophi In Hippocratis Prognosticum commentaria III, S. 54.3f.; 284.9f. Es ist natürlich auch denkbar, dass die Dihairesen in den *Tabulae Vindobonenses/Summaria Alexandrinorum* zu den Vorlesungen an der passenden Stelle jedes Mal wiederholt wurden. So dürften sich zumindest die Dubletten in verschiedenen Abschnitten erklären; siehe Gundert, Die Tabulae Vindobonenses, S. 112 Anm. 77; 142f. mit Anm. 165–166.

159 Siehe Stephani Atheniensis In Hippocratis Aphorismos commentaria V–VI, S. 82.26 mit Similienapparat.

160 Zitiert nach Stephani philosophi In Hippocratis Prognosticum commentaria III, S. 168.20, und Stephanus the Philosopher, S. 52.17f. Asper, Griechische Wissenschaftstexte, S. 278f.;

In diesen Passagen zeigt sich also, dass das Auswendiglernen der Dihairesen neben dem reinen Wissenserwerb auch dafür gedacht war, den Unterricht an bestimmten Stellen zu entlasten. Allerdings erschöpft sich ihre Funktion keineswegs in diesen beiden Punkten, wie Stephanus' Behandlung des hippokratischen Aphorismos IV.73 verdeutlicht. Thema sind die Körperorgane, die für das Wasserlassen zuständig sind. Sie werden zunächst in dihairetischer Form dargeboten: τῶν οὐρητικῶν ὀργάνων τὰ μὲν διακριτικά εἰσιν τοῦ οὔρου … τὰ δὲ παροδευτικά, … τὰ δὲ ὑποδεκτικά εἰσιν … τὰ δὲ ἀποκριτικά. In fast schon erwartbarer Weise leitet Stephanus diese Aufteilung außerdem folgendermaßen ein: τὰ ἐν διαφόροις εἰρημένα, ὡς μεμαθήκαμεν καὶ μαθησόμεθα.[161] Aus diesen Worten geht hervor, dass seine Dihairese im Rahmen des Unterrichtes bereits zuvor verschiedentlich genannt worden ist (τὰ ἐν διαφόροις εἰρημένα)[162] und schon gelernt wurde (ὡς μεμαθήκαμεν) bzw. noch gelernt werden (καὶ μαθησόμεθα), das heißt an anderer Stelle erneut behandelt werden wird. Interessanterweise deutet der Iatrosophist auch den Grund für die Verwendung der Dihairese an. Wie er einleitend selbst hervorhebt, kommt Hippokrates in dem Aphorismos über die Organe, die für das Wasserlassen zuständig sind, auf einen neuen Aspekt zu sprechen: Ἐνταῦθα ἐπὶ ἕτερον κεφάλαιον μετέρχεται ὁ Ἱπποκράτης.[163] Daraus lässt sich folgern, dass Dihairesen dann zur Anwendung kommen konnten, wenn der Lehrer bei einem Themenwechsel die medizinischen Begriffe zunächst einführen, das heißt definieren wollte. Dies verdeutlicht auch eine weitere Stelle aus Stephanus' *Prognostikon*-Vorlesung, die sich mit dem Thema Urin beschäftigt und ebenfalls mit einer Dihairese zum Gegenstand eingeleitet wird, damit der Student dem Gesagten besser folgen kann: καὶ ἵνα σαφῶς τοῖς λεγομένοις παρακολουθήσωμεν, ἐκ διαιρέσεως προαγάγωμεν τὸν λόγον οὕτως: τὸ οὖρον εἰς δύο διαιρεῖται.[164] Die Ursache für dieses Vorgehen liegt auf der Hand: Dihairesen waren in erster Linie dafür gedacht, Sachverhalte zu definieren bzw. ihr Wesen zu bestimmen.[165] Bevor sich der Lehrer also über bestimmte Dinge äußerte, wollte er zuvor deutlich machen, was

281, geht ebenfalls davon aus, dass die Inhalte derartiger Dihairesensammlungen bereits im Unterricht Behandeltes darstellen und dazu dienen, dem Lerner Material zur Verfügung zu stellen, auf das er bei Gelegenheit wieder zurückgreifen kann.

161 Beide Stellen sind zitiert nach Stephani Atheniensis In Hippocratis Aphorismos commentaria III–IV, S. 406.11–16.

162 Dies scheint nicht in der vorliegenden *Aphorismen*-Vorlesung der Fall zu sein; siehe den Similienaparat zur Stelle in Stephani Atheniensis In Hippocratis Aphorismos commentaria III–IV, S. 406: *nihil in hoc quidem commentario.*

163 Zitiert nach Stephani Atheniensis In Hippocratis Aphorismos comm. III–IV, S. 406.5.

164 Zitiert nach Stephani philosophi In Hippocratis Prognosticum commentaria III, S. 186.2–4. Eine detaillierte Untersuchung der Vorlesungen wird sicher noch viele weitere Belege zutage fördern; siehe zum Beispiel auch Stephani philosophi In Hippocratis Prognosticum commentaria III, S. 90.29–92.3 (Lage des Patienten im Bett); 104.29–106.3 (Symptom); 136.26–30 (Verdauung); 160.24–168.15 (Schlaf); 284.1–26 (Krampf).

165 Siehe M. Schramm, Dihärese/Dihairesis, in: Platon-Lexikon. Begriffswörterbuch zu Platon und der platonischen Tradition, hrsg. v. Ch. Schäfer, 2. Auflage, Darmstadt 2013, S. 93; vgl. auch Gundert, Die Tabulae Vindobonenses, S. 141: „Seine Definitionen und Dispositionen lesen sich streckenweise wie fortlaufend geschriebene Dihairesen."

es damit überhaupt auf sich hat. Und da sowohl die Schriften Galens als auch des Hippokrates voll von medizinischen Themen aller Art waren, haben wir hier eine weitere Erklärung dafür, dass die Iatrosophisten einen großen Bedarf an dihairetischen Darstellungen hatten (vgl. Kap. 3.3.1).[166]

Um allerdings das wahre Ausmaß der Bedeutung der Dihairese für den spätantik-alexandrinischen Unterricht richtig zu verstehen, muss man einen Blick in die Vorlesungen der Neuplatoniker werfen. Die Art und Weise, wie sie bei ihnen zur Anwendung kam, kann nämlich entscheidend zum Verständnis der Fragestellung beitragen. Für die Philosophen war die Dihairese eines der vier Mittel, um Erkenntnisse zu erlangen bzw., etwas konkreter formuliert, das Wesen von Begriffen wie zum Beispiel der Philosophie bestimmen zu können.[167] In diesem Sinne wurde sie bereits in den Erläuterungen zur *Isagoge* des Porphyrius behandelt, also gleich zu Beginn des Curriculums. Man unterschied zwischen der ersten Einteilung eines Begriffes (διαίρεσις), einer alternativen Einteilung desselben Begriffes (ἐπιδιαίρεσις) sowie der weiteren Unterteilung der durch die bereits getätigten Einteilungen gewonnenen Begriffe (ὑποδιαίρεσις).[168] Die Neuplatoniker führten die Dihairese allerdings nicht nur nach dem seit Platon üblichen Schema „von der Gattung zu den Arten" (ἀπὸ γένους εἰς εἴδη) durch, sondern wandten noch bis zu acht weitere Kriterien für die Unterteilung an, zu denen „von den Arten in Individuen" (ἀπὸ εἰδῶν εἰς ἄτομα), „vom Ganzen in die Teile" (ἀπὸ ὅλων εἰς μέρη) und „vom Wesen ins Akzidens" (ἀπὸ οὐσίας εἰς συμβεβηκότα) gehörten.[169] Hier zeigt sich, dass das Dihairesensystem der Neuplatoniker recht ausgefeilt war.

Die Iatrosophisten übernahmen dieses System, was angesichts der Nähe, die es zwischen den beiden Fachbereichen gab, kaum überraschen dürfte. So teilt der ravennatische Medizinlehrer Agnellus die Dihairese in *divisio*, *subdivisio* und *subdivisionalis* ein (= διαίρεσις, ἐπιδιαίρεσις, ὑποδιαίρεσις).[170] Sicher gehörten

---

166 Die Iatrosophisten betrachteten diese Verwendung der Dihairesen auch als Zusammenfassung (συντόμως) der wichtigsten Punkte (κεφαλαιωδῶς). So jedenfalls äußert sich Stephanus zu Beginn seiner *Aphorismen*-Vorlesung, wo er die Theorie und Praxis der Medizin in genau derselben Weise aufführt, wie sie uns in TV 1/SA 0.1 vorliegt: καὶ τούτων μὲν κεφαλαιωδῶς καὶ συντόμως τὴν μνήμην ἐποιησάμεθα; zitiert nach Stephani Atheniensis In Hippocratis Aphorismos commentaria I–II, S. 38.13.
Eine weitere Möglichkeit für die Definition neuer Begriffe war das Stellen von Fragen. Das Gaumenzäpfchen wird zum Beispiel durch Beantwortung der Fragen nach seiner Substanz, seiner Funktion, seinem Nutzen, seinen Leiden und seiner Behandlung bestimmt; siehe Stephani philosophi In Hippocratis Prognosticum commentaria III, S. 258.8–260.36; man vgl. zu diesem Verfahren auch Wolska-Conus, Les commentaires, S. 15.

167 Siehe Davidis Prolegomena, S. 54.30f.: διὰ … τῆς διαιρέσεως …τὰ μέρη αὐτῆς (*sc.* τῆς φιλοσοφίας) μανθάνομεν, διὰ δὲ τῶν μερῶν … τὸ ὅλον γινώσκομεν; *loc. cit.*, S. 93.28f.: τῷ διαιρετικῷ κέχρηται, ἡνίκα διαιρεῖ τὴν οὐσίαν εἰς σῶμα καὶ ἀσώματον καὶ εἰς τὰ ἑξῆς.

168 Siehe zum Beispiel Davidis Prolegomena, S. 55.7–16; die übrigen Passagen bei den Neuplatonikern sind aufgeführt in Agnellus of Ravenna, S. 160 (zu 24.6–8).

169 Siehe Davidis Prolegomena, S. 65.15–66.23; Weiteres in Hein, Definition, S. 133–145. Eine von der Forschung bisher nicht beachtete spätantik-alexandrinische Unterteilung der Dihairese findet sich in Ibn Hindūs *Schlüssel zur Medizin*; s. Ibn Hindu, S. 657.11–658.14.

170 Siehe Agnellus of Ravenna, S. 24.6–8.

solche Bemerkungen auch in anderen *De-sectis*-Vorträgen zum Bestand der Einleitung, erhalten hat sich uns davon aber leider nichts. Geeigneter für derartige Ausführungen scheint ohnehin der Anfang der *Ars-medica*-Vorlesung gewesen zu sein, da die Dihairese bereits in der zugrundeliegenden Galenschrift explizit diskutiert wird (s. S. 99). Folgerichtig geht Agnellus/Gessius in seinem eigenen Vortrag auch darauf ein, wobei er im Anschluss an das oben skizzierte System der Philosophen folgende sechs Arten der Dihairese unterscheidet: *genus in speciem, aut speciem in athoma, aut universalis <in> diversa significans, aut totum in partem, aut contingentem in substantia, aut substantia in contingentem*.[171] In Galens *Ars medica* findet sich nichts Entsprechendes, dafür jedoch in den *Summaria Alexandrinorum* zu dieser Schrift – nebenbei formuliert, haben wir hier einen weiteren Beleg für den engen Bezug des Lehrwerkes zu den Vorlesungen: Einteilung der Gattung in Arten (*qismatu l-ǧinsi ilā l-anwāʾi*), Einteilung der Art in Individuen (*qismatu l-nawʿi ilā l-ašḫāṣi*), Einteilung des Ganzen in seine Teile (*qismatu l-kulli ilā l-aǧzāʾi*), Einteilung der Substanz in Akzidentien (*qismatu l-ǧawhari ilā l-aʿrāḍi*), Einteilung der Akzidentien in die Substanzen (*qismatu l-aʿrāḍi ilā l-ǧawāhiri*) und Einteilung des homonymen Wortes in seine verschiedenen Bedeutungen (*qismatu l-lafẓi l-muštaraki ilā l-maʿānī l-muḫtalifati*).[172] Ein Vergleich dieser Auflistung mit der des Agnellus zeigt, dass sie sich in fünf von sechs Punkten überschneiden, nur die „Einteilung vom Ganzen in das Teil" (*totum in partem*) bzw. die „Einteilung des homonymen Wortes in seine verschiedenen Bedeutungen" (*qismatu l-lafẓi l-muštaraki ilā l-maʿānī l-muḫtalifati*) sind Spezifika des jeweiligen Textes.

Hier wird deutlich, dass die Iatrosophisten dem Prinzip der Dihairese großen Wert beimaßen und sich dabei erkennbar an ihren Philosophiekollegen orientierten. In einem Punkt unterschieden sie sich aber von diesen bzw. gingen über deren Vorstellung von der Dihairese deutlich hinaus: Stephanus erörtert in seinem Kommentar zu *Ad Glauconem de methodo medendi* die Frage, wie der Arzt zur richtigen Diagnose kommt. Seine Antwort lautet: Durch die Anwendung der medizinischen Kunst in methodisch richtiger Weise, und das methodisch richtige Vorgehen besteht in der korrekten Durchführung der Dihairese (ἀλλὰ πόθεν αὐτῷ ἡ διάγνωσις ἔσται; ἢ δηλονότι ἐκ τοῦ εὐμεθόδως τῇ τέχνῃ χρήσασθαι. τὸ δὲ εὐμεθόδως οὐδὲν ἕτερόν ἐστιν ἢ κατὰ διαίρεσιν ὀρθήν).[173] Stephanus führt dann aus, dass man dabei von den Gattungsbegriffen (τὰ γένη) auszugehen hat, diese gemäß der ihnen eigenen Unterschiede in Arten (εἰς εἴδη) einteilen muss, bis man schließlich zum Unteilbaren (ἄτομον, ὃ μηκέτι τομὴν ἐπιδέχεται) gelangt.[174] Danach wendet er sich dem Arzt Mnesitheus (4. Jh. v. Chr.) zu, der dieses Verfahren

171 Siehe Palmieri, Survivance d'une lecture alexandrine, S. 82.2-4.

172 Siehe The Alexandrian Epitomes, S. 51.5–11 (arab.). Bei der letzten Einteilung wurde mit den Kodizes A und M *al-muštarakati* nach *al-muḫtalifati* gestrichen; man vgl. hierzu die Parallelen in Hein, Definition, S. 136.

173 Zitiert nach Stephanus the Philosopher, S. 32.26–28.

174 Siehe Stephanus the Philosopher, S. 32.28–30. Stephanus folgt in dieser Beschreibung dem Prinzip Galens; siehe Galeni De symptomatum differentiis, S. 282f.

erfunden haben soll, und führt die Unterschiede zwischen einigen medizinischen Richtungen darauf zurück, dass sie die Dihairesen falsch durchgeführt haben. Er beschließt seine Ausführungen mit einer Aufzählung von mehreren Dihairesen naturgemäßer und naturwidriger Dinge.[175]

Stephanus stellt in seinen Ausführungen also einen direkten Zusammenhang zwischen der Dihairese und der Diagnose her. Diesen Konnex muss man vor dem Hintergrund der Lehre Galens sehen, die dieser in *Ad Glauconem de methodo medendi* formuliert hat: Jeder Arzt ist mit dem Problem konfrontiert, die individuelle Natur eines Patienten nicht (vollständig) erfassen zu können. Dies gilt um so mehr, wenn er die zu behandelnde Person nie zuvor getroffen hat und entsprechend nicht in der Lage ist, die Krankheit, das heißt das Ausmaß der Abweichung vom gesunden Zustand, richtig zu beurteilen. Also müsse er von allgemeinen Begriffen ausgehen und sich durch korrekte Unterteilungen der naturgemäßen (Alter, Geschlecht, Mischung usw.) sowie naturwidrigen Aspekte (Krankheit, Ursache, Symptom), die im jeweiligen Fall relevant sind, der individuellen Natur des Patienten zumindest annähern. So könne er schließlich valide Anhaltspunkte für die Heilung erhalten.[176]

Fasst man alle genannten Punkte zur Funktion der Dihairese bei den Iatrosophisten zusammen, wird deutlich, wie essentiell wichtig sie für ihren Unterricht war: Sie diente in eher vordergründiger Weise dazu, die Vorlesungen zu entlasten. Darüber hinaus kam hier ihre Grundfunktion voll zur Geltung, nämlich (medizinische) Begriffe einzuführen bzw. zu definieren, so dass auf einer theoretischen Ebene das Wissen der Lerner geschärft und vergrößert wurde. Schließlich hatte sie auch einen ganz konkreten Nutzen für die Ausübung ihres Berufes, indem ihre richtige Beherrschung dazu befähigte, die korrekte Diagnose zu stellen und sogar unbekannte Patienten heilen zu können. Vor diesem Hintergrund wird dann auch die Dimension der Bemerkung des Stephanus, dass die dihairetische Methode nützlich für die Ausbildung der Studenten ist (πρὸς τὴν τῶν διδασκομένων ἐπαγγελίαν ἡ τοιαύτη διαιρετικὴ χρησιμεύει μέθοδος), erst richtig verständlich.[177] Er hätte es auch etwas pointierter formulieren können: Medizinischer Unterricht nach alexandrinischer Art ist ohne Anwendung der Dihairese schlichtweg sinnlos. Diese Haltung macht im Weiteren auch verständlich, dass die meisten Lehrmittel der Iatrosophisten ein dihairetisches Grundmuster aufwiesen. Denn es

175 Siehe Stephanus the Philosopher, S. 32.30–44.14. Die Aufzählung der Dihairesen richtet sich zwar nach den beiden galenischen Kategorien κατὰ φύσιν und παρὰ φύσιν, die unter diesen Rubriken genannten Beispiele entsprechen aber durchweg alexandrinischen Vorstellungen; siehe Palmieri, La théorie, S. 62f., und Gundert, Die Tabulae Vindobonenses, S. 120.

176 Siehe Ad Glauconem de methodo medendi I 1: XI 2.7–5.11 K.; vgl. hierzu auch J. Barnes, Galen on Logic and Therapy, in: Galen's Method of Healing, S. 65f., und R. Chiaradonna, Universals in Ancient Medicine, in: Universals in Ancient Philosophy, ed. by R. Chiaradonna, G. Galluzzo, Pisa 2013, S. 409. Es sind Ausführungen wie diese, die belegen, dass die Iatrosophisten ihre Schüler auch auf die praktische Ausübung des Berufes vorbereiteten; vgl. Overwien, Der medizinische Unterricht, S. 272f.

177 Siehe Stephanus the Philosopher, S. 36.10f.

kennzeichnet ja nicht nur die *Tabulae Vindobonenses*, die *Summaria Alexandrinorum* und die Vorträge (s. Kap. 3.3.1), sondern auch eher monographisch ausgerichtete Werke wie die dem Palladius und Johannes Philoponus zugeschriebenen Fiebertraktate.[178]

Aus welchen Gründen die Iatrosophisten gerade diejenigen Dihairesen auswählten, die die *Tabulae Vindobonenses* und *Summaria Alexandrinorum* zu *De sectis* enthalten, lässt sich erst bestimmen, wenn uns eine größere Anzahl von Vorlesungen über Galenschriften aus Alexandria – und zwar nicht nur über *De sectis* – vorliegt und auch die übrigen Lehrwerke untersucht werden, so dass wir eine bessere Vorstellung über ihren Aufbau haben und gleichzeitig den Inhalt systematisch miteinander vergleichen können. Derzeit lassen sich nur einige allgemeine Aussagen in dieser Hinsicht treffen: Zum Teil gab *De sectis* selbst schon die Dihairesen vor, immerhin sind mehrere Passagen bereits von Galen in dieser Weise gestaltet worden.[179] Zudem lässt sich vermuten, dass die *Tabulae Vindobonenses/Summaria Alexandrinorum* vornehmlich solche Inhalte aus den Vorträgen bzw. aus der zugrundeliegenden Galenschrift zum Gegenstand haben, die für die medizinische Praxis von großer Bedeutung waren. Es ist sicher kein Zufall, dass sich ungefähr ein Drittel der *Summaria Alexandrinorum*, nämlich SA 3.1–43, auf lediglich etwas mehr als zehn Prozent des Textbestandes von *De sectis* beziehen (DS, S. 4.22–8.18). In diesem Abschnitt aus dem galenischen Original kommen nämlich mehrere grundlegende Aspekte wie Krankheitsursachen, Begleitumstände (σύστοιχα) oder Symptome zur Sprache, die in den einzelnen Dihairesen ausführlich dargestellt werden konnten, zum Teil sogar in alternativen Versionen (SA 3.2–3).

---

178 Die Fieberschrift des Palladius weist zwar eine Erotapokriseis-Struktur auf, zahlreiche Antworten sind aber dihairetisch gestaltet. Im bisher nicht edierten Traktat des Johannes Philoponus wird (mindestens) eine Passage mit ἄλλη τις … διαίρεσις eingeleitet; siehe Schiano, Il trattato inedito, S. 77. Möglicherweise tritt uns hier der Einfluss des Magnus von Nisibis (4. Jh.) entgegen, der in verschiedener Hinsicht als Vorläufer der alexandrinischen Iatrosophisten betrachtet werden kann; siehe auch Overwien, Der medizinische Unterricht, S. 7–10. So soll seine Schrift *Über den Urin* (Περὶ οὔρων) nach dem Zeugnis des Theophilus Protospatharius ebenfalls dihairetisch strukturiert gewesen sein: ὁ Μάγνος … μεταχειρισάμενος καὶ αὐτὸς τὴν περὶ αὐτῶν τέχνην, καὶ κατὰ διαίρεσιν ἀρξάμενος τάς τε διαφορὰς αὐτῶν καὶ τὰ εἴδη συνέγραψε; zitiert nach Physici et Medici Graeci, S. 261.19–22. Es sei angemerkt, dass Dihairesendarstellungen im spätantiken Unterrichtskontext als Lehrmittel auch anderweitig weit verbreitet waren; siehe den Überblick in Asper, Griechische Wissenschaftstexte, S. 276–280, und die Anmerkung des Verfassers, *loc. cit.*, S. 279, dazu: „Dieses Faktum ist zu auffällig, um auf reinem Überlieferungszufall zu beruhen. Möglicherweise existierten nur hier so viele Wissenschaftstexte, daß man Lehrmittel verwenden konnte, die eine derartig spezifische Funktionsnische füllten." Ein Vergleich der *Tabulae Vindobonenses/Summaria Alexandrinorum* mit den übrigen Dihairesenschriften dürfte sicher noch einige interessante Ergebnisse zeitigen.

179 Dazu gehören unter anderem DS, S. 2.2f. (vgl. TV 6/SA 1.5); DS, S. 4.2–6 (vgl. TV 12/SA 2.4); DS, S. 9.4–6; 9.9–24 (vgl. TV 43/SA 4.1.1–3); DS, S. 10.8–13 (vgl. TV 44/SA 5.1); DS, S. 13.23–14.8 (TV 60/SA 7.3). Die Dihairese kennzeichnet im Übrigen die Struktur vieler Galenschriften; siehe Fuhrmann, Das systematische Lehrbuch, S. 176f.

Vor dem Hintergrund der bisher erzielten Ergebnisse könnte man fast annehmen, dass die *Tabulae Vindobonenses/Summaria Alexandrinorum* genauso wichtig waren wie die Vorträge. Wenn der Student jede einzelne Dihairese memoriert hatte und er in der Lage war, sie sinnvoll miteinander zu kombinieren, konnte er gemäß alexandrinischer Lehre im Idealfall jeden Patienten behandeln. Die Galenschriften hatten dagegen einen deutlich reduzierteren Fokus, da sie immer nur exemplarische Krankheitsfälle thematisierten. Demgemäß boten auch die Vorlesungen lediglich einen Ausschnitt aus dem Ganzen. Angesichts dieser Gewichtung von Lehrwerk und Vorlesung wird auch eine andere Besonderheit verständlich: Es fällt doch auf, dass die Lehrer nicht ein einziges großes Kompendium erstellten, in dem alle Dihairesen in thematischer oder alphabetischer Anordnung enthalten waren, sondern dass es *Tabulae Vindobonenses/Summaria Alexandrinorum* zu jeder Vorlesung über Galentexte gab, wobei Dubletten keineswegs ausgespart, vielmehr ausdrücklich erwähnt wurden (TV 34/SA 3.33 = TV 69/SA 9.7; TV 42/SA 3.43 = TV 68/SA 9.4). Offenbar wurde es als leichter erachtet, die dihairetischen Schemata über die Struktur bzw. über den Ablauf der Vorlesung zu memorieren. Die Vorträge dienten demnach nicht nur als Referenz für die Lehrwerke, sondern waren gleichzeitig auch Hilfsmittel für das Lernen ihrer Inhalte.

# 4. Die *Tabulae Vindobonenses* zu *De sectis*

## 4.1 Der Textzeuge

Grundlage für die Edition der *Tabulae Vindobonenses* ist der Kodex Vindobonensis Medicus Graecus 16. Bei diesem Manuskript handelt es sich um eine zweibändige Sammelhandschrift, die in erster Linie medizinisch-pharmakologische Texte beinhaltet. Sie wurde aus mehreren Teilen zusammengesetzt, die im Laufe von ca. 200 Jahren (13.–15. Jh.) entstanden sind. Dazu gehören ganz unterschiedliche Traktate wie die *Materia medica* des Dioskurides, Galens *De differentiis febrium*, das hippokratische *Prognostikon*, Oribasius' *Collectiones medicae*, die Galen zugeschriebenen *Definitiones medicae* oder Marcellinus' *De pulsibus*.

Die *Tabulae Vindobonenses* befinden sich im letzten Teil dieses Manuskriptes (fol. 329r–359v), der auf das späte 13. Jh. datiert wird.[1] Sie sind von einer einzigen Hand geschrieben. Die uns vorliegenden Baumdiagramme beziehen sich auf die folgenden Galenschriften:[2]

*De sectis* (fol. 329r–332r)

*Ars medica* (fol. 332r–336v)

*Ad Glauconem de methodo medendi I* (fol. 337r–338v)

*De pulsibus ad tirones* (fol. 339r–340v)

*De causa* (fol. 340v–359v = *De morborum differentiis, De morborum causis, De symptomatum differentiis, De symptomatum causis I–III*)[3]

Die *arbores* zu *De sectis* leiten das Werk ein. Sie sind einzeln durchnummeriert, wobei die als Zahlzeichen verwendeten Buchstaben in rot gehalten sind, während der Text der Dihairesen durchgängig mit schwarzer Tinte geschrieben ist. Der Kodex weist gerade im oberen Teil der einzelnen Seiten Wasserflecken auf und ist dadurch teilweise so beschädigt, dass man einzelne Buchstaben, bisweilen sogar ganze Wörter nicht mehr identifizieren kann.[4]

---

1 Siehe H. Hunger, O. Kresten, Katalog der griechischen Handschriften der Österreichischen Nationalbibliothek 2: Codices juridici, codices medici (Museion N.F. 4, Bd. 1, T. 2), Wien 1969, S. 60–62.

2 Zu den *Tabulae Vindobonenses* siehe vor allem den Beitrag von Gundert, Die Tabulae Vindobonenses.

3 Die vier Schriften werden in den Dihairesen nur unter der bei den Iatrosophisten gebräuchlichen Sammelbezeichnung Περὶ αἰτίας (= *De causa*) aufgeführt (s. Kap. 2.1.1).

4 Selbst durch eine Autopsie der Handschrift konnten nicht alle problematischen Passagen restlos aufgeklärt werden.

## 4.2 Prinzipien der Edition

Als Editor der *Tabulae Vindobonenses* ist man mit Problemen ganz unterschiedlicher Natur konfrontiert. Dies beginnt damit, dass bereits der Textbestand des Kodex zahlreiche „Mängel“ aufweist. So endet die gerade genannte Nummerierung der einzelnen Dihairesen ohne erkennbaren Grund am Ende von fol. 330v und setzt erst oben auf fol. 338r im Abschnitt zu *Ad Glauconem de methodo medendi* wieder ein.

Des Weiteren finden sich in den *Tabulae Vindobonenses* zu *De sectis* in Relation zum späteren Teil des Lehrwerkes zwar vergleichsweise wenig Schreibversehen, gleichwohl sind bereits in diesem Textabschnitt einige Fehler im Hinblick auf Rechtschreibung, Grammatik und Inhalt auszumachen.[5]

An zahlreichen Stellen sind zudem nicht nur Wörter oder einzelne Unterteilungen, sondern mitunter sogar ganze Dihairesen ausgefallen. Um einige Beispiele zu nennen:[6] So fehlt in TV 12, wo es um das Empirikerprinzip der Übertragung auf Ähnliches geht (ἡ τοῦ ὁμοίου μετάβασις διαιρεῖται τριχῶς), in der dritten Rubrik ἡ ἀπὸ βοηθήματος sowohl das Glied, auf das etwas übertragen wird, als auch das illustrierende Beispiel ἐπὶ βοήθημα ὡς ἀπὸ μήλου ἐπὶ μέσπιλον. Ebenso ist das Diagramm, das die Lehre der drei Medizingruppen in Kurzform präsentiert (TV 58), nicht vollständig, da die beiden unteren Ecken freigeblieben sind, in denen eigentlich die beiden Begriffe ἔνδειξις und τὸ φαινόμενον hätten stehen müssen. Es kommt weiterhin zwar die Lehre der Empiriker und Dogmatiker ausführlich zur Sprache, die für die Methodiker zentrale Anschauung der zwei bzw. drei Kommunitäten bleibt aber unerwähnt. Man hätte eine entsprechende Dihairese gemäß dem galenischen Original und den *Summaria Alexandrinorum* nach TV 52 erwartet. In vergleichbarer Weise sind in den *Tabulae Vindobonenses* alle Dihairesen übergangen, in der die Trennung des Zusammenhanges (λύσις τῆς συνεχείας) behandelt wird (vgl. SA 9.1–2; 5–6). Schließlich ist davon auszugehen, dass sich das Ende der *Tabulae Vindobonenses* zu *De sectis* nicht erhalten hat. Der Abschnitt endet nämlich nicht, wie es sonst in diesem Lehrwerk zu beobachten ist, mit τέλος … . Da überdies auch die ersten Dihairesen zur folgenden Galenschrift *Ars medica* fehlen, könnte hier vielleicht sogar ein ganzes *folium* verlorengegangen sein.[7] Wie viel dabei im Abschnitt zu *De sectis* ausgefallen ist, lässt sich nicht eindeutig bestimmen, viel dürfte es aber nicht sein. Nimmt man den Textbestand der *Summaria Alexandrinorum* als Maßstab, fehlt lediglich ein einziges Baumdiagramm, nämlich die Entsprechung zu SA 10.11.

Darüber hinaus lässt auch der Partikelgebrauch einige Auffälligkeiten erkennen. So bietet die Dihairese über die drei Medizinschulen (TV 3) einzig bei den

5 Man vgl. hierzu den textkritischen Apparat sowie die Anmerkungen zur Übersetzung. Zur Häufigkeit von Fehlern siehe auch Gundert, Die Tabulae Vindobonenses, S. 96: „… von fol. 339r an zunehmend nachlässiger gehandhabt.“

6 Für weitere Omissionen siehe die Anmerkungen zur Übersetzung in Kap. 4.3.

7 Siehe Gundert, Die Tabulae Vindobonenses, S. 98f. mit Anm. 49; 100.

Dogmatikern ein δέ (τὴν δὲ λογικὴν οἶδε), nicht jedoch bei den Methodikern danach: τὴν μεθοδικὴν οἶδε. In TV 5 liegen sogar gleich zwei Fehler vor: Zum einen ist die Fortführung τὰ δέ (εἰσιν) ausgefallen. Dieser Ausfall dürfte zum anderen dazu geführt haben, dass der Ausdruck τὰ μέν εἰσιν in die oberste Ebene direkt hinter τῶν ὑγιεινῶν geraten ist, vermutlich, um in der zweiten Ebene ὑγιεινά und νοσηρά auf eine Stufe zu stellen.

Nicht selten scheinen die *arbores* falsch angeordnet zu sein. Um auch hier einige Beispiele zu nennen:[8] So wird die Frage, wie man zu einem Urteil über die Dinge kommt, in *De sectis* (DS, S. 16.2–9) naheliegenderweise nach der Behandlung der Charakteristika der einzelnen Medizingruppierungen erwähnt. In SA 8.1 wird diese Abfolge auch beibehalten, während TV 63 (διττὴ τῶν πραγμάτων ἡ κρίσις) mitten in die Darstellung der Medizinschulen eingebettet ist. Des Weiteren gehören die beiden Dihairesen über die Heilmittel TV 45 (τῶν βοηθημάτων) bzw. über die Krankheiten TV 46 (τῶν παθῶν) gemäß der Parallele SA 4.1.2.1–2 zur Kritik der Dogmatiker an den Empirikern, da beide im Zusammenhang mit der These des Erasistratus stehen, dass Erfahrung nicht für die Behandlung von zusammengesetzten Krankheiten durch die Anwendung von zusammengesetzten Heilmitteln geeignet ist. Sie müssten daher eigentlich vor TV 44 (οἱ ἐμπειρικοὶ τριχῶς κατηγοροῦσι τοῦ λόγου) aufgeführt werden, in der es um die Kritik der Empiriker an den Dogmatikern geht. In gleicher Weise befinden sich die Zeichen für den tollwütigen Hund in TV 64 (σημεῖα τοῦ λυττῶντος κυνός) nicht am richtigen Platz. Gemäß dem galenischen Original sowie den *Summaria Alexandrinorum* sollten besagte Zeichen nach der unmittelbar folgenden Dihairese TV 65 (ὁ μεθοδικὸς ἀναιρεῖ) stehen, da sie begründen, warum die Anschauung der Methodiker, Faktoren wie zum Beispiel die Ursache einer Krankheit nicht zu beachten (ἀναιρεῖ), falsch ist.[9]

Wir haben es hier also mit ganz unterschiedlichen Schwierigkeiten in Bezug auf den Text der *Tabulae Vindobonenses* zu tun. Sie betreffen den Bereich der Sprache und den Inhalt, aber auch Aspekte wie Vollständigkeit und Anordnung des Materiales. Dass sich derartige Probleme nicht nur auf die Mikro-, sondern auch auf die Makrostruktur des Lehrwerkes erstrecken, zeigt ein kurzer Blick auf die übrigen im Wiener Kodex enthaltenen Baumdiagramme. So sollen sie laut Titel (fol. 329r: ἀρχὴ σὺν θεῷ τῶν διαιρέσεων πασῶν τῶν Γαληνείων πραγματειῶν. ἀρχόμενος ἀπὸ τοῦ περὶ αἱρέσεων, τελευτῶν δὲ εἰς τὴν θεραπευτικήν) mit *De sectis* (τοῦ περὶ αἱρέσεων) begonnen und mit *De methodo medendi* (εἰς τὴν θεραπευτικήν) geendet haben, woraus wir folgern können, dass in ihnen alle 16 Bücher Galens behandelt wurden, die auf dem alexandrinischen Lehrplan standen. Im Kodex selbst haben sich dagegen nur die ersten vier Einführungsschriften sowie die vier Werke über Symptome und Krankheiten erhalten. Hinzu kommt, dass die Behandlung von *De pulsibus ad tirones* auf die von *Ad Glauconem de metho-*

8 Für Weiteres siehe die Anmerkungen zur Übersetzung in Kap. 4.3.

9 Fehler dieser Art lassen sich auch in den anderen Abschnitten der *Tabulae Vindobonenses* beobachten; s. Gundert, Die Tabulae Vindobonenses, S. 98; 103 Anm. 57; 113 Anm. 78.

*do medendi* folgt, obwohl die Reihenfolge im Lektüreplan der Iatrosophisten üblicherweise umgekehrt lautete (s. Kap. 2.1.1).

Dem Leser stellt sich zwangsläufig die Frage, wer für diese Fehler verantwortlich ist. Diese Frage klingt nur auf den ersten Blick banal, da sie letztlich mit dem Problem zusammenhängt, wer die *Tabulae Vindobonenses* verfasst hat oder, um es etwas konkreter zu formulieren: Wer ist das Subjekt zu ἀρχόμενος und τελευτῶν in der Überschrift? Prinzipiell sind hier zwei Möglichkeiten denkbar: Entweder wurden sie von einem Lehrer oder von einem Studenten verfasst. Im ersten Fall müssen wir davon ausgehen, dass der Kopist des Wiener Manuskriptes (bzw. der seiner Vorlage) für den Textzustand verantwortlich ist, da die Iatrosophisten sicher eine weitestgehend korrekte und vollständige Fassung im Sinn hatten. Gehen die *Tabulae Vindobonenses* dagegen auf einen Studenten zurück, könnten sich die genannten Umstellungen, Auslassungen und Fehler durch dessen Nachlässigkeiten erklären. Dass man grundsätzlich mit studentischen Aufzeichnungen aus Alexandria im Bereich der Medizin zu rechnen hat, zeigen die Vorlesungen über die hippokratischen Schriften *Prognostikon* und *Aphorismen*, die sehr wahrscheinlich nichts anderes als Vorlesungsmitschriften (ἀπὸ φωνῆς) und entsprechend voll von derartigen Mängeln sind.[10] Es versteht sich von selbst, dass sich in diesen Fällen eine Korrektur des Textes verbietet, da es ja schließlich darum geht, das Autororiginal zu rekonstruieren, und auch ein schlechter Student hat das Recht, als solcher ernstgenommen zu werden.[11]

Da nun die *Tabulae Vindobonenses* keinen Verfasser angeben und auch die Art bzw. der Inhalt des Werkes in diesem Punkt nicht weiterhelfen, musste nach anderen Anhaltspunkten für eine Lösung des Problemes gesucht werden. Sie sind den *Summaria Alexandrinorum* zu entnehmen, die ja eine in Hinblick auf Form und Funktion identische Version dieses Lehrwerkes darstellen (s. Kap. 3.3): Aufgrund der Tatsache, dass sie die meisten der genannten Fehler nicht aufweisen und überdies, ganz generell betrachtet, in einem sprachlich wie inhaltlich guten Zustand sind, obwohl sie uns „nur" in arabischer Übersetzung vorliegen, ist davon auszugehen, dass diese Charakteristika auch das Original der *Tabulae Vindobonenses* kennzeichneten. Demnach dürfte es sich auch bei ihnen nicht um stu-

10 Siehe hierzu die Bemerkungen von J. Duffy in Stephani philosophi In Hippocratis Prognosticum, S. 20f.: „The instances of loose or careless syntax, ungrammatical use of participles and so on are so numerous that a great many of them must be original"; ebenso äußert sich L. G. Westerink in Stephani Atheniensis In Hippocratis Aphorismos commentaria I–II, S. 17: „The shapeless, ungrammatical Greek is no doubt the notetaker's own, and the same may hold for the poor spelling." Dieselben Beobachtungen konnten im Übrigen auch für philosophische Vorlesungsmitschriften aus Alexandria gemacht werden; siehe Asclepius of Tralles, S. 12b: „... still there are some mistakes and inaccuracies that go back to the author."

11 In diesem Sinne bemerkt auch K. Praechter, Die griechischen Aristoteleskommentare, in: Byzantinische Zeitschrift 18, 1909, S. 525: „Es bedarf keines Wortes, daß unter diesen Umständen die Athetese als Mittel zur Beseitigung solcher Unebenheiten völlig unzulässig ist. Unsere Aufgabe kann vielmehr nur die sein, alle diese Erscheinungen für jedes Werk im einzelnen festzustellen ... ."

dentische Aufzeichnungen handeln, oder, um es vielleicht etwas vorsichtiger zu formulieren: Der Verfasser der *Tabulae Vindobonenses*, wer auch immer es war, scheint eine weitestgehend korrekte Ansammlung von Dihairesen im Sinn gehabt zu haben.[12]

Der skizzierte Ansatz hat für die Edition der *Tabulae Vindobonenses* folgende Konsequenzen: Akzentfehler, itazistische Verlesungen und Verschreibungen einzelner Buchstaben wurden stillschweigend korrigiert, sofern sie keine inhaltliche Relevanz haben. Dies gilt zum Beispiel für Φιλῖνος statt Φύλινος oder Σωρανός statt Σορανός (TV 3), κληδόνος statt κλύδονος (TV 10), ἱππασία statt ἱππάσια (TV 20), διαρροίᾳ statt διαρροίῃ (TV 57) und γαργαρεῶνος statt γαργαριῶνος (TV 76). *Iota subscriptum*, das der Kopist zumindest im Abschnitt zu *De sectis* nie gesetzt hat, wurde durchgängig ergänzt. Dasselbe gilt für die fehlende Nummerierung der Dihairesen von fol. 331r an. Berichtigt wurden zudem grammatikalische und inhaltliche Fehler, ebenso wurde versucht, offenkundige Lücken im Text zu füllen. Wenn die Reihenfolge der Dihairesen grundlegend dem Inhalt widersprach, wurde auch sie geändert.[13] Ausschlaggebend für die Korrekturen waren der (in der Regel) einhellige Textbefund der *Summaria Alexandrinorum*, des galenischen Originales sowie der Vorlesungen über *De sectis*. Beibehalten wurden dagegen einige sprachliche Auffälligkeiten, die für den spätantik-alexandrinischen Bildungskontext charakteristisch sind: εἰ steht mit dem Konjunktiv (TV 44; 49: εἰ καὶ εὕρῃ). Auf ein Subjekt im Neutrum Plural kann das Prädikat ebenfalls im Plural folgen (TV 35 τίνα ἐνδείκνυνται ...).[14] Des Weiteren wurde der Partikelgebrauch nicht vereinheitlicht, da die Dihairesen in dieser Hinsicht möglicherweise anderen Gesetzmäßigkeiten folgen.[15] Hier müssen erst weiterführende Studien abgewartet werden.

Die Baumdiagramme werden in der Regel so abgebildet, wie sie auch im Kodex vorliegen. Einzig ihre (sehr gedrängte) Verteilung auf dem jeweiligen *folio* konnte nicht nachgeahmt werden, da dies nur mit einem kleinen Schriftgrad möglich gewesen wäre. An einigen Stellen ist der Kodex, wie einleitend bereits ge-

12 In meinem Vortrag „Problems in Editing the Tabulae Vindobonenses“, den ich 2013 auf der sonnigen Insel Procida im Rahmen der „Ecdotica testi medici greci“ gehalten habe, musste ich die Autorfrage noch offenlassen, weil mir zum damaligen Zeitpunkt die enge Verbindung der *Tabulae Vindobonenses* mit den *Summaria Alexandrinorum* noch nicht bewusst war.

13 Die Umstellungen betreffen insbesondere TV 62–78. Es sei angemerkt, dass gewisse Unsicherheiten bei der Rekonstruktion bleiben. Denn die Reihenfolge der Inhalte der Lehrwerke konnte zumindest in Detailfragen divergieren. Aus Kap. 6.1 geht zum Beispiel hervor, dass Agnellus bzw. Johannes in ihren Vorlesungen nicht immer dem Inhalt des galenischen Originales folgen.

14 Zu diesen Auffälligkeiten s. Olympiodorus. Commentary on the First Alcibiades of Plato, by L. G. Westerink, Amsterdam 1956, S. X–XIV, und Asclepius of Tralles, S. 22a–b.

15 Einen uneinheitlichen Partikelgebrauch offenbaren auch die „*Tabulae Vindobonenses*“ zur *Ars medica*, die sich im Kodex Neapolitanus Oratorianus Graecus CF 2.11 (olim XXII-1) befinden; siehe Ieraci Bio, Dihaireseis, S. 158. Gleich in der ersten Diahirese hat zum Beispiel τέσσαρες μέν im Folgenden keine Entsprechung mehr.

sagt, beschädigt, so dass der Text nicht mehr in allen Details erkennbar war. Darauf bezieht sich die Angabe „ut vid." im Apparat.

Die Anmerkungen beschränken sich in der Regel auf die Erklärung von Übersetzungsproblemen oder von Auffälligkeiten/Fehlern in den Dihairesen. Ein inhaltlich-sprachlicher Kommentar hätte angesichts der Heterogenität des Materiales – nahezu jede Dihairese behandelt ein eigenes Thema – den Rahmen der Untersuchung bei weitem gesprengt. Zu guter Letzt möchte ich noch Ivan Garofalo ausdrücklich dafür danken, dass er mir seine private Transkription der *Tabulae Vindobonenses* zu *De sectis* zur Verfügung gestellt hat. Zwei der darin enthaltenen Konjekturen wurden in den Text übernommen; sie sind im textkritischen Apparat unter der Sigle „Garofalo" aufgeführt.

## 4.3 Text und Übersetzung

### CONSPECTUS SIGLORUM

| | | |
|---|---|---|
| cod. | = | cod. Vindobonensis Med. Gr. 16; s. XIII |
| DS | = | *De sectis*; v. Claudii Galeni Pergameni scripta minora, p. 1–32 |
| Garofalo | = | v. supra, p. 113 |
| Gundert | = | B. Gundert, Die Tabulae Vindobonenses, p. 91–144 |

| | | |
|---|---|---|
| <> | = | addidi |
| [] | = | seclusi |

(fol. 329r)

ἀρχὴ σὺν θεῷ τῶν διαιρέσεων πασῶν τῶν Γαληνείων πραγματειῶν. ἀρχόμενος ἀπὸ τοῦ περὶ αἱρέσεων, τελευτῶν δὲ εἰς τὴν θεραπευτικήν.

ἀρχὴ τοῦ περὶ αἱρέσεων

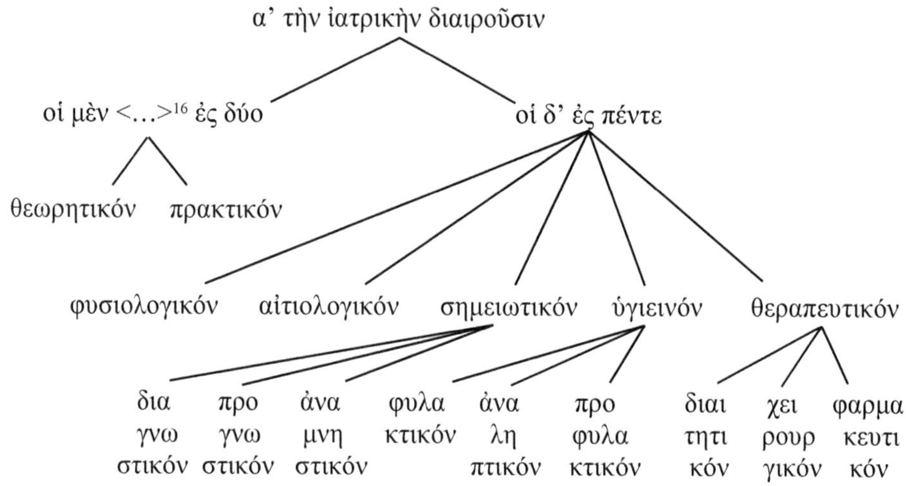


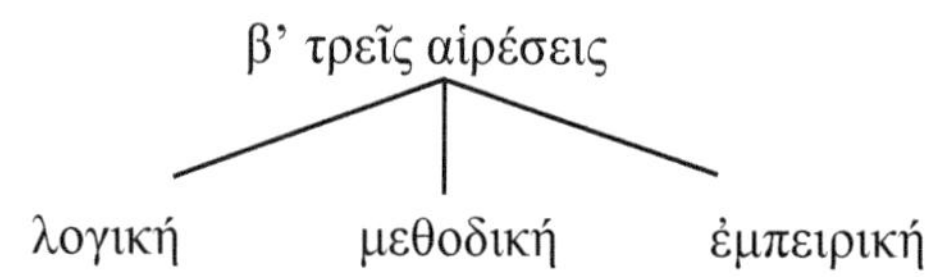


16 *Post* μὲν *lacuna in codice esse videtur.*

Mit Gottes Beistand – Der Anfang der Dihairesen aller galenischen Werke, wobei ich mit *De sectis* anfange (und) mit *De methodo medendi* ende.[17]

Der Anfang von *De sectis*

1. (= SA 0.1) Die ärztliche Kunst teilen
die einen <…> in zwei (Teile) ein:
(nämlich in) Theorie, Praxis[18]
die anderen in fünf (Teile) ein:
(nämlich in) die Lehre von der Natur,
die Lehre von den Ursachen,[19]
die Lehre von den Zeichen
– (dazu gehören) Diagnose, Prognose, Anamnese –,
Hygiene
– (dazu gehören) Bewahrung der Gesundheit, Erholung, Prophylaxe –,
Therapie
– (dazu gehören) Regelung der Lebensweise, Chirurgie, Anwendung von Heilmitteln.

2. (= SA 0.2) (Es gibt) drei (medizinische) Gruppen:[20]
die der Rationalisten,
die der Methodiker,
die der Empiriker.

---

17 Die Bemerkungen „Beginn …“ (ἀρχή) und „mit Gottes Beistand“ (σὺν θεῷ) leiten auch Stephanus’ Behandlung des *Prognostikon* ein; siehe Stephani philosophi In Hippocratis Prognosticum commentaria III, S. 26.2; 138.1; 238.1. Die Junktur ἀρχόμενος ἀπὸ …, τελευτῶν εἰς …, mit der Anfang und Ende des Textcorpus der 16 Galenschriften bezeichnet werden, findet sich wörtlich in einer Glosse im Kodex S zu den *SA*: *mubtadiʾan bi- … muḫtatimun bi-*; siehe The Alexandrian Epitomes, S. 1 (arab.) *crit. app.*

18 Die einzelnen Bereiche der Medizin werden hier nicht als abstrakte Begriffe, sondern als Teile aufgefasst und entsprechend in Form eines Adjektivs präsentiert, bei dem ein Wort wie μέρος zu ergänzen ist; siehe zum Beispiel *Definitiones medicae* 11 (XIX, S. 351.12f. Kühn): μέρη τῆς ἰατρικῆς … ἔστι πέντε φυσιολογικόν … . In diesem Sinne bezeichnet auch Palladius die drei Teile der Theorie als φυσιολογικόν, αἰτιολογικόν, σημειωτικόν (siehe Scolii inediti, S. 75.15f.; 76.15f.), Stephanus dagegen die drei Teile der Lehre von den Zeichen als διαγνωστικόν, προγνωστικόν, ἀναμνηστικόν (siehe Stephani Atheniensis In Hippocratis Aphorismos commentaria I–II, S. 36.28f.).

19 Es fehlen hier die Unterteilungen der Lehre von der Natur und von den Ursachen; man vgl. SA 0.1.1.1.1–2 sowie Stephani Atheniensis In Hippocratis Aphorismos commentaria I–II, S. 34.21; 36.25f. Interessanterweise ist auch das entsprechende Baumdiagramm in Palladius’ Vorlesung über *De sectis* an dieser Stelle unvollständig; siehe Scolii inediti, S. 76.15–17.

20 Siehe S. 157.

γ’ συνεστήσαντο

- τὴν ἐμπειρικὴν οἵδε
  - Ἄκρων Ἀκραγαντῖνος
  - Φιλῖνος Κῷος
  - Σεραπίων Ἀλεξανδρεύς
  - Σέξτος
  - Ἀπολλώνιος
- τὴν δὲ λογικὴν οἵδε
  - Ἱπποκράτης
  - Διοκλῆς
  - Πραξαγόρας
  - Φιλότιμος
  - Ἐρασίστρατος
  - Ἀσκληπιάδης
- τὴν μεθοδικὴν οἵδε
  - Θεμίσων Λαοδικεύς
  - Θεσσαλός
  - Μενέμαχος
  - Σωρανός

δ’ τῶν ὑγιεινῶν

- τὰ μὲν φυλάσσοντα τὴν οὖσαν ὑγείαν καὶ καλεῖται ὑγιεινὰ διαιτήματα
  - σύμμετρα ἐδέσματα
  - πόματα
  - γυμνάσια
  - λουτρά
- τὰ δὲ μὴ οὖσαν ἐργαζόμενα ἰάματά τε καὶ βοηθήματα
  - φλεβοτομία
  - κάθαρσις
  - ψυχροῦ ὕδατος πόσις
  - ἐνέματα[21]
  - καταπλάσματα ἁπαλά

ε’ τῶν αἰτίων

- τὰ μέν εἰσιν ὑγιεινά
  - τά τε φυλάττοντα τὴν οὖσαν ὑγεῖαν
  - καὶ τὰ διεφθαρμένην[22] ἀνασῴζοντα
- <τὰ δὲ> νοσηρά
  - τά τε μὴ φυλάττοντα τὴν οὖσαν ὑγεῖαν
  - καὶ τὰ διεφθαρμένην[23] μὴ ἀνασῴζοντα καὶ ἐπανακαλούμενα

---

21 ἐνέμια *cod.*: *correxi*
22 διεφθαρμένα *cod.*: *correxi*
23 διεφθαρμένα *cod.*: *correxi*

3. (= SA 0.3) Es gründeten[24]
die Gruppe der Empiriker die folgenden Personen:
Akron von Agrigent, Philinus von Kos, Serapion von Alexandria, Sextus, Apollonius,
die Gruppe der Rationalisten die folgenden Personen:
Hippokrates, Diokles, Praxagoras, Philotimus, Erasistratus, Asklepiades,
die Gruppe der Methodiker die folgenden Personen:
Themison, Thessalus, Menemachus, Soranus.

4. (= SA 1.4) Von den Dingen, die die Gesundheit betreffen,
bewahren die einen die vorhandene Gesundheit, und sie werden gesunde Lebensweise genannt
– (dazu gehören) maßvolle Speisen, Getränke, körperliche Übungen, Bäder –,
während die anderen (Gesundheit) bewirken, wenn sie nicht vorhanden ist, (und sie werden) Behandlungen und Heilmittel (genannt)
– (dazu gehören) Aderlass, Reinigung, Trinken von kaltem Wasser, Einläufe, weiche Pflaster.

5. (= SA 1.3) Von den Ursachen
beziehen sich die einen auf Dinge, die die Gesundheit betreffen
– (dazu gehören) das, was die vorhandene Gesundheit bewahrt, und das, was (die Gesundheit) wieder zurückbringt, nachdem sie ruiniert wurde –,
<und die anderen> auf Dinge, die die Krankheit betreffen
– (dazu gehören) das, was die vorhandene Gesundheit nicht bewahrt, und das, was (die Gesundheit), nachdem sie ruiniert wurde, nicht wiederherstellt und wieder hervorruft.

---

24 Dass συνεστήσαντο hier „gründen, für sich einrichten“ und nicht „bilden“ bedeutet, zeigen Agnellus of Ravenna, S. 22.31, 33; 24.1, und Iohannis Alexandrini commentaria in librum De sectis, S. 15–16, 2ra29, 34f., S. 16, 2ra37: *constituerunt/invenerunt*. Ebenso lautet die Wiedergabe in The Fragments of the Methodists, S. 155: „those who founded“. Man vergleiche des Weiteren die pseudogalenische Schrift *Introductio sive Medicus*, in der es heißt, dass Hippokrates die Gruppe der Dogmatiker als erster eingerichtet hat: πρῶτος συνέστησε τὴν λογικὴν αἵρεσιν; zitiert nach Galien, t. III: Le médecin, S. 9.10f. Die Vorstellung von mehreren, gleichzeitig wirkenden Gründern erklärt, dass die *heresis/secta* für die Iatrosophisten eine Ver- oder Ansammlung vieler Männer war (siehe Anm. 20). Daraus folgt natürlich, dass die Lehrer gar keine Ahnung mehr von den historischen Gegebenheiten hatten, wenn sie die einzelnen Vertreter nicht nur in doktrinärer (siehe TV 2), sondern auch in chronologischer Hinsicht als Einheit auffassten. Immerhin werden so Fehleinschätzungen wie die des Stephanus verständlich, der allen Ernstes seinen Schülern beibrachte, dass Hippokrates die Methodiker widerlegen wollte; siehe Stephani philosophi In Hippocratis Prognosticum commentaria III, S. 34.21f.: ὁ οὖν Ἱπποκράτης θέλων ἐλέγξαι τοὺς μεθοδικούς.

ϛ’ οἱ ἰατροὶ

- κοινωνοῦσι κατὰ τὸ τέλος ἅπαντες
- διαφέροντ<αι> δὲ περὶ τῆς εὑρέσεως[25] τῶν βοηθημάτων
  - οἱ μὲν γὰρ ἐμπειρικοὶ λέγουσι διὰ τηρήσεως εὑρηκέναι τὰ βοηθήματα
  - οἱ δὲ λογικοὶ δι’ ἐνδείξεως

ζ’ τὸ παρώνυμον τρία ταῦτα ζητεῖ

- κοινωνίαν ὀνόματος
- μετουσίαν πράγματος
- μετασχηματισμὸν τῆς τελευταίας συλλαβῆς

(fol. 329v) η’ ἀπὸ τῶν αἱρέσεων καλοῦνται

- οἱ μὲν ἐμπειρικοί
  - τηρητικοὶ
  - καὶ μνημονευτικοί
- οἱ δὲ λογικοί
  - δογματικοὶ
  - καὶ ἀναλογιστικοί

θ’ καλεῖται δ’

- ἡ μὲν δι’ ἐμπειρίας εὑρίσκουσα τὰ βοηθήματα
  - ἐμπειρική
  - τηρητική
  - μνημονευτική
- ἡ δὲ δι’ ἐνδείξεως[26]
  - λογική
  - δογματική
  - ἀναλογιστική[27]

---

25 τοῦ τέλους *cod.*: τῆς εὑρέσεως *correxi*
26 ἐνδείξεως *ut vid.; cf. DS, p. 2.3*
27 ἀναλογιστική *ut vid.; cf. DS, p. 2.7*

6. (= SA 1.5) Die Ärzte
stimmen allesamt im Hinblick auf das Ziel (der Medizin) überein,
unterscheiden sich aber in Bezug auf das Herausfinden[28] der Heilmittel.
Die Empiriker sagen nämlich, dass sie die Heilmittel durch Beobachtung gefunden haben,
die Rationalisten dagegen durch das Prinzip der Anzeige.[29]

7. (= SA 1.8) Paronymie erfordert die folgenden drei Dinge:
Gemeinsamkeit in der Bezeichnung,
Anteil am (selben) Sachverhalt,
unterschiedliche Form der letzten Silbe.[30]

8. (= SA 1.7) Von den medizinischen Gruppierungen werden
die Empiriker
(auch) Beobachtende
und sich Erinnernde,
die Rationalisten
(auch) Dogmatiker
und Analogisten genannt.

9. (= SA 1.6) Man nennt
die Gruppe, die die Heilmittel durch Erfahrung herausfindet,
erprobend,
beobachtend,
sich erinnernd,
die Gruppe, die sie durch das Prinzip der Anzeige herausfindet,
rationalistisch,
dogmatisch,
analogistisch.[31]

---

28 Gemäß SA 1.5, DS, S. 2.3 (εὕρεσιν), und dem folgenden Infinitiv (εὑρηκέναι) sind die Ärzte nicht über das Ziel der Heilmittel uneinig, sondern darüber, wie man diese herausfindet; vgl. auch Agnellus of Ravenna, S. 46.20: *non consentientes de inventionem*; Iohannis Alexandrini commentaria in librum De sectis, S. 25, 2vb11f. Daher ist hier τῆς εὑρέσεως statt τοῦ τέλους zu lesen.

29 Siehe S. 158.

30 Bezugspunkte für die drei Bedingungen sind das Ausgangswort und seine Ableitung. Diese Dihairese wurde auch in den neuplatonischen Vorlesungen über die aristotelischen *Kategorien* behandelt; siehe Ammonius, In Aristotelis Categorias commentarius, S. 22.21–23.24, sowie Ioannis Philoponi (olim Ammonii) In Aristotelis Categorias commentarium, S. 24.28ff. Zur Paronymie bei den Neuplatonikern siehe P. Aubenque, Zur Entstehung der pseudo-aristotelischen Lehre von der Analogie des Seins, in: Aristoteles. Werk und Wirkung, hrsg. v. J. Wiesner, Bd. 2, Berlin, New York 1987, S. 239–241.

31 Zur Bedeutung der einzelnen Bezeichnungen der Rationalisten siehe Bühler, Konzeptionen der Vernunft, S. 142–144.

ι’ τῆς ἐμπειρίας εἰσὶ πέντε

- φυσικόν
  - αἱμορ ραγία
  - ἱδρώς
  - —
    - διάρ ροια
    - ἔμε τος
- τυχικόν
  - ὡς ὅταν ἐν νόσῳ πίῃ ψυχρὸν ὕδωρ
  - ἢ οἶνον
  - ἢ ἄλλο τοι οῦτον
- αὐτοσχέδιον
  - ἐξ ὀ νειρά των
  - ἢ χρησ μῶν
  - ἢ κληδόνος
- μιμητικὸν καθὸ μιμεῖται ὁ ἰατρός <…>
- ἡ τοῦ ὁμοίου μετάβασις[32]

ια’ τοῦ περιπτωτικοῦ

- τὸ μέν ἐστιν φυσικόν
- τὸ δὲ τυχικόν

ιβ’ ἡ τοῦ ὁμοίου μετάβασις διαιρεῖται τριχῶς

- ἢ ἀπὸ πάθους ἐπὶ πάθος ὡς ἀπὸ ἐρυσιπέλατος ἐπὶ ἕρπητα
- ἢ ἀπὸ τόπου ἐπὶ τόπον ὡς ἀπὸ βραχίονος ἐπὶ μηρὸν
- ἢ ἀπὸ βοηθήματος <ἐπὶ βοήθημα ὡς ἀπὸ μήλου ἐπὶ μέσπιλον>

ιγ’ διττὴ τῶν πραγμάτων ἡ γνῶσις

- ἡ μὲν δι’ ὄψεως καὶ καλεῖται αὐτοψία καὶ ἐμπειρία
- ἡ δὲ δι’ ἀκοῆς καὶ καλεῖται ἱστορία καὶ ἐπαγγελία

---

32 μετάδοσις *cod.*: *correxi*

10. (= SA 2.1) Es gibt fünf (Teile) der Erfahrung:
den natürlichen
– (dazu gehören) Nasenbluten, Schweiß, Durchfall, Erbrechen –,
den akzidentellen
– zum Beispiel, falls man während einer Krankheit kaltes Wasser trinkt oder Wein oder anderes dieser Art –,
den improvisierten
– entweder aufgrund von Träumen oder Orakelsprüchen oder eines Vorzeichens –,
den nachahmenden, insofern der Arzt nachahmt <…>,[33]
die Übertragung auf Ähnliches.

11. (= SA 2.2) Zum zufälligen Teil (der Erfahrung) gehört
zum einen das Natürliche,
zum anderen das Akzidentelle.[34]

12. (= SA 2.4) Die Übertragung auf Ähnliches wird in dreifacher Weise unterteilt:
entweder von einem Leiden auf ein (anderes) Leiden wie von Erysipelas auf Herpes[35]
oder von einem Körperteil auf einen (anderen) Körperteil wie vom Arm auf den Oberschenkel
oder von einem Heilmittel <auf ein (anderes) Heilmittel wie von der Quitte auf die Mispel>.[36]

13. (= SA 2.6) Von zweierlei Art (ist) die Erkenntnis von den Dingen:
Die eine (tritt) durch das Sehen (ein) und wird Autopsie und Erfahrung genannt,
die andere (tritt) durch das Hören (ein) und wird Kunde und Bericht genannt.

---

33 Der Arzt ahmt nach, was sich durch die Natur, durch den Zufall oder spontan als nützlich bzw. schädlich herausgestellt hat (DS, S. 3.5–7). Wahrscheinlich ist hier eine entsprechende Formulierung ausgefallen, da der Satz καθὸ μιμεῖται ὁ ἰατρός in dieser Form nicht verständlich ist; vgl. auch SA 2.1; 2.5.

34 Nach Galen ist τὸ περιπτωτικόν der Oberbegriff für τὸ φυσικόν und τὸ τυχικόν. Er impliziert neben dem Zufälligen auch den Aspekt des Ungewollten (DS, S. 2.27: ἀπὸ τοῦ περιπίπτειν ἀβουλήτως τοῖς πράγμασι), von dem das absichtliche Vorgehen bei Krankheiten, das αὐτοσχέδιον, zu unterscheiden ist (DS, S. 3.2f.).

35 Die Iatrosophisten sahen in der ἐρυσίπελας eine schmerzhafte, rötliche Schwellung auf der Haut im Bereich des Bauches, in ἕρπης dagegen eine Schwellung bzw. ein Geschwür auf der Haut; siehe Stephani Atheniensis In Hippocratis Aphorismos commentaria III–IV, S. 216.29f.; 344.9–11; 372.19–26. Nach R. D. Durling. A Dictionary of Medical Terms in Galen (Studies in Ancient Medicine 5), Leiden u.a. 1993, S. 167; 168, handelt es sich hier um Wundrose („erysipelas") und Gürtelrose („shingles"). Es ist allerdings fraglich, ob derartige Identifikationen mit modernen Krankheitsbezeichnungen zulässig sind.

36 Der Text wurde gemäß DS, S. 4.5f., und SA 2.1; 2.4 ergänzt.

ιδ’ τῆς ἐμπειρίας μέρη

- γενικὰ μὲν τέσσαρα
  - περι πτω τικόν
  - αὐτο σχέ διον
  - μιμη τι κόν
  - ἡ τοῦ ὁμοίου μετάβασις
- ἰδικὰ δὲ ἑπτά
  - φυ σι κόν
  - τυ χι κόν
  - αὐτο σχέ διον
  - μιμη τι κὸν
  - καὶ τὰ γ’ εἴδη τῆς τοῦ ὁμοίου μεταβάσεως
    - ἢ ἀπὸ τόπου ἐπὶ τόπον
    - ἢ ἀπὸ πάθους ἐπὶ πάθος
    - ἢ ἀπὸ βοηθήματος ἐπὶ βοήθημα

ιε’ πέντε δ’ εἰσὶ πεῖραι

- φυσικόν
- τυχικόν
- αὐτοσχέδιον
- μιμητικόν
- ἡ τοῦ ὁμοίου μετάβασις

ις’ ἡ φύσις λέγεται τριχῶς

- λέγεται φύσις καὶ ἡ ἑκάστου πράγματος οὐσία καὶ πρᾶξις
- λέγεται φύσις καὶ ἡ διοικοῦσα τὸ ζῷον δύναμις
- λέγεται φύσις καὶ ἡ κρᾶσις τοῦ σώματος

ιζ’ τῶν αἰτίων

- τὰ μὲν ἐξ ἀνάγκης τρέπει ἡμᾶς καί ἐστιν
  - τὸ περι έχον
  - ὕπνὸς καὶ ἐγρήγορσις
  - τὰ ἐσθιόμενά τε καὶ πινόμενα
  - κίνησις καὶ ἡσυχία
  - κένωσις καὶ ἐποχή
  - τὰ ψυχικὰ πάθη
- τὰ δ’ οὐκ ἐξ ἀνάγκης
  - ξίφη
  - θηρία
  - λίθων βολαί

14. (= SA 2.8) An Teilen der Erfahrung gibt es
der Gattung nach vier:
den zufälligen Teil, den improvisierten, den nachahmenden, die Übertragung auf Ähnliches,
der Art nach sieben:
den natürlichen, den akzidentellen, den improvisierten, den nachahmenden und die drei Arten der Übertragung auf Ähnliches:
entweder von einem Körperteil auf einen (anderen) Körperteil oder von einer Krankheit auf eine (andere) Krankheit oder von einem Heilmittel auf ein (anderes) Heilmittel.[37]

15. (= SA 2.7) Es gibt fünf Formen der Erfahrung:
die natürliche,
die zufällige,
die improvisierte,
die nachahmende,
die Übertragung auf Ähnliches.[38]

16. (= SA 2.10) Die Natur wird in dreifacher Weise definiert:
Die Natur wird sowohl als Wesen als auch als Verfassung einer jeden Sache definiert;
die Natur wird auch als die das Lebewesen leitende Kraft definiert;
die Natur wird auch als Mischung des Körpers definiert.

17. (= SA 3.1) Unter den Ursachen
verändern uns die einen notwendigerweise, und diese sind
die uns umgebende Luft,
Schlaf und Wachsein,
das, was gegessen und getrunken wird,
Bewegung und Ruhe,
Entleerung und Stauung,
die seelischen Affekte,
während (uns) andere nicht notwendigerweise (verändern):
Schwerter,
Raubtiere,
Steinwürfe.[39]

37 Siehe S. 158.

38 πεῖρα bezeichnet in *De sectis* nicht nur die Erprobung bzw. den Test (DS, S. 4.8), sondern auch die Erfahrung, und da Galen es in diesem zuletztgenannten Sinne, also faktisch synonym zu ἐμπειρία, am Ende seiner Empirikerdarstellung verwendet (DS, S. 4.11; 16), versuchten die Iatrosopophisten dieser nicht ganz einheitlichen Nomenklatur in TV 14–15 Rechnung zu tragen; zu πεῖρα siehe auch Die griechische Empirikerschule, S. 292.

39 Siehe S. 159.

ιη' τῶν ἀέρων

- ὁ μέν ἐστιν εὔκρατος ἢ ὡς θερμὸς καὶ ὑγρὸς κατά τινας ὡς ἐν ἔαρι
- ὁ δὲ θερμὸς καὶ ξηρὸς ὡς ἐν θέρει
- ἢ ψυχρὸς καὶ ξηρὸς ὡς ἐν φθινοπώρῳ
- ἢ ψυχρὸς καὶ ὑγρὸς ὡς ἐν χειμῶνι

ιθ' τῶν ὑδάτων

- τὰ μὲν ἑλώδη καὶ στάσιμα
- τὰ δὲ πηγαῖα
- τὰ δ' ὄμβρια
- τὰ δ' ἀπὸ κρυστάλ<λ>ων καὶ παγετῶν
- τὰ δ' ἀσφαλτώδη καὶ θειώδη καὶ στυπτηριώδη

(fol. 330r) κ' ἐπιτηδεύματα

- τὸ τῶν περι χυτῶν[40]
- τὸ τῶν ἁλιέων
- ἱππασία
- κυνηγεσία
- τὸ τῶν χαλ κέων ἐπιτή δευμα
- τὸ τῶν ναυτῶν ὁμοίως τῷ τῶν γεωργῶν

κα' τῶν χωρίων

- τὰ μὲν ἀρκτῷα καὶ βόρεια
- τὰ δὲ μεσημβρινὰ καὶ νότια
- τὰ δὲ ἀνατολικὰ καὶ εὔκρατα
- τὰ δὲ πρὸς δύσιν ἔστραπται καί εἰσι δύσκρατα

κβ' τῶν πομάτων

- τὰ μὲν ψύχει καὶ ὑγραί νει ὡς τὸ ψυχρὸν ὕδωρ
- τὰ δὲ θερμαίνει ὡς τὸ κονδῖτον
- τὰ δὲ ξηραίνει ὡς αἱ φοῦσκαι[41]

---

40 τὸ τῶν περιχυτῶν *ut vid.*

41 φάσκαι *cod.*: *correxi*

18. (= SA 3.3) Unter den Lüften
ist die eine ausgewogen oder nach der Meinung von einigen gleichsam warm und feucht wie im Frühling,
während die andere warm und trocken ist wie im Sommer
oder kalt und trocken wie im Herbst
oder kalt und feucht wie im Winter.

19. (= SA 3.13) Zu den Wassern gehört
das, was aus Sümpfen stammt und stehend ist,
Quellwasser,
Regenwasser,
das, was von Eis und Frost herrührt,
das, was Teer, Schwefel und Alaun enthält.

20. (= SA 3.11) Beschäftigungen:
die Beschäftigung der Aufseher im Bad,
die Beschäftigung der Fischer,
Reiten,
Jagd,
die Beschäftigung der Schmiede,
die Beschäftigung der Seeleute in gleicher Weise wie die der Bauern.[42]

21. (= SA 3.7) Unter den Orten
sind die einen im Norden gelegen und trocken,[43]
andere im Süden gelegen und feucht,
wieder andere im Osten gelegen und mit ausgewogener Mischung,
wieder andere in Richtung Westen gelegen, und (diese) haben eine unausgewogene Mischung.

22. (= SA 3.15) Unter den Getränken
kühlen die einen und machen feucht wie das kalte Wasser,
während andere wärmen wie der Gewürzwein;
wieder andere trocknen wie Getränke, die aus Wasser und Essig bestehen.[44]

---

42 Die Dihairese ist unvollständig. Nach SA 3.11 werden hier die Bewegung bzw. ihre Auswirkungen thematisiert, die mit den unterschiedlichen Beschäftigungen einhergehen. In dieser Hinsicht ist die Betätigung der Seeleute mit der der Bauern vergleichbar. Der Verfasser von SA 3.11 sieht diese Parallelität allerdings nicht.

43 Wenngleich die Lexika nur „nördlich" als Bedeutung angeben, muss βόρειος hier in Analogie zum Rest der Dihairese „trocken" bedeuten; vgl. auch SA 3.6. Der Nordwind wird nach antiker Lehre mit Trockenheit in Verbindung gebracht; siehe Hippocratis De aere aquis locis, ed. H. Diller (CMG I.1.2), 2. Auflage, Berlin 1999, S. 46.23.

44 Die Anregung zur Korrektur αἱ φοῦσκαι (für αἱ φάσκαι) erhielt ich von I. Garofalo, der mich auf die lateinische Entsprechung *posca* hinwies.

κγ' τῶν ἐδεσμάτων

- τὰ μὲν ξηραίνει ὡς ξηρὸς ἄρτος
- τὰ δὲ ὑγραίνει ὡς τὰ λάχανα
- τὰ δὲ ψύχει ὡς ὀπῶραι
- τὰ δὲ θερμαίνει ὡς ὑδρόγαρον καὶ τὰ διὰ σινήπεως

κδ' τῶν κράσεων ἐννέα εἰσὶ διαφοραί

- τέσσαρες μὲν ἁπλαῖ
  - θερμή
  - ψυχρά
  - ὑγρά
  - ξηρά
- τέσσαρες δὲ σύνθετοι
  - θερμὴ καὶ ὑγρά
  - θερμὴ καὶ ξηρά
  - ψυχρὰ καὶ ὑγρά
  - ψυχρὰ καὶ ξηρά
- καὶ μία εὔκρατος

κε' τῶν βοηθημάτων

- ἡ μὲν ποιότης λαμβάνεται ἀπὸ τῆς τοῦ πάθους ἰδέας
- ἡ δὲ ποσότης ἀπὸ τῶν συστοίχων. ἔστι δὲ σύστοιχα
  - ἡλικία κάμνοντος
  - κρᾶσις
  - ὥρα ἔτους
  - κατάστασις <ἀέρος>
  - χώρα
  - ἔθος
  - ἐπιτήδευμα

κϛ' ὧραι τέσσαρες

- ἐαρινή
- θερινή
- φθινοπωρινή
- χειμερινή

23. (= SA 3.14) Unter den Nahrungsmitteln
trocknen die einen wie trockenes Brot,
während andere feucht machen wie die Kräuter,
wieder andere kühlen wie Obst,
und wieder wieder andere wärmen wie die mit Wasser zubereitete Fischsauce
und das, was mit Senf (zubereitet wird).

24. (= SA 3.20) Unter den Mischungen gibt es neun verschiedene:
Vier (sind) einfach:
warm,
kalt,
feucht,
trocken.
Vier (sind) zusammengesetzt:
warm und feucht,
warm und trocken,
kalt und feucht,
kalt und trocken.
Eine (ist) ausgewogen.

25. (= SA 3.19) Der Heilmittel
Qualität erkennt man an der Art der Krankheit.
Ihre Quantität (erkennt man) dagegen an den Begleitumständen. Diese Begleitumstände sind:
Alter des Patienten,
(seine) Mischung,[45]
Jahreszeit,
Zustand <der Luft>,[46]
Ort,
Gewohnheit,
Beschäftigung.[47]

26. (= SA 3.22) Vier Jahreszeiten (gibt es):
Frühling,
Sommer,
Herbst,
Winter.

---

45 Gemäß SA 3.19 und Ibn Hindu, S. 610.11, ist die Mischung des Patienten gemeint.

46 Gemäß SA 3.19, Ibn Hindu, S. 610.12, Agnellus of Ravenna, S. 68.28–31, sowie Iohannis Alexandrini commentaria in librum De sectis, S. 41, 4ra1–3, ist der Zustand der Luft gemeint.

47 Siehe S. 159.

κζ’ χυμοὶ τέσσαρες
- αἷμα
- φλέγμα
- χολὴ ξανθὴ
- καὶ μέλαινα

κη’ ὄγκοι τέσσαρες
- φλεγμονώδης ἐξ αἵματος
- οἰδηματώδης ἐκ φλέγματος
- ἐρυσιπελατώδης ἐκ χολῆς ξανθῆς
- σκιρρώδης ἐκ μελαίνης γίνεται δὲ καὶ ἐκ φλέγματος

κθ’ παρέπεται τῇ φλεγμονῇ συμπτώματα ταῦτα
- ὄγκος
- ἔρευθος
- τάσις
- ὀδύνη
- σκληρία
- ἀντιτυπία

λ’ τῶν βοηθημάτων
- τὰ μὲν χαλαστικὰ ὡς τὰ δι<α>φοροῦντα καὶ θερμαίνοντα
- τὰ δ’ ἀποκρουστικὰ ὡς τὰ ψύχοντα καὶ στύφοντα

λα’ τρεῖς εἰσιν ἐν ἡμῖν δυνάμεις γενικαί
- ψυχικὴ ἡ ἐν ἐγκεφάλῳ καὶ γνωρίζεται τῇ ῥώμῃ καὶ ἀρρωστίᾳ τῶν προ αιρετικῶν ἐνεργειῶν
- ζωτικὴ ἡ ἐν καρδίᾳ καὶ σημαίνεται διὰ τῶν σφυγμῶν
- θρεπτικὴ ἡ ἐν ἥπατι καὶ δηλοῦται διὰ τῶν οὔρων καὶ διαχωρημάτων

27. (= SA 3.24) Vier Säfte (gibt es):
Blut,
Schleim,
gelbe Galle
und schwarze (Galle).

28. (= SA 3.25) Vier Tumore (gibt es):
Der wie eine entzündete Schwellung ist, (entsteht) aus Blut.
Der wie eine (weiche) Schwellung ist, (entsteht) aus Schleim.[48]
Der wie „Erysipelas“ ist, (entsteht) aus gelber Galle.[49]
Der wie eine harte Schwellung ist, entsteht aus schwarzer (Galle) und auch aus Schleim.

29. (= SA 3.26) Die entzündete Schwellung begleiten die folgenden Symptome:
Anschwellung,
Rötung,
Ausdehnung,
Schmerz,
Härte,
Resistenz.

30. (= SA 3.29) Unter den Heilmitteln
sind die einen abführend wie die, die auflösen und wärmen,
die anderen dagegen abwehrend wie die, die kühlen und zusammenziehen.

31. (= SA 3.30) Es gibt in uns der Art nach drei Kräfte:
die seelische, die im Gehirn (sitzt) und die durch die Stärke und die Schwäche ihrer willkürlichen Funktionen erkannt wird;
die vitale, die im Herz (sitzt) und die durch den Pulsschlag angezeigt wird;
die ernährende, die in der Leber (sitzt) und die durch den Urin und durch die Exkremente offenbar wird.

---

48 Dass der als οἰδηματώδης qualifizierte Tumor weich ist – er gibt dem Finger beim Abtasten nach –, sagt auch Stephanus; siehe Stephani Atheniensis In Hippocratis Aphorismos commentaria V–VI, S. 186.27f.

49 Gemäß SA 3.25 sowie Stephani philosophi In Hippocratis Prognosticum commentaria III, S. 254.31–33, entsteht ein Tumor nach Art der Erysipelas aus gelber Galle und Blut. In Ravenna wurde wiederum nur Blut als auslösender Faktor gelehrt; siehe Agnellus of Ravenna, S. 64.23f., und Iohannis Alexandrini commentaria in librum De sectis, S. 37, 3va62. Es ist unklar, ob wir es hier mit Fehlern oder unterschiedlichen Theorien zu tun haben.

λβ' καὶ τῶν ἐθῶν ἐστι διαφορά

| | | | | | |
|---|---|---|---|---|---|
| ὁ μέν ἐστιν<br>οἰνο<br>πότης | ὁ δ'<br>ὑδρο<br>πότης | καὶ ὁ μὲν<br>εἴθισται<br><ἐσθίειν> ἅπαξ<br>τῆς ἡμέρας | ὁ δὲ<br>δὶς<br>ἢ τρὶς | καὶ οἱ μέν<br>εἰσιν ἐνθάδε<br>κενώσεως | οἱ δ'<br>ἀήθεις |

λγ' πλήθους σημεῖα

| | | | | |
|---|---|---|---|---|
| ὄκνος πρὸς<br>τὰς κινήσεις | βάρο[υ]ς ὅλου<br>τοῦ σώματος | ἔρευ<br>θος | περί[π]τασις<br>τοῦ δέρματος | ὄγκος φλεβῶν<br>πλείων τοῦ<br>κατὰ φύσιν |

(fol. 330v) λδ' ὑπαλλάττεται ἴασις

| | | |
|---|---|---|
| ἢ ποσότητι, ὅταν<br>πλείων ἢ ἐλάττων<br>κένωσις παρα<br>ληφθῇ | ἢ τρόπῳ[50] χρήσεως, ὅταν<br>ἐπ' ἀφαιρέσεως μερισθῇ<br>κένωσις | ἢ ὅλον <ὅλῳ> τῷ γένει,<br>ὅταν ἀντὶ κενώσεως ὡς<br>κατάπλασμα ἢ ἔναιμα<br>χρησώμεθα |

λε' τίνα ἐνδείκνυνται τὴν κένωσιν

| | | | | | | |
|---|---|---|---|---|---|---|
| πληθω<br>ρικὴ<br>κατά<br>στασις | μέγεθος<br>νοσή<br>ματος | ῥώμη<br>δυνά<br>μεως | ἀκμα<br>στικὴ<br>ἡλικία | ὥρα<br>ἐαρινή | χωρίον<br>εὔκρα<br>τον | ἔθος κενώσεως[51]<br>καὶ ἐπιτήδευμα<br>οἷον τῶν ἀργῶς<br>βιούντων |

50 τρόπον *cod.*: *correxi*
51 κενώσεως *ut vid.*

32. (= SA 3.21) Auch unter den Gewohnheiten gibt es Unterschiede:
Der eine trinkt (gerne) Wein,
ein anderer Wasser;
der eine ist es gewohnt, einmal am Tag <zu essen>,
ein anderer zwei- oder dreimal (am Tag);[52]
die einen befinden sich im Zustand[53] der Entleerung,
die anderen sind (die Entleerung) nicht gewohnt.

33. (= SA 3.32) Zeichen für Fülle:
Trägheit im Hinblick auf die Bewegungen,
Schwere im ganzen Körper,
Rötung,
Spannung der Haut,
Anschwellung der Adern über ihren natürlichen Zustand hinaus.

34. (= SA 3.33) Es variiert die Heilbehandlung
entweder im Hinblick auf die Quantität (der Anwendung), falls Entleerung in größerem oder kleinerem Umfang angewendet wird,
oder im Hinblick auf die Art und Weise der Anwendung, falls bei einer Entnahme die Entleerung (in verschiedene Vorgänge) aufgeteilt wird,[54]
oder überhaupt im Hinblick auf die <ganze>[55] Art (der Anwendung), falls wir anstelle der Entleerung gleichsam einen Verband oder blutstillende Heilmittel verwenden.

35. (= SA 3.34) Welche Aspekte die Entleerung empfehlen:
Zustand der Fülle,
Umfang der Krankheit,
Stärke der Kraft,
in der Blüte des Lebens stehen,
Zeit des Frühlings,
eine ausgewogene Mischung des Ortes,
Gewohntsein an Entleerung sowie eine Beschäftigung wie die von Leuten, die im Müßiggang leben.[56]

---

52 Gemäß SA 3.21 geht es hier um das Essen. Man beachte, dass der Wechsel in der Thematik (Trinken-Essen-Entleerung) sprachlich durch … καὶ … καί markiert wird.

53 Zu dieser Bedeutung von ἐνθάδε siehe Liddell, Scott, A Greek-English Lexicon, S. 566a *s.v.* Allerdings hätte man gemäß SA 3.21 statt ἐνθάδε eher eine Form von ἔθος/ἐθίζω erwartet; vgl. auch TV 35: ἔθος κενώσεως.

54 In diesem Teil der Dihairese dürfte etwas ausgefallen sein. Wie SA 3.33 zeigt, wird hier zwischen der mehrmaligen und einmaligen Entleerung unterschieden.

55 Gemäß SA 3.33, DS, S. 20.2, sowie TV 68 ist hier ὅλῳ zu ergänzen. Da in SA 3.33 außerdem „überhaupt" (*ǧumlatan*) steht, ist ὅλῳ auch nicht zu ὅλον verlesen worden, sondern aufgrund der Ähnlichkeit der Begriffe ausgefallen.

56 Siehe S. 159.

λς’ τὰ αὐτά φησι γινώσκουσιν οἱ ἀμφότεροι σύστοιχα

- ἀλλ’ οἱ μὲν ἐμπειρικοὶ διὰ τηρήσεως
- οἱ δὲ δογματικοὶ δι’ ἐνδείξεως

λζ’ τῆς τοῦ αἵματος κενώσεως

- ἡ μὲν διὰ τῆς ῥινὸς αἱμορ ραγία καλεῖται
- ἡ δὲ διὰ ἕδρας αἱμορροίς
- ἡ δὲ διὰ τῶν γυναικείων τόπων καταμήν<ια>
- ἡ δὲ διὰ τοῦ ὀρωδέστ<ε>ρου αἵματος ῥοῦς γυναικεῖος
- ἡ δὲ διὰ στόμα τος ἀναγωγὴ αἵματος

λη’ τῶν αἰτίων

- τὰ μὲν προκαταρκτικὰ
  - ὡς ψῦ χος
  - ἔγ καυ σις
  - κό πος
  - μέθη
  - λοι μός
- τὰ δὲ προηγούμενα
  - πάχος χυμῶν
  - πλῆ θος
  - γλισχρό της
- τὰ δὲ συνεκτικὰ
  - ὡς ζέσις αἵματος
  - σῆψις χυμῶν

λθ’ τῶν συμπτωμάτων

- τὰ μὲν τὴν οὐσίαν τοῦ πάθους ἐνδείκνυνται ὡς ἐπὶ τοῦ ὀξέως πυρέττοντος <…>
- … τὰ τοῦ πλήθους σημεῖα
  - ὄκνος
  - βάρος
  - ὄγκος φλεβῶν
  - ἔρευθος
- τὰ δὲ τὸ πεπονθὸς ὡς ἐπὶ πλευρίτιδος
  - ὀξὺς πυρετός
  - βήξ
  - δύσ πνοια
  - νυγματῶδες ἄλγημα

36. (= SA 3.36) Beide kennen, (so) sagt er, dieselben Begleitumstände:
Die Empiriker allerdings durch Beobachtung,
die Dogmatiker dagegen durch das Prinzip der Anzeige.

37. (= SA –) Von der Entleerung des Blutes
wird die durch die Nase Nasenbluten genannt,
die durch das Gesäß Blutfluss,
die durch die weiblichen Geschlechtsteile Monatsblutung,
die aufgrund des eher molkenartigen Blutes vaginaler Ausfluss,[57]
die durch den Mund Blutspucken.

38. (= SA 3.38) Unter den Ursachen
(gibt es) die unmittelbar veranlassenden
wie Kälte, Hitzschlag, Müdigkeit, Trunkenheit, Seuche
die vorausgehenden
(wie) Dicke der Säfte, Fülle, Zähflüssigkeit
die zusammenhängenden
wie Kochen des Blutes, Fäulnis der Säfte.

39. (= SA 3.40) Unter den Symptomen
zeigen einige das Wesen der Krankheit an, wie bei einem, der akutes Fieber hat, <…>[58]
… (und) die Zeichen für Fülle (sind):
Trägheit, Schwere, Anschwellung der Adern, Rötung.
Andere zeigen den erkrankten Körperteil an, wie es bei Pleuritis (der Fall ist):
akutes Fieber, Husten, Atemnot, stechender Schmerz.

57 Dass molkenartiges Blut Ursache für vaginalen Ausfluss ist, beschreibt Galen in *De symptomatum differentiis*; siehe Galeni De symptomatum differentiis, S. 252.8–10 mit den Anmerkungen auf S. 332f. ῥοῦς γυναικεῖος bezeichnet eine spezielle Form des vaginalen Ausflusses, bei der das Blut eine bestimmte Quantität und Qualität hat; siehe Stephani Atheniensis In Hippocratis Aphorismos commentaria V–VI, S. 150.26–30. Ein derartiger Ausfluss muss nicht mit der Monatsblutung identisch sein; siehe hierzu Stephani Atheniensis In Hippocratis Aphorismos commentaria III–IV, S. 214.13; 300.35f., und Galeni De symptomatum differentiis, S. 332. Es fällt auf, dass diese Rubrik nicht ganz in das Schema der Dihairese passt, da in ihr nicht der Ort, sondern der Grund der Blutentleerung angegeben wird.

58 In SA 3.40 gehören die Anzeichen für die Fülle (τὰ τοῦ πλήθους σημεῖα) inklusive der folgenden Symptome (ὄκνος … ἔρευθος) zur Rubrik „Symptome, die die Ursache der Krankheit anzeigen". Diese Unterteilung ist zusammen mit den Beispielen für die Symptome, die das Wesen der Krankheit anzeigen – gemäß den *Summaria Alexandrinorum* ist es die unterschiedliche Pulsgeschwindigkeit – hier ausgefallen.

μ' τῶν ἰοβόλων ζῴων ὁ ἰὸς

- ἢ ξηραίνει ἀμέτρως, ὡς καὶ σπασμὸν ἐργάσασθαι ὡς ὁ τοῦ <λυττῶντος> κυνός, ὅστις καρδίας λυμαίνεται
- ἢ καταψύχει ἀμέτρως, ὡς καὶ κάρον ἐργάσασθαι τῷ δηχθέντι ὡς ὁ τῆς ἀσπίδος, ὅστις ἐγκέφαλον βλάπτει

μα' τὸ ἕλκος γίνεται

- ἢ ἀπὸ ἀψύχου σώματος
  - ξίφους
  - βέλους
  - λίθου
- ἢ ἀπὸ ψυχικοῦ καὶ ἰοβόλου οἷον
  - κυνὸς <λυττῶντος> ὅπερ ὅμοιόν ἐστι τοῖς ὑπ' ἄλλου τοῦ ψυχικοῦ γεγενημένοις[59]
  - ἢ ἐχίδνης ὅπερ
    - ἐν ταῖς πρώταις ἡμέραις ὅμοιόν ἐστι τοῖς ἄλλοις
    - ὕστερον δ' ἐπιφέρει μοχθηρὰ συμπτώματα
      - ἢ περὶ τὸ ἕλκος αὐτό
        - σῆψιν
        - νέκρωσιν
        - μελασμόν
      - ἢ περὶ ὅλον τὸ σῶμα
        - ἢ σπασμούς, ἐὰν τὸν ἐγκέ φαλον βλάψῃ
        - ἢ συγκοπήν, ἐὰν τὴν καρδίαν
        - ἢ ἀχροίας, ἐὰν τὸ ἧπαρ

μβ' θεραπεύονται οἱ ὑπὸ τῶν ἰοβόλων ζῴων δηχθέντες

- ἔξωθεν διὰ τῶν ἐπιθεμένων τῷ ἕλκει θερμῶν καὶ δριμέων
- ἔσωθεν διὰ τῆς θηριακῆς καὶ τῶν ὁμοίων αὐτῆς

59 τὸ ψύχειν γεγενημένου *cod.*: ἄψυχου γεγενημένοις Garofalo: τοῦ ψυχικοῦ γεγενημένοις *conieci*

40. (= SA 3.39) Das Gift von giftigen Tieren
trocknet entweder in so extremer Weise aus, dass es sogar einen Krampf hervorrufen kann, wie das Gift des <tollwütigen>[60] Hundes, das dem Herz Schaden zufügt,
oder es kühlt in so extremer Weise, dass es bei dem, der gebissen wurde, sogar Bewusstlosigkeit hervorruft, wie das Gift der Schlange, das das Gehirn schädigt.

41. (= SA 3.41–42) Eine Wunde entsteht
entweder durch einen unbelebten Körper
– (zum Beispiel) durch ein Schwert, einen Pfeil, einen Stein –
oder durch einen belebten und giftigen Körper wie
(die durch den Biss) eines <tollwütigen> Hundes[61] (hervorgerufene Wunde), die denen ähnlich ist, die durch einen anderen belebten Körper entstanden sind,[62]
oder (die durch den Biss) einer Schlange (hervorgerufene Wunde), die
in den ersten Tagen den anderen ähnlich ist,
später aber schlimme Symptome beibringt,
(und zwar) entweder im Bereich der Wunde selbst:
– (zum Beispiel) Fäulnis, Absterben, Schwärze –,
oder am ganzen Körper:
entweder Krämpfe, falls (der Biss) das Gehirn schädigt
oder Ohnmacht, falls er das Herz (schädigt)
oder Blässe, falls er die Leber (schädigt).

42. (= SA 3.43) Behandelt werden diejenigen, die von giftigen Tieren gebissen werden,
von außen durch warme und scharfe (Heilmittel), die auf die Wunde gegeben werden,
von innen durch den Theriak und was diesem gleicht.[63]

---

60 Nach SA 3.39, Agnellus of Ravenna, S. 74.31, sowie DS, S. 7.26, ist der Hund tollwütig.

61 Nach SA 3.41, sowie DS, S. 8.3, ist der Hund tollwütig; vgl. auch TV 40.

62 Die Konjektur τοῦ ψυχικοῦ γεγενημένοις entspricht dem Gedanken des galenischen Originales: Der Biss eines Hundes sieht die ganze Zeit über wie der Biss eines anderen Tieres, das heißt eines belebten Körpers, aus; siehe DS, S. 8.2–4: ὅμοιον φαίνεται <τῷ> τοῖς ὑπ’ ἄλλου τινὸς δηχθεῖσι γεγενημένῳ.

63 Der Genitiv (αὐτῆς) nach ὅμοιος ist vereinzelt belegt; siehe Liddell, Scott, A Greek-English Lexicon, S. 1224b–1225a.

μγ’ οἱ λογικοὶ τριχῶς ἀναιροῦσι τὴν ἐμπειρίαν

- οἱ μὲν ὡς ἀσύστατον ὡς Ἀσκληπιάδης
- οἱ δ’ ὡς ἀτελῆ[64] ὡς ὁ Ἐρασίστρατος
- οἱ δ’[65] ὡς ἄτεχνον ὡς ὁ Ἀθηναῖος

<με’> τῶν βοηθημάτων

- τὰ μὲν ἁπλᾶ
  - ἀνδράχνη
  - στρύχνος
  - καὶ τὰ ὅμοια
- τὰ δὲ σύνθετα
  - ὡς τὰ ξηρία
  - καὶ τὰ τοιαῦτα

<μς’> τῶν παθῶν

- τὰ μὲν ἁπλᾶ
  - αἱμωδία[66]
  - τριταῖος
  - ἀ<μ>φημερινός
- τὰ δὲ σύνθετα οἷον
  - φλεγμονὴ ἐρυσιπελατώδης
  - ἡμιτριταῖος
  - ἑκτικὸς μετά τινος τῶν ἐπὶ σήψει

(fol. 331r) <μδ’> οἱ ἐμπειρικοὶ τριχῶς κατηγοροῦσι τοῦ λόγου

- οἱ μὲν ὡς[67] πιθανοῦ καὶ μὴ δυναμένου εὑρίσκειν τὴν φύσιν
- οἱ δ’ εἰ καὶ εὕρῃ ἄχρηστον εἶναι
- οἱ δ’ εἰ καὶ χρηστὸν περιττὸν αὐτὸν[68] ὑπάρχειν

---

64 ἀτελῶς *cod.*: ὡς ἀτελῆ *correxi*
65 οἷς *cod.*: οἱ δ’ *correxi*
66 ἐμωδία *cod. ut vid.*: *correxi*
67 μὲν ὡς *ut vid.*
68 χρηστὴ περιττὴν αὐτὴν *cod.*: *correxi*

43. (SA 4.1.1–3) Die Rationalisten erklären die Erfahrung in dreifacher Weise als nicht gültig:
Die einen, weil sie inkonsistent ist, wie zum Beispiel Asklepiades,
die anderen, weil sie unvollständig ist, wie zum Beispiel Erasistratus,
wieder andere, weil sie unwissenschaftlich ist, wie zum Beispiel Athenaeus.[69]

<45.> (= SA 4.1.2.2) Unter den Heilmitteln (sind)
die einen einfach
– (dazu gehören) Portulak, Nachtschatten und Ähnliches –,
die anderen zusammengesetzt
wie austrocknende Pulver[70] und Derartiges.

<46.> (= SA 4.1.2.1) Unter den Krankheiten (sind)
die einen einfach
– (dazu gehören) unangenehmes Gefühl an den Zähnen, Tertianfieber, täglich wiederkehrendes Fieber –,
die anderen zusammengesetzt wie zum Beispiel
eine entzündete Schwellung, die wie „Erysipelas“ ist, Semitertianfieber,[71] Zehrfieber, das mit irgendeinem Faulfieber[72] einhergeht.[73]

<44.> (= SA 5.1) Die Empiriker kritisieren das Beweisverfahren in dreifacher Weise:
Die einen, weil es (nur) wahrscheinlich[74] und nicht in der Lage ist, die Natur herauszufinden,
die anderen (sagen), dass es, auch wenn es etwas herausfindet, nutzlos ist,
wieder andere (sagen), dass es, auch wenn es etwas Nützliches (herausfindet), überflüssig ist.

---

69 Zu den Zitaten siehe Erasistrati Fragmenta, a cura di I. Garofalo, Pisa 1988, frg. 34, S. 70, und J. T. Vallance, The Lost Theory of Asclepiades of Bithynia, Oxford 1990, S. 105–107. Eine Sammlung der Athenaeusfragmente wird derzeit von S. Coughlin vorbereitet.

70 Diese Pulver wurden üblicherweise auf Wunden getan, um den Heilungsprozess zu fördern; ein Beispiel wird erwähnt in Oribasii Synopsis ad Eustathium, Libri ad Eunapium, ed. I. Raeder (CMG VI.3), Leipzig, Berlin 1926, S. 97.4–6.

71 Dieses Fieber besteht aus dem täglich wiederkehrenden Fieber und dem Tertianfieber; siehe zu den hier und in SA 4.1.2.1 genannten Fieberarten R. Wittern, Die Wechselfieber bei Galen, in: History and Philosophy of the Life Sciences 11, 1989, S. 3–22.

72 Nach Galen, *De differentiis febrium* I.10 (VII, S. 312.5; 13 Kühn), lautet die vollständige Bezeichnung für das Faulfieber ὁ ἐπὶ σήψει χυμῶν πυρετός.

73 Die beiden Dihairesen TV 45–46 gehören gemäß SA 4.1.2.1–2 zur Kritik der Dogmatiker an den Empirikern und müssen daher vor TV 44 stehen.

74 Die Formulierung ist in ihrer Kürze ungenau. Gemäß DS, S. 10.9f., kritisieren die Empiriker das Verfahren der Dogmatiker, weil es kein sicheres Wissen vermittelt, sondern nur bis zum Grad der Wahrscheinlichkeit gelangt (ὡς ἄχρι μὲν τοῦ πιθανοῦ … προιόντα).

<μζ’> τῆς λογικῆς αἱρέσεως τρία ὄργανα

- ἀνατομή
  - ἡ μὲν κατ’ ἐπιτήδευσιν ἧς πάλιν
    - ἡ μὲν ἐπὶ τεθνεώτων
    - ἡ δὲ ἐπὶ ζώντων γίνεται
  - ἡ δὲ κατὰ περίπτωσιν ὡς ἐπὶ πολέμων γινομένη
- ἔνδειξις
- διαλεκτικὴ θεωρία

<μη’> τῆς κατ’ ἐπιτήδευσιν ἀνατομῆς

- ἡ μὲν ἐπὶ ζώντων, ἥτις παραλαμβάνεται
  - ἢ διὰ τὰς ἐνεργείας τῶν μορίων
  - ἢ διὰ τὰς χρείας
- ἡ δὲ ἐπὶ τεθνεώτων, ἣν ποιούμεθα διὰ τὸ γνῶναι τῶν μορίων
  - τὴν θέσιν
  - τὰ σχή ματα
  - τὴν ἰδιότητα τῆς οὐσίας

<μθ’> οἱ ἐμπειρικοὶ διαβάλλουσιν τὴν ἀνατομὴν διχῶς

- ἢ γάρ φασιν οὐχ εὑρίσκεται τὸ ζητούμενον
- ἢ εἰ καὶ εὕρῃ, μὴ εἶναι τοῦτο ἀναγκαῖον τῇ τέχνῃ

<ν’> κέχρηνται

- τῷ μὲν ἀναλογισμῷ οἱ λογικοί
- τῷ δὲ ἐπιλογισμῷ οἱ ἐμπειρικοί, ὅν[75] φασι χρήσιμον εἶναι
  - καὶ πρὸς ἔλεγχον τῶν κατηγορούντων τοῦ φαινομένου
  - καὶ πρὸς τὸ δεῖξαι τὸ κρυπτόμενον
  - καὶ πρὸς τὸ ἐλέγχειν τὰ σοφίσματα τῶν σοφιζο μένων τοὺς ἐμπειρικούς

75 οἷόν *cod.*: *correxi*

<47.> (= SA 5.3) Die Gruppe der Rationalisten verfügt über drei Mittel:
Anatomie,
die es im Rahmen der Ausübung des Berufes (gibt), von der wiederum
die eine bei toten,
die andere bei lebenden (Lebewesen) ausgeführt wird,
(und) die sich durch ein zufälliges Ereignis (ergibt) wie die, die in Kriegen ausgeführt wird,
das Prinzip der Anzeige,
die Methode der Dialektik.

<48.> (= SA 5.4) Von der Anatomie, die es im Rahmen der Ausübung des Berufes (gibt),
(betrifft) eine Art lebende (Lebewesen), die ausgeführt wird
entweder wegen der Funktionen der Körperteile oder wegen ihres Nutzens,[76]
während eine andere Art tote (Lebewesen betrifft), die wir durchführen, um in Bezug auf die Glieder zu erkennen
die Lage, die Formen, die Eigenheit ihres Wesens.

<49.> (= SA 5.5) Die Empiriker stellen die Anatomie in zweifacher Weise in Frage:
Entweder, so sagen sie, wird durch sie nämlich nicht das Gesuchte herausgefunden
oder, selbst wenn sie etwas herausfindet, sei dies für die (medizinische) Kunst nicht notwendig.

<50.> (= SA 5.7) Es verwenden
den Analogismos die Rationalisten,
den Epilogismos dagegen die Empiriker, den sie als nützlich bezeichnen
sowohl im Hinblick auf die Widerlegung derjenigen, die das Sichtbare kritisieren,
als auch im Hinblick auf das Anzeigen des Verborgenen
als auch im Hinblick auf das Widerlegen der Sophismen, die von denen vorgebracht werden, die die Empiriker in die Irre führen (wollen).[77]

---

76 Gemäß SA 5.4, Agnellus of Ravenna, S. 86.17–19, und Iohannis Alexandrini commentaria in librum De sectis Galeni, S. 54, 4vb35f., ist dieser Teil der Dihairese so zu verstehen, dass Anatomie dazu dient, Wissen über die Funktionen und den Nutzen derjenigen Körperteile zu erhalten, die im Körper verborgen sind.

77 Zum Epi- und Analogismos siehe Bühler, Konzeptionen der Vernunft, S. 147–149. Galen gibt in seiner Schrift *Über die medizinische Erfahrung* mehrere anschauliche Beispiele für den Unterschied zwischen beiden Konzepten; siehe Galen, On Medical Experience, ed. by R. Walzer, London, New York, Toronto 1944, S. 62.5–66.5 (arab.); 135–139.

<να’> τοῦ ἀδήλου

- τὸ μὲν φυσικὸν
  - θεός
  - νοῦς
  - ψυχή
  - φύσις
- τὸ δὲ ὡς πρὸς τὴν αἴσθησιν,[78] ὃ διαφεύγει τὴν αἴσθησιν διὰ τέσσαρας αἰτίας
  - ἢ διὰ μῆκος ὁδοῦ ὡς ἐν πελάγει ναῦς
  - ἢ διὰ σμικρό τητα ὡς τὰ ἄτομα
  - ἢ δι’ ἀλλοτριό τητα αἰσθήσεως ὡς ψόφος τῆς γεύσεως
  - ἢ τὰ ἐν κατακα λύψει ὡς ἐν βυθῷ λίθος

<νβ’> οἱ μεθοδικοὶ παραιτοῦνται

- αἴτια[79]
- ἔθη
- ἡλικίας
- ὥρας
- χώρας
- κράσεις
- δυνάμεις
- τὰ μόρια τοῦ σωματος

<νγ’> τοῦ θεραπευτικοῦ

- τὰ μὲν δίαιτα
- τὰ δὲ χειρουργία
- τὰ δὲ φαρμακεία

<νδ’> τῶν πάθων

- τὰ μὲν ἰδικὰ φεύγουσιν οἱ μεθοδικοὶ ὡς ἄπειρα
- τὰ δὲ κοινὰ ζητοῦσιν ὡς εὐσύνοπτα

---

78 ὥσπερ τὴν αἴσθησιν *cod.*: ὡς πρὸς τὴν αἴσθησιν Garofalo; *del.* Gundert, p. 119

79 αἰτίαι *cod.*: *correxi*

<51.> (= SA 5.8) Vom Unsichtbaren
(gibt es) zum einen den natürlichen Teil
– (dazu gehören) Gott, Verstand, Seele, Natur –,
zum anderen einen Teil gleichsam im Hinblick auf die Wahrnehmung, (das heißt einen,) der sich der Wahrnehmung aus vier Gründen entzieht:
entweder wegen der großen Entfernung wie ein Schiff auf dem Meer
oder wegen der geringen Größe wie die unteilbaren Teilchen
oder wegen der fehlenden Kompatibilität der Wahrnehmung, wie ein Geräusch (nicht zum) Geschmack (passt),[80]
oder die Dinge (sind) verborgen wie ein Stein auf dem Grund des Meeres.

<52.> (= SA 6.1) Die Methodiker lehnen ab die Betrachtung von
Ursachen,
Gewohnheiten,
Altersstufen,
Jahreszeiten,
Orten,
Mischungen,
Kräften,
Körperteilen.

<53.> (= SA 6.4) Zur Therapie gehört
die Regelung der Lebensweise,
die Chirurgie,
der Gebrauch von Heilmitteln.

<54.> (= SA 6.2) Unter den Krankheiten
meiden die Methodiker die individuellen, weil sie unendlich an Zahl (sind), und suchen stattdessen nach den gemeinsamen, weil sie leicht mit dem Verstand aufzunehmen (sind).

80 Bei ψόφος τῆς γεύσεως muss wohl ein aus dem vorher genannten ἀλλοτριότητα abzuleitendes ἀλλότριος ergänzt werden.

<νε’> καὶ τῶν κοινοτήτων

- τὰ<ς> μὲν ἔθεντο ἐν τῇ διαίτῃ
  - ὡς τὸ στεγνόν
  - τὸ ῥοῶδες
  - τὸ ἐπιπε πλεγμένον
- τὰ<ς> δὲ ἐν τῇ χειρουργίᾳ
  - τὸ τῇ φύσει ἀλλότριον
  - καὶ τὸ τόπῳ ἀλλότριον
- τὰ<ς> δὲ ἐν τῇ φαρμακείᾳ κοινὰς ἔλεγον τὰς εἰρημένας

<νς’> ἐκάλουν δὲ

- στεγνὸν πάθος τὴν ἐποχὴν τῶν περιττωμάτων
  - οὔρων
  - γαστρός
  - ἱδρώτων
- ῥοῶδες τὴν ἄμετρον αὐτῶν κένωσιν
  - τὴν διάρροιαν
  - τὸν διαβήτην
  - τὴν δι’ ἱδρώτων πολλὴν ῥύσιν
- ἐπιπεπλεγμένον δὲ τὸ ἐκ τῶν δύο συγκείμενον ὡς ἐπὶ ὀφθαλμοῦ φλεγμαίνοντος καὶ ῥευματιζομένου

<νζ’> καὶ προσέφερον

- ἐπὶ μὲν τοῦ στεγνοῦ τὴν χάλασιν ὡς ἐπὶ φλεγμή ναντος <γόνατος> κατάπλασμα
- ἐπὶ δὲ τοῦ ῥοώδους τὴν στάλσιν ὡς ἐν διαρροίᾳ κυδώνιον ἢ μέλι
- ἐπὶ δὲ τοῦ συνθέτου πρὸς τὸ κατεπεῖγον ἵστασθαι ἢ ἀποκρουστικὰ κολλούρια ἢ διαφορητικά

<55.> (= SA 6.5) Und von den Kommunitäten[81]
wiesen sie die einen der Regelung der Lebensweise zu
wie die Verengung, das Fließen, das (aus beiden) Vermischte,
die anderen der Chirurgie
– (dazu gehören) das der Natur nach Fremde und das der Lage nach Fremde –,[82]
wohingegen sie von denjenigen, die sie der Anwendung von Heilmitteln (zuwiesen), sagten, dass es die (schon) erwähnten allgemeinen sind.[83]

<56.> (= SA 6.6) Und sie bezeichneten
als verengtes[84] Leiden das Zurückhalten von Überschüssen
– (zum Beispiel) Harn(verhaltung), Magen(verstopfung), (Stocken) des Schweißflusses –,[85]
als fließendes (Leiden) ihre übermäßige Entleerung
– (zum Beispiel) den Durchfall, den übermäßigen Urinfluss, die große Menge an Schweißfluss –,
als vermischtes (Leiden) schließlich das, welches aus diesen beiden zusammengesetzt ist, wie es bei einem Auge (der Fall ist), wenn es entzündet ist und tränt.

<57.> (= SA 6.7) Und sie wendeten an
beim verengten (Leiden) Lockerung wie zum Beispiel einen Verband bei einem entzündeten <Knie>,[86]
beim fließenden (Leiden) dagegen Zusammenziehung wie zum Beispiel bei Durchfall Quitte oder Honig,
beim zusammengesetzten (Leiden) wiederum entweder zurückdrängende oder auflösende Augensalben, damit der drängendere Teil (des Leidens) zum Stillstand kommt.

---

81 Kommunitäten werden entweder als Zustände des Körpers aufgefasst, aus denen sich die Krankheiten ergeben, oder als gemeinsame Charakteristika der Krankheiten, durch die die Arten der Leiden sowie die Therapien festgelegt werden. Für beide Vorstellungen finden sich Belege in den antiken Quellen; siehe L. Edelstein, Methodiker, in: RE Suppl. 6, 1935, S. 363–367, und The Fragments of the Methodists, S. 10.

82 Kommunitäten in der Chirurgie werden zwar nicht in *De sectis*, dafür aber in den pseudogalenischen Schriften *Introductio sive medicus* (siehe Galien, t. III: Le médecin, S. 7.15–8.11) sowie *De optima secta* (I, S. 193.5f. Kühn: ἐν δὲ χειρουργίᾳ, τὸ φύσει ἀλλότριον, τόπῳ …) erwähnt; siehe hierzu auch Pigeaud, L'introduction du Méthodisme, S. 590–593.

83 Von allgemeinen Kommunitäten war bisher nicht die Rede. Gemäß SA 6.3 sind darunter τὸ στέγνον, τὸ ῥοῶδες und τὸ ἐπιπεπλεγμένον zu verstehen. Offenbar ist die Entsprechung zu SA 6.3, wo dieser Ausdruck definiert wird, in den *TV* ausgefallen.

84 Es ist nicht ganz klar, ob στεγνός in Verbindung mit dem Substantiv Leiden aktive oder passive Bedeutung hat. In der modernen Forschung finden sich beide Vorstellungen.

85 Die Wiedergabe der Substantive οὔρων, γαστρός, ἱδρώτων orientiert sich an SA 6.6.

86 Aus DS, S. 13.14, und SA 6.6 geht hervor, dass hier das Knie gemeint ist.

(fol. 331v) νη' (siehe das Diagramm in Kap. 6.2)

<νθ'> τρεῖς εἰσιν αἱρέσεις[87]

- ἐμπειρική, ἥτις ζητεῖ δύο ταῦτα
- λογικὴ καὶ ζητεῖ δύο
- μεθοδικὴ καὶ ζητεῖ δύο

<ξ'> μεθοδική ἐστιν αἵρεσις

- κατά τινας μὲν γνῶσις φαινομένων κοινοτήτων ἀκολού θων τῷ τῆς ἰατρικῆς τέλει
- κατά τινας δὲ φαινομένων [καὶ] συμ φώνων
- κατά τινας δὲ φαινομένων κοινοτήτων συμφώνων καὶ ἀκολούθων
- κατὰ δὲ Θεσσαλὸν φαινομένων κοινο τήτων προσεχῶν καὶ ἀναγκαίων τῷ τῆς ἰατρικῆς τέλει

<ξα'> φεύγουσι τὰ ἄδηλα

- οἱ μὲν ἐμπειρικοὶ ὡς ἄγνωστον
- οἱ δὲ μεθοδικοὶ ὡς ἄχρηστον

<ξβ'> διαφέρουσιν οἱ μεθοδικοὶ

- τῶν μὲν ἐμπειρικῶν
  - καὶ τῇ τηρήσει
  - καὶ τῷ τρόπῳ τῆς φυγῆς τῶν ἀδήλων
- τῶν δὲ λογικῶν τῷ φαινομένῳ
- ἀμφοτέρων δὲ τῷ[88] περικόπτειν καὶ ἄχρηστα λέγειν[89]
  - τὰ αἴτια
  - τὰς ἡλι κίας
  - τὰς ὥρας
  - τὰς χώρας
  - τὰ μόρια

---

87 διαιρέσεις *cod.*: *correxi*
88 τὸ *cod.*: *correxi*
89 λέγειν *ut vid.*

<58.> (= SA 7.2; siehe das Diagramm in Kap. 6.2)

<59.> (= SA 7.1) Es gibt drei Gruppen:
die der Empiriker, die auf diese zwei (Dinge) abzielt,
die die der Rationalisten, und sie zielt auf zwei (Dinge) ab,
die der Methodiker, und sie zielt auf zwei (Dinge) ab.[90]

<60.> (= SA 7.3) Die Gruppe der Methodiker besteht
gemäß einigen in der Kenntnis von sichtbaren Kommunitäten, die mit dem Ziel der medizinischen Kunst konsistent sind,
gemäß anderen (in der Kenntnis) von sichtbaren (Kommunitäten), die (mit dem Ziel der Medizin) übereinstimmen,
gemäß wieder anderen (in der Kenntnis) von sichtbaren Kommunitäten, die (mit dem Ziel der Medizin) übereinstimmen und konsistent sind,
gemäß Thessalus schließlich (in der Kenntnis) von sichtbaren Kommunitäten, die dem Ziel der Medizin nahekommen und dafür notwendig sind.[91]

<61.> (= SA 7.4) Es meiden die unsichtbaren Dinge
die Empiriker, weil es etwas nicht Erkennbares ist,
die Methodiker, weil es etwas Nutzloses ist.

<62.> (= SA 7.5) Es unterscheiden sich die Methodiker
von den Empirikern
sowohl im Hinblick auf die Beobachtung als auch im Hinblick auf die Art der Vermeidung der unsichtbaren Dinge,
von den Rationalisten im Hinblick auf das, was sichtbar ist,
von beiden schließlich im Hinblick darauf, dass sie unberücksichtigt lassen und als nutzlos bezeichnen
die Ursachen, die Altersstufen, die Jahreszeiten, die Orte, die Körperteile.

---

90 Um welche zwei Dinge es sich jeweils handelt, ist SA 7.1 zu entnehmen.

91 Zu diesen Definitionen siehe M. Frede, The Method of the So-called Methodical School of Medicine, in: Science and Speculation. Studies in Hellenistic Theory and Practice, ed. by J. Barnes u.a., Cambridge u.a. 1982, S. 3f.; zur Problematik der Begriffe ἀκολούθων, συμφώνων und προσεχῶν siehe Pigeaud, L'introduction du Méthodisme, S. 575f.

<ξδ’> πάλιν

- οἱ ἐμπειρικοὶ τοὺς λογικοὺς
  - οἱ μὲν τοῖς ἔργοις συμ φωνοῦσι. τὰς αὐτὰς γὰρ <ἰάσεις> προσφέρουσιν
  - οἱ δὲ τῷ τρόπῳ τῆς εὑρέσεως διαφω νοῦσιν ὅτι
    - οἱ μὲν τηρήσει πείθονται
    - οἱ δ’ ἐνδείξει
- οἱ μεθοδικοὶ τοὺς λογικοὺς
  - καὶ ἐν τοῖς ἔργοις διαλλάττουσι καθὸ ζητοῦσι τὰ σύστοιχα
  - καὶ ἐν τῇ εὑρέσει διαφέρουσι καθὸ τὸ ἄδηλον διαφεύγουσιν

<ξγ’> διττὴ τῶν πραγμάτων ἡ κρίσις. κρίνεται γὰρ τὰ πράγματα

- ἢ λόγῳ ὡς τὰ νοητὰ
- ἢ αἰσθήσει ὡς τὰ αἰσθητά, ἅτινα νοῦς[92] παραλαμβάνει,
  - ὅ τι εὐχερές ἐστι τοῖς εἰσαγομένοις
  - καὶ ὅ τι παρ’ αὐτοῖς τοῖς μεθοδικοῖς τετίμηται

92 νοῦς *ut vid.*

<64.> (= SA 7.6) (Was) hingegen[93]
(das Verhältnis)[94] zwischen Empirikern und Rationalisten (betrifft),
so stimmen sie in der Praxis überein. Denn sie wenden dieselben <Heilmittel>[95] an.
Sie unterscheiden sich aber in der Art und Weise, wie sie (diese) herausfinden,
weil die einen (*sc.* die Empiriker) der Beobachtung Folge leisten,
die anderen (*sc.* die Rationalisten) dem Prinzip der Anzeige.
(Was dagegen das Verhältnis) zwischen Methodikern und Rationalisten (betrifft):
Einerseits unterscheiden sie sich in der Praxis, insofern sie (*sc.* die Rationalisten) nach den Begleitumständen[96] suchen,
andererseits weisen sie beim Herausfinden (der Heilmittel) Diskrepanzen auf, insofern sie (*sc.* die Methodiker) das, was nicht sichtbar ist, meiden.

<63.> (= SA 8.1) In zweifacher Weise (kommt man) zu einem Urteil über die Dinge. Denn die Dinge werden beurteilt
entweder durch Überlegung, sofern (die Dinge) intelligibel sind,
oder durch Wahrnehmung, sofern (die Dinge), die der Verstand aufnimmt, sinnlich wahrnehmbar sind,
was[97] (als Methode) leicht für die Anfänger ist
und bei den Methodikern selbst in Ansehen steht.[98]

---

93 Die Bedeutung von πάλιν lässt sich nicht eindeutig klären, weil sie an der Referenzstelle DS, S. 14.8ff., nicht vorkommt. Der Übersetzer von SA 7.6 hat es als Weiterführung aufgefasst. Denkbar wäre jedoch auch die adversative Wiedergabe „hingegen“, schließlich folgt die vorliegende Dihairese auf TV 62, in der vom Verhältnis der Methodiker zu den anderen Gruppen die Rede ist.

94 Es ist unklar, wodurch der Akkusativ τοὺς λογικούς hier und in der folgenden Untergliederung bedingt ist. Die Passage wurde sinngemäß übersetzt. Der Text in SA 7.6 legt nahe, jeweils καὶ οἱ λογικοί zu lesen.

95 Gemäß DS, S. 7.17, wurde ἰάσεις nach αὐτάς ergänzt.

96 Zu den σύστοιχα siehe TV 25.

97 Zu den zwei Möglichkeiten der Erkenntnis nach Galen siehe R. Hankinson, Epistemology, in: The Cambridge Companion to Galen, S. 159f. Die Dihairese ergibt in dieser Form zwar Sinn, in SA 8.1 heißt es aber, dass Galen die zweite Möglichkeit der Erkenntnis vorzieht, *weil* sie für Anfänger einfacher ist. Vielleicht ist der Verweis auf die Präferenz Galens in den *Tabulae Vindobonenses* ausgefallen. Sollte dies der Fall sein, dürfte das Relativpronomen ὅ τι ursprünglich ein kausales ὅτι gewesen sein.

98 Diese Dihairese muss nach TV 64 stehen, da die Frage, wie man zu einem Urteil (bei der Therapie) kommt, erst nach der vollständigen Behandlung der Charakteristika der einzelnen Medizingruppen beantwortet werden kann. Man vgl. hierzu auch DS, S. 16.2–9, und die Reihenfolge in den *Summaria Alexandrinorum*.

<ξς’> ὁ μεθοδικὸς ἀναιρεῖ

- τὰ αἴτια
- τὰς ἡλικίας
- τὰς ὥρας
- τὰς χώρας
- τὰ μόρια τοῦ σώματος

<ξε’> σημεῖα τοῦ λυττῶντος κυνὸς <…>

- τὸ τοὺς ὀφθαλμοὺς ἔχειν προπετεῖς
- τὴν γλῶτταν προπίπτουσαν τοῦ στόματος
- [τὸ] τὴν οὐρὰν κεχαλασμένην
- τὸ διψᾶν μέν, μὴ πίνειν δέ

<ξη’> θεραπεύονται δὲ οἱ λυσσόδηκτοι ὁμοίως τοῖς ὑπ’ ἄλλων <ἰοβόλων> ζῴων δηχθεῖσιν

- ἔξωθεν μὲν διὰ τῶν ἐπιτιθεμένων τῷ ἕλκει θερμῶν καὶ δριμέων ὡς εἴρηται
- ἔσωθεν δὲ διὰ τῆς θηριακῆς καὶ τῶν παραπλησίων

<ξθ’> ἐναλλάττεται ἡ ἴασις

- ἢ ποσῷ
- ἢ ποιῷ
- ἢ ὅλῳ τῷ γένει ὡς εἴρηται

<οβ’> φλεβοτομοῦμεν

- οὔτε μικρὸν παιδίον
- οὔτε γέροντα πάνυ
- ἀλλ’ ἀκμάζοντα

<66.> (= SA 8.2) Der Methodiker erklärt für ungültig
die Ursachen,
die Altersstufen,
die Jahreszeiten,
die Orte,
die Körperteile.[99]

<65.> (= SA 9.3) Anzeichen für den tollwütigen Hund <…>:
die Tatsache, dass die Augen hervortreten,
die aus seinem Maul heraushängende Zunge,
der schlaff herunterhängende Schwanz,
die Tatsache, dass er zwar durstig ist, aber nichts trinkt.[100]

<68.> (= SA 9.4) Es werden diejenigen, die von einem tollwütigen Hund gebissen worden sind, in gleicher Weise behandelt wie die, die von anderen <giftigen>[101] Tieren gebissen worden sind:
einerseits, wie gesagt, von außen durch warme und scharfe (Heilmittel), die auf die Wunde gegeben werden,
andererseits von innen durch den Theriak und ähnliche (Heilmittel).

<69.> (= SA 9.7) Es variiert die Heilbehandlung
entweder im Hinblick auf die Quantität
oder im Hinblick auf die Qualität
oder, wie gesagt,[102] im Hinblick auf die ganze Art.

<72.> (= SA 9.9) Wir lassen zur Ader
weder ein kleines Kind
noch einen sehr alten Mann,
sondern (nur) den, der in der Blüte seines Lebens steht.[103]

---

99 Dies ist eine Zusammenfassung der Passage DS, S. 16.12–18.12, in der Galen ausführlich erläutert, welche Punkte die Methodiker unberücksichtigt lassen. Eine vergleichbare Systematisierung innerhalb eines Baumdiagrammes begegnete uns bereits in TV 10; 14.

100 Zu Beginn scheint ein Auslöser für die Akkusative (τὸ τοὺς ὀφθαλμοὺς ἔχειν, τὴν γλῶτταν usw.) ausgefallen zu sein. Man vgl. hierzu auch den Text in SA 9.3. Zudem muss diese Dihairese nach TV 66 stehen, da der Biss eines tollwütigen Hundes begründet, warum die Anschauung der Methodiker, Faktoren wie die Ursache einer Krankheit für ungültig zu erachten, falsch ist.

101 Nach SA 9.4, Ibn Hindu, S. 616.9, sowie der Darstellung der Therapie in TV 42, auf die der Autor mit ὡς εἴρηται zurückverweist, muss es sich hier um giftige Tiere handeln.

102 Der Verweis ὡς εἴρηται bezieht sich auf die Parallele TV 34.

103 Diese Dihairese muss gemäß den *Summaria Alexandrinorum* und *De sectis* nach TV 69 stehen, da die Phlebotomie in diesem Kontext ein Beispiel sowohl für die Arten der Heilbehandlung (TV 69) als auch für den Aspekt des Alters ist; vgl. SA 9.9 und DS, S. 19.19ff.

<ξζ’> τῶν χωρίων

τὰ μὲν ἀρκτῷα καὶ ἄγαν κατεψυγμένα — τὰ δὲ μεσημβρινὰ καὶ διακεκαυμένα

(fol. 332r) < ος’> φλεγμονῆς ἰάματα

ὀφθαλμῶν μὲν κολλούρια — ὤτων δὲ ὀξυρρόδινον — γαργαρεῶνος διὰ μόρων — σκέλους δὲ καταπλάσματα καὶ ἐπιβροχὴ ἐξ ἐλαίου καὶ ὕδατος θερμοῦ

<ο’> ἡ φλεγμονὴ γίνεται

ἢ αὐτομάτως,[104] ἥτις οὐ δεῖται χαλάσεως πρὸ τῆς τοῦ ὅλου σώματος κενώσεως — ἢ ἐκ πληγῆς ἢ κρούσματος, ἥτις καὶ χρῄζει χαλάσεως

<οζ’> τῶν μεθοδικῶν

οἱ μὲν ἐν τοῖς σώμασιν ἔλεγον συνίστασθαι τὰς κοινότητας — οἱ δὲ ἐν τοῖς χυμοῖς [τῶν ἐντέρων]

<οα’> τῶν κενουμένων

τὰ μὲν τῷ ποσῷ ἐστι παρὰ φύσιν — τὰ δὲ τῷ ποιῷ — τὰ δ’ ὅλῳ τῷ γένει

τὰ μὲν τῷ ποσῷ ἐστι παρὰ φύσιν: ὡς διάρροια — ἢ οὔρων πλῆθος — ἢ ἱδρώτων — ἢ ἐμέτων

τὰ δὲ τῷ ποιῷ: ὡς μέλαν οὖρον — δυσῶδες διαχώρημα — ψυχρὸς ἱδρώς

104 ἐκ πληγῆς *cod.*: αὐτομάτως *correxi*

<67.> (= SA 9.10) Von den Orten
sind die einen im Norden gelegen und sehr kalt,
die anderen im Süden gelegen und sehr heiß.[105]

<76.> (= SA 9.11) Heilmittel für eine entzündete Schwellung
der Augen (sind) Augensalben,
der Ohren mit Essig gemischtes Rosenöl,
des Gaumenzäpfchens der Saft der schwarzen Maulbeere,[106]
des Beines Verbände und ein Bad aus Öl und warmem Wasser.

<70.> (= SA 9.12) Die entzündete Schwellung wird hervorgerufen
entweder von selbst,[107] die (dann) keiner Lockerung vor der Entleerung des ganzen Körpers bedarf,
oder durch einen Schlag bzw. einen Stoß, die (dann) auch eine Lockerung erfordert.[108]

<77.> (= SA 10.1) Von den Methodikern
sagten die einen, dass die Kommunitäten in den Körpern versammelt sind,
die anderen, dass sie in den Säften (versammelt sind).[109]

<71.> (= SA 10.3) Von den Dingen, die ausgeschieden werden, (sind)
die einen hinsichtlich der Quantität widernatürlich
wie Durchfall oder eine (zu) große Menge an Urin oder an Schweiß oder an Erbrochenem,
andere hinsichtlich der Qualität
wie schwarzer Urin, übelriechendes Exkrement, kalter Schweiß,
wieder andere hinsichtlich der ganzen Art.[110]

105 Diese Dihairese muss nach TV 72 stehen, da der dort thematisierte Aspekt des Alters sowohl in DS, S. 20.3–7, als auch in SA 9.9 der Diskussion des Ortes vorausgeht.

106 Der Ausdruck διὰ μόρων ist eine Kurzform für τὸ διὰ μόρων φάρμακον. Die Zusammensetzung dieses Saftes beschreibt Galen in *De compositione medicamentorum secundum locos* (V.6: XII, S. 929.3–14 Kühn).

107 Gemäß DS, S. 22.5–9, und SA 9.12 muss hier von einer Schwellung die Rede sein, die „von selbst" (αὐτομάτως; *min qibali nafsihī*) auftritt.

108 Diese Dihairese beschließt die Widerlegung des Methodikers durch den Empiriker. Sie muss gemäß SA 9.12 und dem galenischen Original nach TV 76 stehen.

109 Weder in SA 10.1 noch in DS, S. 23.6–9, ist von Säften im Darm die Rede. Der Ausdruck τῶν ἐντέρων am Ende der Dihairese dürfte somit das Ergebnis einer Dittographie sein, da dieselben Wörter auch das im Kodex folgende Baumdiagramm TV 78 einleiten.

110 Diese Dihairese gehört zur Widerlegung des Methodikers durch den Dogmatiker (siehe DS, S. 23.16–24.4). Sie muss gemäß den Inhalten der *Summaria Alexandrinorum* und des galenischen Originales nach TV 77 stehen.

<οη'> τῶν ἐντέρων

- τὰ μὲν λεπτὰ
  - ὡς νῆστις
  - καὶ ἡ λεπτὴ ἕλιξ[112]
- τὰ δὲ παχέα[111]
  - ὡς τὸ τυφλόν
  - τὸ κῶλον
  - τὸ ἄπευ θυσμένον[113]

<ογ'> δεῖ τὸν λέγοντα διαγινώσκειν τὰ ἐν βάθει μόρια εἰδέναι

- καὶ φύσιν μορίων
- καὶ δυνά μεις
- καὶ φυσικὴν στοιχειωλογίαν
- καὶ ἀνα τομὴν
- καὶ διαλεκτικὴν θεωρίαν

<οδ'> πρῶτα καὶ γενικά ἐστι τέσσαρα

- θερμόν
- ψυχρόν
- ὑγρόν
- ξηρόν

<οε'> σύνθετα δὲ τέσσαρα

- θερμὸν καὶ ξηρόν
- θερμὸν καὶ ὑγρόν
- ψυχρὸν καὶ ὑγρόν
- ψυχρὸν καὶ ξηρόν

---

111 πάχεα *ut vid.*
112 ἦλιξ *cod.*: *correxi*
113 τὸ ἀπεφθισμένον *cod.*: *coni.* Garofalo

<78.> (= SA 10.4) Zu den Därmen (gehören)
einerseits die Teile des Dünndarmes
wie der Leerdarm und die dünne Darmwindung,[114]
andererseits die Teile des Dickdarmes
wie der Blinddarm, der Grimmdarm, der Mastdarm.

<73.> (= SA 10.5) Es muss der, der sagt, dass er die Teile tief (im Körperinneren) erkennt, Wissen haben
sowohl von der Natur der Körperteile
als auch von den Kräften
als auch von der Lehre von den Elementen nach der Methode der Wissenschaft von den Naturen[115]
als auch von der Anatomie
als auch von der Methode der Dialektik.[116]

<74.> (= SA –) Es gibt vier (Dinge) von allgemeinem und übergeordnetem Charakter:
Das Warme,
das Kalte,
das Feuchte,
das Trockene.[117]

<75.> (= SA –) Zusammengesetzt (sind) vier (andere Dinge):
Das warme und Trockene,
das Warme und Feuchte,
das Kalte und Feuchte,
das Kalte und Trockene.[118]

---

114 Mit ἡ λεπτὴ ἕλιξ ist wohl der Dünndarm gemeint, da auch mit der „Darmwindung" (*vertex* = ἕλιξ) Teile im Darm bezeichnet werden konnte; siehe Agnellus of Ravenna, S. 136.9–13, und Iohannis Alexandrini commentaria in librum De sectis, S. 84, 7rb1f. In gewisser Weise kollidiert ἡ λεπτὴ ἕλιξ mit der Einteilung der Darmabschnitte in Dick- und Dünndarm, was vermutlich darin seine Ursache hat, dass man diese beiden Kategorien mit denen Galens, für den der Dünndarm kein Oberbegriff, sondern nur ein Teil neben allen anderen war, kombinieren wollte; man vgl. DS, S. 24.14–16 (ἐν κώλῳ … ἐν λεπτοῖς ἐντέροις καὶ περὶ τὴν νῆστιν) und *De anatomicis administrationibus* VI 9; siehe Galenus, Anatomicarum Administrationum libri, t. 2, S. 385.30–387.10.

115 Der Begriff στοιχειωλογία ist ein *Hapax legomenon.* Es wird hier als Synonym zu στοιχείωσις in der Bedeutung „Lehre von den Elementen" aufgefasst; vgl. auch SA 10.5.

116 Diese Dihairese gehört zur Widerlegung des Methodikers durch den Dogmatiker (siehe DS, S. 24.6–25.10). Sie muss gemäß dem galenischen Original und SA 10.5 nach TV 78 stehen, da Galen die Därme als Anlass für sein Argument nimmt, dass man sich in Bezug auf das Körperinnere nicht nur auf die Wahrnehmung verlassen kann.

117 Siehe S. 159.

118 Da TV 74–75 inhaltlich eng mit TV 73 zusammenhängen, wurden die beiden Unterteilungen ebenfalls nach TV 78 gesetzt.

<οθ’> ἀντικεῖνται

- τὸ μὲν χαλαρὸν τῷ συντετα[γ]μένῳ
- τὸ δὲ μαλακὸν τῷ σκληρῷ
- τὸ δ’ ἀραιὸν τῷ πυκνῷ
- τῇ δὲ κενώσει ἡ ἐποχή

<π’> ἐκκρίνεται τὸ ἐν τῷ μορίῳ πρότερον περιεχόμενον διὰ ἓξ αἰτίας

- ἢ διὰ λεπτότητα ὡς ἐπὶ γυναικείου ῥοῦ
- ἢ διὰ πλῆθος ὡς ἐπὶ τοῦ μεμεθυσμένου
- ἢ διὰ ῥώμην τῆς ἀποκριτικῆς δυνάμεως ὡς ἐπὶ τῶν πιόντων ψυχρὸν ὕδωρ ἐν ἀκμῇ καυσώδους πυρετοῦ καὶ ἱδρωσάντων
- ἢ δι’ ἀσθένειαν τῆς καθεκτικῆς ὡς ἐπὶ τῶν συγκοπτομένων
- ἢ δι’ ἀραιότητα τῶν πόρων ὡς ἐπὶ τῶν παιδίων
- ἢ διὰ τὴν ἐκτὸς κατάστασιν θερμὴν οὖσαν καὶ ἕλκουσαν ἔξω τὴν ὕλην ὡς ἐπὶ τῶν βαλανείων

<πα’> ἐπέχεται δι’ ἓξ αἴτια

- διὰ πάχος[119]
- ἢ δι’ ὀλιγότητα
- ἢ δι’ ἀσθένειαν τῆς ἀποκριτικῆς
- ἢ διὰ ῥώμην τῆς καθεκτικῆς
- ἢ διὰ πυκνότητα τῶν πόρων
- ἢ διὰ τὴν ἐκτὸς κατάστασιν οὖσαν ψυχράν

<πβ’> τῶν μορίων

- τὰ μὲν ἀραιότερα
  - ὀφθαλμός
  - ῥίς
  - στόμα
- τὰ δὲ πυκνότερα
  - μηρός
  - βραχίων
  - κνήμη

119 πάχος *ut vid.*

<79.> (= SA 10.6) Entgegengesetzt ist
das Schlaffe dem Angespannten,
das Weiche dem Harten,
das Lockere dem Dichten,
der Entleerung das Zurückhalten.

<80.> (= SA 10.7) Ausgeschieden wird das, was in dem Körperteil vorher enthalten war, aufgrund von sechs Ursachen:
entweder aufgrund der Feinheit wie beim vaginalen Ausfluss
oder aufgrund der Menge wie bei einem Betrunkenen
oder aufgrund der Durchlässigkeit der Poren wie bei Kindern
oder aufgrund eines äußeren Zustandes, wenn er (zum Beispiel) warm ist und den Stoff von außen anzieht wie bei Bädern
oder aufgrund der Stärke der ausscheidenden Kraft wie bei denen, die kaltes Wasser auf dem Höhepunkt des Brennfiebers trinken und (dabei) ins Schwitzen geraten,
oder aufgrund der Schwäche der festhaltenden (Kraft) wie bei denen, die in Ohnmacht gefallen sind.

<81.> (= SA 10.8) Zurückgehalten wird (eine Sache im Körper) aufgrund von sechs Ursachen:
aufgrund der Dicke
oder aufgrund der geringen Menge
oder aufgrund der Dichte der Poren
oder aufgrund eines äußeren Zustandes, wenn er (zum Beispiel) kalt ist,
oder aufgrund der Schwäche der ausscheidenden Kraft
oder aufgrund der Stärke der festhaltenden Kraft.

<82.> (= SA 10.9) Unter den Körperteilen (sind)
die einen durchlässiger
– (dazu gehören) Auge, Nase Mund –,
die anderen dichter
– (dazu gehören) Oberschenkel, Arm, Unterschenkel.

<πγ'> οἱ μεθοδικοί φασι τῆς φλεγμονῆς

τὴν[120] μὲν χωρὶς ῥεύματος ἁπλῆν εἶναι

τὴν δὲ μετὰ ῥύσεως ἐπιπεπλεγμένην

<πδ'> διαφέρει ἡ νῦν φλεγμονὴ τῆς πρόσθεν

τῷ ταύτην μὲν γενέσθαι ἐκ παχυμεροῦς οὐσίας

ἐκείνην δ' ἐκ λεπτομεροῦς

120 τὸ *cod.*: *correxi*

<83.> (= SA 10.10) Die Methodiker sagen, dass bei der entzündeten Schwellung
diejenige, die ohne Fluss (einer Substanz auftritt), einfach,
diejenige, die mit Fluss (einer Substanz auftritt), vermischt ist.[121]

<84.> (= SA –) Es unterscheidet sich die aktuelle entzündete Schwellung von der vorherigen[122]
dadurch, dass diese aus einer Substanz entsteht, die aus dichten Teilen besteht,
während jene aus einer feinteiligen (Substanz) entsteht.[123]

Im Folgenden werden einige ausführlichere Erläuterungen zu den *Tabulae Vindobonenes* aufgeführt.

– TV 2:
Die Wiedergabe „Schule" für αἵρεσις wird hier vermieden, da die Ärzte, die man unter diesem Begriff subsumierte, weder an eine Institution oder festen Ort gebunden waren noch in jedem Fall dieselbe Lehre vertraten. Es handelt sich hier eher um lose Gruppierungen bzw. Richtungen, die dasselbe methodische Verfahren anwendeten, in der Theorie aber durchaus divergieren konnten; siehe F. Kudlien, Dogmatische Ärzte, in: RE Suppl. X, 1965, S. 179f., Die griechische Empirikerschule, S. 253f., S. 179, und von H. v. Staden, Hairesis and Heresy: the Case of the Haireseis Iatrikai, in: Jewish and Christian Self-definition, vol. III, ed. by B. F. Meyer, E. P. Sanders, Philadelphia 1983, S. 76–100, S. 80–82. Die Iatrosophisten hatten allerdings ein grundlegend anderes Verständnis von diesem Ausdruck. Für sie war die *heresis* bzw. *secta* eine Ver- oder auch Ansammlung von vielen Männern, die dieselbe Meinung haben und sich darin von anderen abgrenzen; siehe Agnellus of Ravenna, S. 46.25f.: *Heresis est multorum virorum collec-*

121 Für die Methodiker besteht ein vermischtes Leiden zum Beispiel darin, dass ein Auge geschwollen ist und gleichzeitig tränt; siehe TV 56/SA 6.6.

122 Dieser Satz wurde wörtlich aus DS, S. 29.21, übernommen. Gemeint sind die beiden Arten von entzündeten Schwellungen aus TV 83.

123 Es ist nicht ganz klar, wie diese Dihairese zu verstehen ist. Galen erklärt den Umstand, dass bei Entzündungen Flüssigkeiten mal auftreten und mal nicht, damit, dass der betroffene Körperteil entweder durchlässig oder dicht ist (DS, S. 30.8–19). Von der Beschaffenheit bzw. Substanz der Schwellung ist bei ihm dagegen nicht die Rede. Da in SA 10.11 allerdings eine ähnliche Abweichung vom galenischen Original vorliegt, könnte es sich hier um eine Neuinterpretation der Iatrosophisten zu handeln.

*tio unam vocem habentes apud semet ipsos, discordantes alterutrum*; vgl. auch Iohannis Alexandrini commentaria in librum De sectis, S. 16, 2ra39f.

– TV 6:
Galen benutzt ἔνδειξις im Sinne von Anzeige des Körpers bzw. Anzeige der Körpersymptome, die zunächst die Krankheitsursachen im Inneren erkennen und dann auf die Therapie schließen lässt; vgl. DS, S. 7.19–21: κατὰ τὸ σῶμα συμπτώμασιν ἔνδειξις … τῆς αἰτίας γίγνεται τοῖς δογματικοῖς, ἐξ ἧς τὴν θεραπείαν εὑρίσκουσιν. Da diese Zeichen aber nicht immer eindeutig, bisweilen auch gar nicht vorhanden sind, muss der Arzt wissen, wonach er sucht. Er muss nach Galen die Natur der Sache (DS, S. 7.14f.; 8.19: ὑπὸ τῆς φύσεως αὐτοῦ τοῦ πράγματος) kennen, was ihn dann im speziellen Fall in die Lage versetzt, die richtigen Zeichen ausfindig zu machen. Daraus ergibt sich in der Praxis, dass besagte Zeichen einerseits die Ursache für die Krankheit angeben, andererseits aber unter Umständen erst das Wissen um die Ursache die richtigen Zeichen und damit die richtige Behandlung erkennen lässt (vgl. DS, S. 7.23–9.3). Der Dogmatiker versucht also von Anfang eine – in zwei Richtungen verlaufende – Verbindung zwischen Symptom und innerer Ursache herzustellen; siehe F. Kudlien, 'Endeixis' as a Scientific Term: A) Galen's Usage of the Word (in Medicine and Logic), in: Galen's Method of Healing, S. 103–111, und Ph. van der Eijk, Therapeutics, in: The Cambridge Companion to Galen, S. 292–294. Für ἔνδειξις wurde die etwas umständliche Formulierung „Prinzip der Anzeige" gewählt, da es kaum möglich scheint, diese komplexe Vorstellung in einem Wort prägnant wiederzugeben. „Indikation" kommt als Wiedergabe nicht in Frage, da sie als „allgemein anerkannter Grund für eine bestimmte Therapie oder Maßnahme" definiert wird (zitiert nach Springer Lexikon Medizin, hrsg. v. P. Reuter, Berlin u.a. 2004, S. 1024a). Sie bezeichnet demnach ein anderes Konzept. In beiden Fällen geht es zwar um die Therapie. Die Indikation setzt allerdings die Kenntnis der Krankheitsursache voraus und weist nicht wie die ἔνδειξις erst auf diese hin.

– TV 14:
Diese Dihairese stellt eine Systematisierung der Empirikerlehre aus DS, S. 2.12–4.6, dar. In *De sectis* gelten τὸ φυσικόν, τὸ τυχικόν, τὸ περιπτωτικόν, τὸ αὐτοσχέδιον und τὸ μιμητικόν als εἶδος (DS, S. 2.24f.; 3.1f.; 3.4f.). Allerdings ist Galen nicht ganz konsistent in seiner Einteilung, da er τὸ μιμητικόν als dritte Art bezeichnet (DS, S. 3.4f.: τρίτον … εἶδος), was impliziert, dass er das zuvor genannte τὸ περιπτωτικόν als Oberbegriff für τὸ φυσικόν und τὸ τυχικόν ansieht. Daher haben die Iatrosophisten mit dem γένος eine zweite Kategorie eingeführt, die der εἶδος-Zählung Galens folgt, wohingegen ihre eigene εἶδος-Zählung mit τὸ φυσικόν anfängt. Außerdem haben sie die Übertragung auf Ähnliches, das von Galen nicht als εἶδος τῆς ἐμπειρίας, sondern als Mittel zur Auffindung von Medikamenten (DS, S. 3.24f.: ὄργανόν τι βοηθημάτων εὑρετικόν) aufgeführt wird, mit in ihre Liste übernommen, wobei sie die drei Beispiele für die Übertragung auf Ähnliches wiederum jeweils als εἶδος betrachtet haben.

– TV 17:
Wie in SA 3.1 geht es hier um die Unterteilung der Ursachen (τῶν αἰτίων; *al-asbāb*). Diese Dihairese nimmt Bezug auf Galens Bemerkung, dass der Dogmatiker die Kräfte aller Ursachen kennen muss (DS, S. 4.20: τῶν αἰτίων ... τὰς δυνάμεις). Näher am galenischen Original ist daher eine Dihairese aus der *De-sectis*-Vorlesung, die sich in Ibn Hindūs *Schlüssel zur Medizin* erhalten hat und die ihren Ausgang in den Kräften der Ursachen (*quwā l-asbābi*) nimmt; siehe Ibn Hindu, S. 609.15f.

– TV 25:
Diese Diahirese basiert auf DS, S. 6.12–25. Der Begriff σύστοιχα wird dort nicht verwendet, gleichwohl kommt er schon bei Galen in dieser Bedeutung vor; siehe zum Beispiel De crisibus II.12; III.4: IX, S. 690.17; 723.18 Kühn. Für die Iatrosophisten spielte er allerdings eine ungleich wichtigere Rolle; siehe hierzu Stephani philosophi In Hippocratis Prognosticum commentaria III, S. 325b *s.v.*, Stephani Atheniensis In Hippocratis Aphorismos commentaria V–VI, S. 376b *s.v.*, und zusammenfassend Ieraci Bio, Disiecta Membra, S. 21f.

– TV 35:
Bei diesen Faktoren handelt es sich um die Begleitumstände (σύστοιχα), die im Kontext der Entleerung von den Iatrosophisten des Öfteren thematisiert wurden; siehe hierzu Stephani Atheniensis In Hippocratis Aphorismos commentaria I–II, S. 52.30–32; 54.11–21; 58.19f.; 68.5–7 usw. Sie begegneten uns in dieser Form zum Teil schon in TV 25; siehe hierzu auch Agnellus of Ravenna, S. 66.22–24, und Iohannis Alexandrini commentaria in librum De sectis, S. 40, 3vb44–46.

– TV 74:
Diese Unterteilung schließt an den Begriff στοιχειωλογία aus TV 73 an, da sich die beiden Adjektive πρῶτα und γενικά wohl auf Elemente (στοιχεῖα) beziehen. Man vergleiche hierzu die folgende Dihairese des Stephanus: τῶν γὰρ στοιχείων τὸ μὲν θερμόν, τὸ δὲ ψυχρόν, τὸ δὲ ξηρόν, τὸ δὲ ὑγρόν; zitiert nach Stephanus the Philosopher, S. 40.15f. Schon Galen bezeichnete die Qualitäten als Elemente; siehe Galeni De elementis ex Hippocratis sententia, ed. Ph. De lacy (CMG V.1.2), Berlin 1996, S. 195.

# 5. Die *Summaria Alexandrinorum* zu *De sectis*

## 5.1 Die Textzeugen

Im Folgenden wird die erste deutsche Übersetzung der *Summaria Alexandrinorum* zu *De sectis* präsentiert. Sie basiert auf der kürzlich erschienenen Ausgabe von John Walbridge, die im Großen und Ganzen als verlässlich gelten kann.[1] Der Herausgeber hat sechs Kodizes verwendet, die er in drei Familien aufgeteilt hat:

- Kodex Fatih 3538 (F) und Kodex Aya Sofya 3588 (S), die beide auf eine gemeinsame Vorlage zurückgehen,
- Kodex Manisa, Kitapsaray 1759 (M) und Kodex Aya Sofya 3609 (A), die beide auf eine gemeinsame Vorlage zurückgehen, und
- Kodex London, BL Add. 23407 (D) und Kodex Istanbul, Yeni Cami 1179 (Y).[2]

Ich selbst bin bei meinen eigenen Kollationen allerdings zu dem Schluss gekommen, dass nur die beiden zuerst genannten Familien für die Erstellung des Textes wichtig sind, während der sehr späte Kodex D – Handschrift Y lag mir nicht vor – wertlos ist.[3] Er enthält nämlich nicht nur viele Fehler und Lücken,

1 Siehe die Edition in The Alexandrian Epitomes sowie meine Rezension in Studia graecoarabica 6, 2016, S. 308–315. Es sei angemerkt, dass der textkritische Apparat dieser Edition nicht alle Varianten angibt und zum Teil auch fehlerhaft ist.

2 Es sind allerdings noch weitere Manuskripte bekannt; siehe Sezgin, Geschichte, S. 146, Ullmann, Medizin, S. 66, und The Alexandrian Epitomes, S. LIV–LXIII. Eine Durchsicht des Mikrofilms erbrachte, dass der Kodex Laurentianus Orientalis 193, kopiert im Jahre 1238, entgegen den Angaben im Katalog von Stefano Euodio Assemani, Bibliothecae Mediceae Laurentianae et Palatinae Codicum Mss. Orientalium Catalogus [...], Florentiae, Ex Typographio Albiziniano, 1742, S. 361, Nr. 235, nicht die *Summaria-Alexandrinorum*-Fassung zu *De sectis*, sondern nur eine arabische Übersetzung von Galens Traktat *De simplicium medicamentorum temperamentis et facultatibus* enthält: fol. 1–19v (Buch I; akephal), fol. 19v–39r (Buch II), fol. 40v–59v (Buch III), fol. 59v–78r (Buch IV), fol. 78r–100v (Buch V), fol. 100r–124r (Buch VI), fol. 124r–144r (Buch VII), fol. 145v–163r (Buch VIII), fol. 164v–185r (Buch IX), fol. 185r–202v (Buch X), fol. 202v–219v (Buch XI). Diese Angaben beruhen auf den Vermerken in der Handschrift „Beginn des ... Buches“ und „beendet ist das ... Buch“.

3 Der Kodex London, British Library Add. 23407 wird auf das 17. Jh. datiert; siehe hierzu W. Cureton, Catalogus codicum manuscriptorum orientalium qui in Museo Britannico asservantur, Bd. 2.3: Supplementum quatuor auctum appendicibus, cui accedunt addenda et corrigenda, necnon index triplex, in universum catalogum MSS. Arabicorum, London 1871, S. 629f., Nr. CCCCXLIV, und S. K. Hamarneh, Catalogue of Arabic Manuscripts on Medicine and Pharmacy at the British Library (History of Arabic Medicine and Pharmacy I.3), Kairo 1975, S. 19–21.

sondern ist auch das Ergebnis eines Kontaminationsprozesses, da er sowohl Bindefehler mit der Vorlage von M und A als auch jeweils mit den Kodizes F und S aufweist. Er kann keine einzige gute Lesart oder Konjektur zum Text beisteuern.

Walbridge weist richtigerweise darauf hin, dass die einzelnen Familien bzw. ihre einzelnen Vertreter kontaminiert sind, was eine Edition des Textes naturgemäß erschwert. Diese Kontamination kann durch die Benutzung von mehreren Vorlagen oder durch die Tradierung von Varianten, die schon zum Archetyp der Manuskriptüberlieferung gehörten, bedingt sein. Im Falle der *Summaria Alexandrinorum* zu *De sectis* müssen wir mit beiden Möglichkeiten rechnen. Tendenziell gibt Walbridge der Famile FS den Vorrang, was als Verfahren zu begrüßen ist, da die gemeinsame Vorlage von M und A inhaltlich und sprachlich überarbeitet wurde. Gleichwohl lässt sich der von ihm edierte Text in mehreren Passagen durch die Benutzung weiterer Zeugen noch verbessern:

1. Hierzu gehören natürlich die *Tabulae Vindobonenses*, die große Gemeinsamkeiten mit den *Summaria Alexandrinorum* aufweisen und somit Aufschluss über den griechischen Textbestand ihrer Vorlage geben können.

2. Des Weiteren muss hier die hebräische Übersetzung der *Summaria Alexandrinorum* genannt werden, die der ansonsten unbekannte Gelehrte Simson ben Salomo im Jahre 1322 erstellt hat.[4] Es sind derzeit vier Handschriften dieser Wiedergabe bekannt, von denen allerdings einzig der Kodex Vindobonensis Hebr. 29 (15. Jh.) den Abschnitt zu *De sectis* enthält.[5] Dass die hebräische Version auf der uns vorliegenden arabischen Fassung beruht, geht bereits aus dem *Incipit* hervor, in dem wie in den arabischen Kodizes M und A Ḥunayn ibn Isḥāq als Übersetzer genannt wird:

קבוצי ספר גאלינוס מכתות הרפואה לאלכסנדריים העתקת חנין בן יצחק

Zusammenfassung der Alexandriner von Galens Buch *Über die medizinischen Schulen*, übersetzt von Ḥunayn ibn Isḥāq

Für eine Edition des arabischen Textes der *Summaria Alexandrinorum* eignet sich diese Übersetzung vor allem aus zwei Gründen. Zum einen ist sie sehr wörtlich ausgefallen. Zu großen Teilen wurde sogar der Satzbau des Arabischen geradezu sklavisch nachgeahmt: Im Falle einer Synonymenhäufung hat der Übersetzer immer nach Entsprechungen gesucht; Konstruktionen wie *mā kāna*, Partikel wie *qad* oder *innamā* und selbst Präpositionen, die durch die Rektion der Verben bedingt sind, wurden von ihm oftmals übernommen. Aufgrund dieser Eigenheiten war es möglich, eine ziemlich genaue Vorstellung von der arabischen Vorlage zu erhalten. Zum anderen beruht sie zwar, wie gesagt, auf derselben *Summaria-Alexan-*

---

4 Siehe hierzu Lieber, Galen in Hebrew, S. 169–171, 182f., und The Alexandrian Summaries, S. 86.

5 Siehe A. Z. Schwarz, Die hebräischen Handschriften der Nationalbibliothek in Wien (Museion. Abh. 2), Wien, Prag, Leipzig 1925, S. 187–191, Nr. 174, sowie Ullmann, Medizin, S. 67; 343. Ich danke O. Lewis dafür, dass sie mir die hebräische Fassung übersetzt hat.

*drinorum*-Fassung wie die arabischen Handschriften, gehört aber einem anderen Überlieferungszweig an, was sich zunächst einmal darin manifestiert, dass sie nicht in Kapitel eingeteilt ist. Dies dürfte weniger auf einem Fehler oder auf Nachlässigkeit des Übersetzers beruhen, vielmehr findet hier die schon oben S. 90 diskutierte Bemerkung aus einer Marginalie der MA-Überlieferung ihre Bestätigung, dass viele Abschriften keine Kapitelüberschriften enthalten. Darüber hinaus enthält die hebräische Version mehrere von den arabischen Manuskripten abweichende Lesarten, von denen einige als original zu bewerten sind (vgl. SA 1.5; 2.5; 3.22; 3.28; 3.43).

3. Kodex Fatih 3538 ist in Bezug auf die Summariaversion zu *De sectis* das Ergebnis einer zahlreichen sprachlichen Texteingriffen ausgesetzten Abschrift des Textes. Entsprechend enthält er gerade in Relation zu den anderen Kodizes vergleichsweise viele Sonderlesarten. Zumindest punktuell scheint er dabei mit einer Fassung der *Summaria Alexandrinorum* überarbeitet worden zu sein, die einem anderen Überlieferungszweig als die uns erhaltenen arabischen Manuskripte angehört (vgl. zum Beispiel SA 3.5; 3.7; 3.34).

Die Stellen, an denen durch die Berücksichtigung dieser „neuen" Textzeugen in der vorliegenden Untersuchung von Walbridges Editionstext abgewichen wurde, sind in den Anmerkungen zur Übersetzung genannt. Vermerkt wurden jedoch nur solche, die Auswirkungen auf den Inhalt oder zumindest auf die Struktur des Textes haben. Methodisch wurde dabei so verfahren, dass die Lesarten aus den *Tabulae Vindobonenses* in denjenigen Fällen den Ausschlag geben, in denen Varianten innerhalb der arabischen bzw. hebräischen Textzeugen vorliegen (vgl. zum Beispiel SA 3.7; 3.14; 3.34). Die hebräische Übersetzung konnte wiederum aufgrund der Tatsache, dass sie Zeuge einer unabhängigen arabischen Überlieferung ist, als Schiedsrichter fungieren, wenn die beiden Überlieferungsstränge FS und MA nicht übereinstimmen (vgl. zum Beispiel SA 2.1; 2.6; 3.15). Mitunter bestätigt sie auch gute Lesarten, die sich nur in Kodex F finden (vgl. zum Beispiel SA 2.9; 3.5). Es sei außerdem angemerkt, dass die zehn Kapitelüberschriften zwar als Zusatz angesehen (s. S. 90), der Übersichtlichkeit halber aber dennoch mitübersetzt werden. Sofern die Dihairesen eine kompliziertere Struktur aufweisen, wurden sie durchnummeriert.

Wie bei den *Tabulae Vindobonenses* wurde auch hier davon Abstand genommen, auf den Inhalt der Dihairesen einzugehen. (Einzelne Hinweise lassen sich den Erläuterungen zu den Parallelen in den *Tabulae Vindobonenses* entnehmen; s. Kap. 4.3.) In den Anmerkungen kommen in erster Linie Fehler sowie problematische bzw. potentiell missverständliche Formulierungen des Übersetzers zur Sprache. In mehreren Fällen konnten Ausdrücke durch einen Vergleich mit den entsprechenden Passagen aus Ḥunayn ibn Isḥāqs arabischer Übersetzung von Galens *De sectis* erklärt werden. Es ist offensichtlich, dass eine der beiden Versionen bei der Erstellung der anderen benutzt wurde. Wahrscheinlich waren die Urheber der arabischen Fassung von *De sectis* und der *Summaria Alexandrinorum* zu dieser Schrift entweder dieselbe Person oder gehörten zumindest demselben Übersetzerkreis an (vgl. auch S. 92).

## 5.2 Übersetzung

Die Zusammenfassung der Alexandriner von Galens Buch *De sectis* in Form einer kommentierten B(egriffsb)estimmung[6]

0.1 (= TV 1) Einige Menschen teilten die Medizin in zwei, andere in fünf Teile ein.

0.1.1 Diejenigen, die sie in zwei Teile einteilten, sagten, dass zu ihr die Theorie[7] und die Praxis gehören.

0.1.1.1 Die Theorie wird in drei Teile eingeteilt. Ein Teil ist die Theorie von den Naturen, der zweite die Theorie von den Ursachen, der dritte die Theorie von den Zeichen und Merkmalen.[8]

0.1.1.1.1 Die Theorie von den Naturen umfasst sechs Aspekte. Der erste ist die Theorie von[9] den Elementen, der zweite die Theorie von den Mischungen, der dritte die Theorie von den Säften, der vierte die Theorie von den Körperteilen, der fünfte die Theorie von den Kräften, der sechste die Theorie von den Funktionen.

0.1.1.1.2 Was die Theorie von den Ursachen betrifft, so gehört zu ihr die Theorie von den ersten Ursachen, die Theorie von den vorausgehenden Ursachen und die Theorie von den verbindenden Ursachen.[10]

0.1.1.1.3 Was die Theorie von den Zeichen und Merkmalen betrifft, so gehört zu ihr die Theorie von dem, was gegenwärtig ist – und man nennt diese Zeichen in der Hauptsache Merkmale –, und die Theorie von dem, was sein wird – und man sagt dazu (auch) Voraussicht auf das, was sein wird –, und die Theorie von dem, was vergangen ist – und man sagt zu ihr (auch) Erinnerung an das, was vergangen ist.[11]

---

6 Der Titel basiert auf den Lesarten der beiden Kodizes F und S. In The Alexandrian Epitomes, S. 7 (arab.), wird ein Mischtext aus allen Handschriften geboten. Zur Wiedergabe des Titels siehe Kap. 3.3.3.3.

7 Der Begriff *ʿilm* („Theorie“) dürfte auf θεωρητικόν basieren; siehe TV 1, und Scolii inediti, S. 76.15; vgl. auch Agnellus of Ravenna, S. 24.10: *theoreticon*; Iohannis Alexandrini commentaria in librum De sectis, S. 11, 1vb13: *speculativum*. Zur Wiedergabe von θεωρία bzw. davon abgeleiteten Begriffen mit *ʿilm* siehe Galens Traktat ‚Dass die Kräfte der Seele den Mischungen des Körpers folgen‘ in arabischer Übersetzung, hrsg. von H. H. Biesterfeldt (Abhandlungen für die Kunde des Morgenlandes 40,4), Wiesbaden 1973, S. 156, sowie F. Rosenthal, Knowledge Triumphant. The Concept of Knowlegde in Medieval Islam (Brill Classics in Islam 2), Leiden, Boston 2007, S. 199.

8 Zu Genese, Verbreitung und orientalischem Fortleben des theoretischen Teiles der Medizin siehe Palmieri, La théorie.

9 Zur Bedeutung von *amr* an dieser und den folgenden Stellen in den *Summaria Alexandrinorum* siehe A Greek and Arabic Lexicon, vol. 1, S. 390–392.

10 Gemeint sind αἴτιον προκαταρκτικόν, αἴτιον προηγούμενον und αἴτιον συνεκτικόν; siehe R. Hankinson, Cause and Explanation in Ancient Greek Thought, Oxford 1998, S. 376–379.

11 *wa-maḍā* („und vorbei ist“) *post salafa* („was vergangen ist“) *habent* M A, Walbridge: *om.* S, hebr. Ü., *nos*. Kodex F hat den Ausdruck *bi-mā qad salafa wa-maḍā* ausgelassen.

0.1.1.2 Was die Praxis betrifft, so wird sie in zwei Teile geteilt. Der eine ist die Bewahrung der Gesundheit, der andere die Herbeiführung der Gesundheit.

0.1.1.2.1 Die Bewahrung der Gesundheit wird in drei Teile geteilt. Ein Teil ist die Bewahrung schlechthin, ein anderer die Prophylaxe, der dritte die Ernährung und die Erholung[12] durch die Regelung der Lebensweise. Zu dieser Regelung der Lebensweise gehört die Regelung der Lebensweise von Körpern alter Leute, die Regelung der Lebensweise von Körpern der Kinder und die Regelung der Lebensweise von Körpern, die sich von Krankheiten wieder erholen.

0.1.1.2.2 Was die Herbeiführung der Gesundheit betrifft, so gehört zu ihr das, was durch die Regelung der Lebensweise, was durch die Chirurgie und was durch die Anwendung von Heilmitteln erreicht wird. Zur Chirurgie gehört (zum einen) das, was das Fleisch betrifft, wie das Aufschneiden, das Zusammennähen, das Schneiden,[13] das Brennen, (zum anderen) das, was die Knochen betrifft, wie das Richten eines gebrochenen Knochens und das Einrenken eines ausgerenkten Knochens.[14]

0.1.2 Was diejenigen betrifft, die die Medizin in fünf Teile einteilten, so sagten sie, dass ihre Teile die Theorie von den natürlichen Dingen – dies sind die sechs (Aspekte), die wir schon genannt haben –, und die Theorie von den Ursachen – dies sind die drei (Aspekte), die vorher genannt wurden – und die Theorie von den Zeichen – dies sind die drei (Aspekte), die wir vorher genannt haben – sowie die Bewahrung der Gesundheit und die Herbeiführung der Gesundheit sind.

0.1.2.1 Sie sagten, dass die Bewahrung der Gesundheit in drei Teile eingeteilt wird. Einer ist der Teil, der die gesunde Mischung so bewahrt, wie sie ist – er wird Bewahrung der Gesundheit schlechthin genannt –, ein anderer ist der Teil, der die Ursachen beseitigt, durch die das Auftreten von Krankheiten zu erwarten steht, solange der Körper gesund ist – und er wird Prophylaxe genannt –, und der dritte ist die Ernährung und die Erholung durch die Regelung der Lebensweise. Die (verschiedenen) Arten der Regelung der Lebensweise sind die drei, die wir schon genannt haben.

0.1.2.2 Was die Herbeiführung der Gesundheit betrifft, so sagten sie, dass sie auch in drei Teile eingeteilt wird. Einer ist die Regelung der Lebensweise durch Speise, Trank, Bewegung, Ruhe, wovon das eine die Seele, das andere den Körper betrifft, sowie durch Schlaf und Wachen, ein anderer ist die Chirurgie, von

12 Der Übersetzer gibt in seiner Vorlage anzunehmendes ἀναληπτικόν mit „Ernährung und Erholung" (*al-taġḏiya wa-l-inʿāš*) wieder. Möglicherweise wusste er, dass für Galen die Erholung mit Ernährung einherging; siehe zum Beispiel Galeni De constitutione artis medicae ad Patrophilum, ed. S. Fortuna (CMG V.1.3), Berlin 1997, S. 126.4–8.

13 Es ist unklar, auf welche griechischen Wörter *baṭṭ* („Aufschneiden") und *qaṭʿ* („Schneiden") zurückgehen, da beide Begriffe üblicherweise nicht nur zur Wiedergabe von τέμνω und seinen Ableitungen wie τομή, sondern oftmals sogar synonym verwendet werden; siehe Ullmann, Wörterbuch, S. 808a; S. 876a; Ullmann, Wörterbuch, Suppl., vol. 2, S. 765a; 910a, und A Greek and Arabic Lexicon, fasc. 10, S. 286–288.

14 Die Dihairese scheint unvollständig zu sein, da die weiteren Unterteilungen der Regelung der Lebensweise und der Anwendung von Heilmitteln hier nicht zur Sprache kommen. Sie werden erst unter SA 0.1.2.2 genannt.

der es drei Arten gibt, die wir schon vorher genannt hatten, und der dritte (Teil) ist die Anwendung von Heilmitteln, von denen die einen verändern, die anderen reinigen.

0.2 (= TV 2) Es gibt drei medizinische Richtungen.

Eine Richtung sind die Empiriker. Ihre Anhänger wenden nur die Erfahrung an.

Eine andere Richtung sind die Rationalisten. Ihre Anhänger wenden die Erfahrung und den logischen Schluss gleichermaßen an.

Eine dritte Richtung sind die Methodiker. Ihre Anhänger wenden weder die Erfahrung noch den logischen Schluss an.

0.3 (= TV 3) Diejenigen, die das Beweisverfahren der Empiriker ausübten, waren Akron von Agrigent, Philinus von Kos, Serapion von Alexandria, Sextus und Apollonius.

Diejenigen, die das Beweisverfahren der Rationalisten ausübten, waren Hippokrates, Diokles, Praxagoras, Philotimus, Erasistratus und Asklepiades.

Diejenigen, die das Beweisverfahren der Methodiker ausübten, waren Themison von Laodizea, Thessalus, Menemachus, Mnaseas, Soranus.[15]

[Erklärung des ersten Kapitels des galenischen Buches De sectis]

1.1 (= TV –) Soran definierte die Medizin so: Medizin ist die Kenntnis von Dingen, die die Gesundheit betreffen, und von den Dingen, die die Krankheit betreffen.[16]

15 Die Kodizes M und A lesen „Menendus, Menemachus, Soranus, Mnesitheus, Mnaseas" statt „Menemachus, Mnaseas, Soranus", fügen also mit Mnesitheus und Menendus noch zwei weitere Personen hinzu. Während ersterer ein Dogmatiker war – siehe hierzu zum Beispiel die Liste in der pseudogalenischen Schrift *Introductio sive Medicus* (siehe Galien, Le médecin, S. 9.13) –, wird letzterer in der Vorlesung des Palladius über *De sectis* tatsächlich zu den Methodikern gerechnet (siehe Scolii inediti, S. 77.4; Walbridges Auflösung von مناتاذاس durch Menodotus [siehe The Alexandrian Epitomes, S. 10 Anm. 21] ist vom Schriftbild her zwar auch möglich, aber wenig wahrscheinlich, weil dieser ein Empiriker war). Da die beiden Ärzte weder in der hebräischen Übersetzung der *Summaria Alexandrinorum* noch in TV 3 zu finden sind, scheinen sie über eine andere Quelle in den Text dieser beiden Kodizes gelangt zu sein.

16 *wa-l-umūri llatī laysat bi-ṣiḥḥiyyatin wa-lā maraḍiyyatin* („und von den Dingen, die weder Gesundheit noch Krankheit betreffen") *post wa-l-umūri l-maraḍiyyati* („und von den Dingen, die die Krankheit betreffen") *habent* M A, Walbridge: *om.* S F, hebr. Ü, *nos*. Überliefert sind uns also zwei Fassungen dieser Definition. Eine kürzere in S, F und der hebräischen Übersetzung – wobei F *al-umūri l-maraḍiyyati* („und von Dingen, die die Krankheit betreffen") ausgelassen hat –, und eine längere in M und A. Die erste Fassung scheint die originale zu sein. Zum einen ist die längere Fassung von M und A im Kern mit der Definition des Herophilus in SA 1.2 identisch. Zum anderen entspricht die kürzere inhaltlich dem ὁ παλαιὸς λόγος aus DS, S. 1.7f.: τὴν ἰατρικὴν ἐπιστήμην ὑγιεινῶν καὶ νοσερῶν. Offenbar

1.2 (= TV –) Herophilus sagte: Medizin ist die Kenntnis von den Dingen, die die Gesundheit betreffen – das heißt von den gesunden Körpern und von den Ursachen, die die Gesundheit bewahren und bewirken, und von den Zeichen, die auf Gesundheit hinweisen –, und von den Dingen, die die Krankheit betreffen – das heißt von den kranken Körpern und von den Ursachen, die die Krankheit bewirken, und von den Zeichen, die auf die Krankheit hinweisen –, und von den Dingen, die weder die Gesundheit noch die Krankheit betreffen – das heißt vom Körper, der in diesem Zustand ist, und von der Ursache, die dies bewirkt, und von den Zeichen, die darauf hinweisen.[17]

1.3 (= TV 5) Von den Ursachen gibt es zwei Arten, von denen die eine die Gesundheit, die andere die Krankheit betrifft.

Von der (Art), die die Gesundheit betrifft, gibt es (ebenfalls) zwei Arten, von denen die eine die vorhandene Gesundheit bewahrt, die andere (dagegen) die Gesundheit wieder zurückbringt und herbeiführt, nachdem sie ruiniert worden war.

Von der (Art), die die Krankheit betrifft, gibt es auch zwei Arten, von der die eine die vorhandene Krankheit bewahrt, die andere (dagegen) eine Krankheit herbeiführt, die (vorher) nicht da war.

1.4 (= TV 4) Was von den Ursachen der Gesundheit die vorhandene Gesundheit bewahrt, wird Lebensweise der Gesunden genannt. Sie besteht aus Essen, Getränk, Maßhalten bei körperlichen Übungen und aus Baden.

Was von den Ursachen (dagegen) die nicht vorhandene Gesundheit bewirkt, wird Behandlung genannt. Einige dieser Ursachen entleeren aus dem Körper, was der Entleerung bedarf, wie zum Beispiel der Aderlass und das Abführen durch ein (entsprechendes) Mittel, andere verändern den Zustand von dem, was der Veränderung bedarf, und zwar entweder von außen wie zum Beispiel der Verband oder von innen wie zum Beispiel das Trinken von kaltem Wasser.

1.5 (= TV 6) Alle Ärzte stimmen über die Vollendung des Zieles der Medizin überein und sind sich darin einig, da sie alle in der Regel nur einen gesunden Körper zu erreichen versuchen. Allerdings sind sie unterschiedlicher Meinung darüber, wie man die Dinge herausfindet, durch die man Gesundheit erlangt, und wie man sie gewinnt.

Denn die Empiriker behaupten, dass diese Dinge allein durch die Erfahrung herausgefunden werden.

---

ist es den Iatrosophisten gelungen, den Verfasser des „alten Wortes" ausfindig zu machen. In den erhaltenen Werken des Soranus findet sich die Definition allerdings nicht; vgl. hierzu A. E. Hanson, M. H. Green, Soranus of Ephesus: Methodicorum Princeps, in: Aufstieg und Niedergang der Römischen Welt II 37.2, 1994, S. 1025f.

17 Hierbei handelt es sich um die auch anderweitig gut bezeugte Definition des Herophilus, die in dieser elaborierten Form aber wohl eine späte Entwicklung darstellt; s. Herophilus. The Art of Medicine in Early Alexandria, by H. von Staden, Cambridge u.a. 1989, S. 89–114, bes. S. 104–108.

Die Rationalisten behaupten, dass sie nicht allein durch die Erfahrung herausgefunden werden, sondern durch Erfahrung in Verbindung mit dem logischen Schluss, durch den man Aufschluss erhält.

Was (schließlich) die Methodiker betrifft, so suchen sie nach der Ablehnung der Erfahrung und der Anwendung des logischen Schlusses in der Rede.[18] Was die Praxis betrifft, so sind sie in ihr von allen beiden (Aspekten) weit entfernt.[19]

1.6 (= TV 9) Jede der beiden ersten Richtungen wird mit einem anderen Namen bezeichnet.

Die Richtung der Empiriker ist diejenige, die die Dinge, mit deren Hilfe die Gesundheit erworben wird, allein durch die Erfahrung herausfindet. Sie wird daher erprobend, beobachtend[20] und sich erinnernd genannt.

Die Richtung der Rationalisten, die die Schlussfolgerung[21] anwendet, wird rationalistisch, dogmatisch und von den sinnlich wahrnehmbaren zu den (nur) intellektuell erfassbaren Dingen aufsteigend[22] (= analogistisch) genannt.

1.7 (= TV 8) Die Anhänger von jeder dieser beiden Gruppen werden mit Namen bezeichnet, die von den Namen ihrer Gruppen abgeleitet sind.

Was die Empiriker betrifft, so werden sie die Erprobenden, die Beobachtenden und die sich Erinnernden genannt.

Was die Rationalisten betrifft, so werden sie Rationalisten, Dogmatiker und von der sinnlich wahrnehmbaren zu der (nur) intellektuell erfassbaren Sache Aufsteigende (= Analogisten) genannt.

---

18 Wahrscheinlich bezieht sich dieser Teil der Dihairese auf DS, S. 12.12–14, wo es heißt, dass sich die Methodiker in der Theorie (λόγος) – wie auch in der Praxis – in vielen Punkten von den beiden anderen Gruppen unterscheiden. Die unpassende Setzung des *kalām* („Rede") dürfte sich dadurch erklären, dass das Wort auch in der arabischen Übersetzung der gerade genannten Passage λόγος wiedergibt; vgl. DS, S.12.12 = Kitāb Ǧālīnūs, S. 44.5.

19 *yuʿīdūna* („sie wiederholen; sie stellen wieder her") F S M A, Walbridge: *yabʿudūna* („sie sind entfernt") hebr. Ü., *nos*. So ergibt sich eine Aussage, die SA 0.2 entspricht: Die Methodiker „wenden weder die Erfahrung noch den logischen Schluss an". Man vergleiche auch die Methodikerbeschreibung aus der *De-sectis*-Vorlesung, die sich in Ibn Hindūs *Schlüssel zur Medizin* erhalten hat: „Sie behaupten, dass sie die Erfahrung und den logischen Schluss zusammen anwenden, aber sie sind davon weit entfernt" (وهم يزعمون أنهم يستعملون التجربة والقياس جميعاً وما بينهم وبينها أبعد البعد); zitiert nach Ibn Hindu, S. 606.1f.

20 Das Verb *ḥafiẓa* bedeutet in der Regel „bewahren, behüten, beschützen", vereinzelt aber auch „beobachten". Der Übersetzer hat es vermutlich verwendet, weil das an dieser Stelle zugrundliegende Adjektiv τηρητικός (vgl. TV 9) dasselbe Bedeutungsspektrum hat.

21 Zur Wiedergabe von ἔνδειξις durch *istidlāl* („Schlussfolgerung, logischer Schluss") siehe I. Cassells, A Brief Note on Arabic Equivalents to Galen's ‘Ἔνδειξις’, in: Galen's Method of Healing, S. 115f.

22 Durch diese Wiedergabe für ἀναλογιστικὴ (αἵρεσις) gibt der Übersetzer exakt die Bedeutungsebene des Analogismos aus *De sectis* wieder, wo es heißt, dass die Dogmatiker aus sichtbaren Dingen am Körper wie Symptomen auf nicht sichtbare Aspekte wie Ursachen schließen (DS, S. 11.16–19). Vielleicht kannte der Übersetzer aber auch eine Definition des Analogismos, wie sie in den *Definitiones medicae* 18 (XIX, S. 353.17–354.1 Kühn) vorliegt: λόγος ἀπὸ φαινομένου ὁρμώμενος καὶ ἀδήλου κατάληψιν ποιούμενος.

1.8 (= TV 7) Bei abgeleiteten Namen[23] sind drei Dinge erforderlich.

Zum einen hat der abgeleitete Name etwas mit dem Namen gemeinsam, von dem er abgeleitet ist.

Zum anderen hat seine Bedeutung etwas mit der Bedeutung von diesem gemeinsam.

Drittens unterscheidet sich die letzte Silbe des abgeleiteten Namens von der letzten Silbe des Namens, von dem es abgeleitet wurde.

[Erklärung des zweiten Kapitels des galenischen Buches De sectis]

2.1 (= TV 10) Es gibt fünf Teile der Erfahrung:

Ein Teil ist der natürliche wie zum Beispiel das Nasenbluten, der Schweiß, der Durchfall, das Erbrechen.

Der zweite Teil ist der akzidentelle wie zum Beispiel das Trinken von kaltem Wasser, von Wein oder von etwas anderem dieser Art.

Der dritte Teil ist der absichtliche,[24] dessen Existenz und Bestand entweder auf einem Traum oder auf einer Prophezeiung oder auf einem Vorzeichen beruht.[25]

Der vierte Teil ist die Nachahmung. Sie besteht darin, dass der Arzt entweder durch die Natur oder durch Zufall oder mit Absicht[26] nachahmt.

Der fünfte Teil ist die Übertragung einer Sache auf eine andere, die ihr ähnelt, entweder von einem Körperteil auf ein (anderes) Körperteil wie zum Beispiel die

23 Da diese Dihairese – anders als TV 7 – nach der Diskussion der Bezeichnungen der drei Medizinrichtungen erfolgt, hat der Übersetzer τὸ παρώνυμον auf den Begriff des Namens, auf den er sich in diesem Zusammenhang faktisch auch bezieht, eingeengt.

24 Die Übersetzung *irādī* („absichtlich") für αὐτοσχέδιον erklärt sich dadurch, dass dieser Begriff in *De sectis* durch ἑκόντες erläutert wird (DS, S. 3.3); vgl. auch Die griechische Empirikerschule, S. 292.

25 *immā mina l-zaǧri wa-immā mina l-takahhuni* („oder auf einem Vorzeichen oder auf einer Prophezeiung") M A Walbridge [Walbridge liest allerdings *mina l-mutakahhini* statt *mina l-takahhuni*]: *immā mina l-takahhuni wa-immā mina l-zaǧri* („oder auf einer Prophezeiung oder auf einem Vorzeichen") F S, hebr. Ü., *nos*. Diese Reihenfolge der Begriffe entspricht der aus TV 10: ἢ χρησμῶν ἢ κληδόνος. Das Verb *zaǧara* bezeichnet eigentlich den Vorgang der Divination; siehe Lane, An Arabic-English Lexicon, S. 1216c: the „practising of divination", und Kazimirski, Dictionnaire Arabe-français, t. 1, S. 974b: „tirer des augures". Analog zu den umstehenden Begriffen muss hier jedoch das Ergebnis des Vorganges („Vorzeichen") gemeint sein.

26 *bi-l-ittifāqi* („durch den Zufall") S M A, hebr. Ü, Walbridge: *bi-l-ittifāqi l-irādiyyi* („durch den absichtlichen Zufall") F: *bi-l-irādati* („mit Absicht") *nos*. Der Begriff *ittifāq* dient zur Bezeichnung des περιπτωτικόν (siehe zum Beispiel SA 2.2). Nach Galens *De sectis* umfasst die Nachahmung aber neben der Natur und dem akzidentellen Zufall auch die Improvisation bzw. den absichtlichen Teil (= αὐτοσχέδιον; siehe DS, S. 3.5–7), der wie zum Beispiel in SA 2.5 mit *al-irāda* übersetzt wird. Der Fehler lässt sich durch eine Verlesung erklären. Interessanterweise bietet Kodex F die Lesart *bi-l-ittifāqi l-irādiyyi* („durch den absichtlichen Zufall"). Hier zeigt sich, dass der Fehler von einem Leser erkannt und durch Hinzufügung des Adjektivs *irādī* („absichtlich") zu beheben versucht wurde.

Übertragung vom Oberarm auf den Oberschenkel oder von einer Krankheit auf eine (andere) Krankheit wie zum Beispiel die Übertragung von der Krankheit, die als Röte[27] bekannt ist, auf die Krankheit, die als Ameise[28] bekannt ist, oder von einem Heilmittel auf ein (anderes) Heilmittel wie zum Beispiel die Übertragung von der Quitte auf die Mispel.

2.2 (= TV 11) Diese Einteilung wird bisweilen noch auf eine andere Art vorgenommen. Es heißt, dass es vier Teile der Erfahrung gibt.

Einer von ihnen ist der zufällige, der entweder durch die Natur oder durch den akzidentellen Zufall bedingt ist, ein anderer ist der absichtliche, der dritte ist der nachahmende und der vierte ist die Übertragung einer Sache auf etwas, das ihr ähnlich ist.

2.3 (= TV –) Von diesen vier Teilen, in die die Erfahrung eingeteilt ist, vertreten zwei die Stelle des Stoffes, von dem man sie (*sc.* die Erfahrung) herleitet, und diese beiden sind der natürliche und akzidentelle Zufall sowie der absichtliche Teil.

Die zwei Teile, die die Stelle des Mittels vertreten, durch die man Dinge herausfindet, mit deren Hilfe man Gesundheit erreicht, sind die Nachahmung und die Übertragung einer Sache auf etwas, das ihr ähnelt.[29]

---

27 Gemeint ist ἐρυσίπελας; siehe DS, S. 4.3, und Ullmann, Wörterbuch, Suppl. I, S. 402f. *s.v.*

28 Nach Ausweis der Lexika kann *al-namla* auch die Pustel bezeichnen. Die Übersetzung von ἕρπης mit *al-namla* ist auffällig, gleichwohl gerade im Kreis des Ḥunayn häufig belegt; s. Ullmann, Wörterbuch, Suppl. I, S. 400f. *s.v.* Ganz offensichtlich identifizierte Ḥunayn ἕρπης mit μυρμηκία: In der arabischen Übersetzung von *De sectis* wird ἕρπης von ihm mit „Pustel, die als Ameise bekannt ist" übersetzt; s. Kitāb Ǧālīnūs, S. 20.9: *al-baṯru l-maʿrūfatu bi-l-namlati.* Denselben Ausdruck hat er anderenorts für die Wiedergabe von μυρμηκία gewählt; siehe Lexicon Syriacum, S. 1042.10f. μυρμηκία ist eine Warze, die vor allem im Bereich der Finger auftritt und die ein Gefühl hervorruft, dass dem von Ameisenbissen gleicht; siehe Paulus Aegineta, libri V–VII, ed. J. L. Heiberg (CMG IX.2), Leipzig, Berlin 1924, S. 128.24–27, und K.-D. Fischer, Ameisenkapriolen. Zu den griechischen Pulsbezeichnungen bei Isid. Orig. 11,1,120, in: Rheinisches Museum 158, 2015, S. 58f.

29 Die Iatrosophisten übertrugen die vier aristotelischen Ursachen in modizierter Form auf die Medizin und identifizierten dabei den Patientenkörper mit der Stoffursache (s. Scolii inediti, S. 78.9: ὑλικὸν δὲ τὰ ἀνθρώπινα σώματα; Agnellus of Ravenna, S. 42.12f.: *materialem corpora hominum*; Iohannis Alexandrini commentaria in librum De sectis, S. 21, 2va1f.: *materiale habet ipsa corpora hominum*). Gemäß SA 2.9 ist Stoff hier aber wohl so zu verstehen, dass die Ärzte entweder durch die Beobachtung einer zufälligen bzw. natürlichen Körperreaktion oder durch göttliche Intervention (Traum usw.) ihre Erfahrung gewinnen. Die Übertragung einer Sache hat wiederum schon Galen als Mittel für das Herausfinden von Heilmitteln bezeichnet (DS, S. 3.24f.: ὄργανόν τι βοηθημάτων εὑρετικόν). Es liegt nahe, auch die Nachahmung in diesem Sinne aufzufassen. In den Vorlesungen über *De sectis* wird τὸ ὀργανικόν dagegen mit den Heilmitteln, mit medizinischen Instrumenten oder mit umstehenden Personen identifiziert; s. Scolii inediti, S. 78.10: ὀργανικὸν δὲ αὐτὰ τὰ βοηθήματα; Agnellus of Ravenna, S. 42.13: *organicon flevotomum et smilin*; Iohannis Alexandrini commentaria in librum De sectis, S. 21, 2va2; Stephani Atheniensis In Hippocratis Aphorismos commentaria I–II, S. 48.36: τοὺς παρεόντας τὸ ὀργανικόν ἐσήμανεν.

2.4 (= TV 12) Die Übertragung einer Sache auf etwas, das ihr ähnelt, geschieht auf drei Arten:

Eine (besteht darin), dass Heilmittel von einer Krankheit auf eine (andere) Krankheit übertragen werden, die ihr ähnelt, wie zum Beispiel die kühlenden Heilmittel von dem Geschwür, das als Röte bekannt ist, auf die Krankheit übertragen werden, die als Ameise bekannt ist, weil sich diese beiden Krankheiten hinsichtlich der Wärme und der roten Farbe ähneln.

Die zweite Art (besteht darin), dass Heilmittel von einem Körperteil auf ein (anderes) Körperteil übertragen werden, das ihm ähnelt, wie zum Beispiel etwas vom Oberarm auf den Oberschenkel übertragen wird, weil jeder von diesen beiden Körperteilen dem anderen in seiner Natur und seiner Gestalt ähnelt.

Die dritte Art (besteht darin), dass die Heilung von einem Heilmittel auf ein (anderes) Heilmittel übertragen wird, wie zum Beispiel bei Durchfall anstelle der Quitte die Mispel verwendet wird, weil jedes von diesen beiden Heilmitteln dem anderen in Bezug auf das Verstopfen ähnelt.

2.5 (= TV –) Die Nachahmung geschieht ebenfalls auf dreierlei Weise: Denn der Arzt ahmt bei dem, was er macht, entweder durch die Natur oder durch ein Akzidens oder mit Absicht nach.

Seine Nachahmung durch[30] die Natur liegt zum Beispiel vor, wenn er sieht, dass ein Blutfieberkranker, wenn er Nasenbluten hat, Nutzen von seinem Nasenbluten hat, und er (dann) Aderlass bei einem anderen anwendet, der dieses Fieber hat.

Seine Nachahmung durch ein Akzidens (liegt) zum Beispiel (vor), wenn er sieht, dass es einem Blutfieberkranken von Nutzen ist, dass eine Stelle an seinem Körper aus irgendeinem Grund zufällig aufreißt und Blut herausfließt, und er (dann) bei einem anderen Patienten die Ader öffnet und das Blut zum Abfließen bringt.

Seine Nachahmung mit Absicht (liegt) zum Beispiel (vor), wenn er einen Mann im Traum sieht[31] oder ihm durch ein Vorzeichen oder aufgrund einer Prophezeiung der Gedanke kommt, sich selbst zur Ader zu lassen, und er dieser (Behandlung) zugeneigt ist, wobei er sich absichtlich zur Ader lässt und er dadurch Nutzen hat, und er (dann) bei einem anderen, der eine derartige Krankheit hat, (ebenfalls) den Aderlass anwendet.

---

30 *al-ṭabʿi* ... *al-ʿaraḍi* ... *al-irādati* („der Natur … des Akzidens … der Absicht") S M A, Walbridge: *bi-l-ṭabʿi* ... *bi-l-ʿaraḍi* ... *bi-l-irādati* („durch die Natur … durch ein Akzidens … mit Absicht") hebr. Ü., *nos*. Diese Lesart entspricht der Einleitung der Dihairese sowie der Darstellung der Nachahmung in SA 2.1. Kodex F bietet dagegen einen Mischtext: *al-ṭabʿi* … *bi-l-ʿaraḍi* … *al-irādati* („der Natur … durch ein Akzidens … der Absicht").

31 Die Iatrosophisten haben diesen Teil der Erfahrung falsch verstanden, da es nach Galen die Patienten selbst sind, die durch einen (von Gott gesandten) Traum auf die richtige Behandlung gebracht werden; siehe hierzu die ausführliche Diskussion in Die griechische Empirikerschule, S. 293.

2.6 (= TV 13) Das Erlangen von Wissen um die Dinge sowie der Kenntnis von ihnen ergibt sich auf zweifache Weise:[32] entweder durch das Sehen, – man nennt dies persönliche Beschäftigung mit der Sache –, oder durch das Hören, – man nennt dies Bericht.[33]

2.7 (= TV 15) Es gibt fünf Formen der Erfahrung, und dies sind die Teile der Erfahrung: Einer ist der natürliche (Teil), ein anderer[34] ist der zufällige, der dritte ist der absichtliche, der vierte ist der nachahmende, der fünfte ist die Übertragung einer Sache auf etwas, das ihr ähnelt.

2.8 (= TV 14) Wenn diese fünf Teile nach Gattungen unterteilt vorliegen, sind es vier: der Zufall, die Absicht, die Nachahmung, die Übertragung.

Wenn sie sie nach Arten unterteilt werden, dann sind es sieben: die natürliche (Art), die akzidentelle, die absichtliche, die nachahmende, die übertragende; und von dieser gibt es wiederum drei Arten: entweder von einer Krankheit auf eine (andere) Krankheit oder von einer Stelle (am Körper) auf eine (andere) Stelle (am Körper) oder von einem Heilmittel auf ein (anderes) Heilmittel.

2.9 (= TV –) Diese Einteilung wird noch auf eine andere Art vorgenommen. Es heißt, dass die Erfahrung auf zwei Sachen beruht. Eine ist der Stoff, von dem der Empiriker (die Erfahrung) herleitet, die andere ist die Form, die der Empiriker benutzt.

Der Stoff der Erfahrung umfasst die Dinge, die von Natur aus vorliegen, und die Dinge, die durch ein Akzidens[35] auftreten, und die Dinge, die mit Absicht getan werden. Die Veranlassung dazu (*sc.* zur Anwendung der Absicht) tritt entweder aufgrund eines Traumes oder eines Vorzeichens oder einer Prophezeiung ein.

Die Form der Erfahrung (ist) die Nachahmung und die Übertragung einer Sache auf etwas, das ihr ähnelt. Die Nachahmung besteht darin, dass der Arzt das nachahmt, was entweder von Natur aus oder durch ein Akzidens oder aus einer Absicht[36] heraus geschieht. Das, was aus einer Absicht heraus geschieht, folgt entweder einem Traum oder dem Einholen eines Zeichens oder einer Prophezeiung. Die Übertragung einer Sache auf etwas, das ihr ähnelt, geschieht entweder

---

32 *ʿinda aṣḥābi l-taǧāribi* („nach Ansicht der Empiriker“) *post ʿalā ḍarbayni* („auf zweifache Weise“) *habent* M A, Walbridge: *om.* F S, hebr. Ü., *nos.*

33 Zur Bedeutung des Verbalsubstantivs *al-mubāšara* („persönliche Beschäftigung mit der Sache“) siehe Lane, An Arabic-English Lexicon, S. 207c. Vorlage für *al-mubāšara* ist αὐτοψία, für *al-riwāya* („Bericht“) dagegen ἱστορία; vgl. TV 13.

34 *al-ṯāniyyu* („der zweite“) M A, Walbridge: *al-āḫaru* („ein anderer“) F S, hebr. Ü., *nos.*

35 Der Begriff *ittifāq* diente bisher zur Bezeichung des Zufalls (τὸ περιπτωτικόν). In diesem Fall gibt er jedoch τὸ τυχικόν wieder; vgl. auch SA 2.3.

36 *mina l-irādati ... mina l-ʿaraḍi* („aus einer Absicht … durch ein Akzidens“) S M A, Walbridge: *mina l-ʿaraḍi ... mina l-irādati* („durch ein Akzidens … aus einer Absicht“) F, hebr. Ü., *nos.* So lautet die Abfolge der beiden Begriffe in den *Summaria Alexandrinorum* üblicherweise.

von einer Krankheit auf eine (andere) Krankheit oder von einem Körperteil auf ein (anderes) Körperteil oder von einem Heilmittel auf ein (anderes) Heilmittel.

2.10 (= TV 16) Wenn man dir gegenüber hier von natürlicher Veranlagung oder Natur[37] spricht, dann musst du wissen, dass damit die Kraft gemeint ist, die den Körper eines Lebewesens leitet.[38]

Diese Bezeichnung, das heißt die natürliche Veranlagung bzw. die Natur, wird nämlich in dreierlei Weise verwendet: Zum einen als Wesen und Verfassung[39] einer jeden Sache, zweitens als Kraft, die den Körper des Lebewesens leitet, drittens als Mischung des Körpers und sein gewohnter Zustand.

[Erklärung des dritten Kapitels des galenischen Buches De sectis]

3.1 (= TV 17) Unter den Ursachen, die den Körper verändern, gibt es (zum einen) diejenigen, die den Körper unausweichlich und notwendigerweise verändern. Es sind sechs Ursachen. Eine ist die ihn umgebende Luft, die zweite Bewegung und Ruhe, die dritte sind Dinge, die man isst und trinkt, die vierte Schlaf und Wachsein, die fünfte Entleerung und Stauung, die sechste Affekte der Seele wie zum Beispiel Trauer, Sorge, Angst, Freude und Zorn.

(Zum anderen) gibt es unter den Ursachen diejenigen, deren Veränderungen nicht notwendigerweise den Körper betreffen wie zum Beispiel das Schwert, das Raubtier, der Pfeil, der Stein und das Feuer.

3.2 (= TV –) Die Mischung der Luft ist entweder in höchstem Maße ausgewogen, wie es zum Beispiel im Frühling der Fall ist. Denn die Luft ist im Frühling in Bezug auf Wärme, Kälte, Feuchtigkeit und Trockenheit ausgewogen.

Oder sie ist völlig unausgewogen, wie es zum Beispiel im Sommer oder im Winter der Fall ist. Denn im Sommer dominieren Wärme und Trockenheit die Luft, im Winter dagegen Kälte und Feuchtigkeit.

Oder die Luft ist in einigen Situationen ausgewogen, in anderen dagegen nicht, wie es zum Beispiel im Herbst der Fall ist. Denn die Luft des Herbstes ist in Bezug auf Wärme und Kälte ausgewogen, in Bezug auf Feuchtigkeit und Trockenheit (dagegen) unausgewogen, weil sie mehr zur Trockenheit tendiert. Auf

---

37 Die beiden Ausdrücke „natürliche Veranlagung oder Natur" *(ṭabʿ aw-ṭabīʿa)* stellen wohl eine Synonymenübersetzung für φύσις dar. Die Definition knüpft an Galens Bemerkung an, dass die Dogmatiker die Natur des menschlichen Körpers studieren (DS, S. 4.18f.: φύσιν ἐκμαθεῖν … τοῦ τε σώματος). Sie leitet demnach die Behandlung der Dogmatiker ein, was zur Folge hat, dass der Bearbeiter dieser *Summaria-Alexandrinorum*-Fassung, der die Abschnittseinteilung eingefügt hat (vgl. oben Kap. 3.3.3.2), das dritte Kapitel hiermit hätte beginnen lassen müssen.

38 Diese Definition wurde vermutlich aus der folgenden Unterteilung herausgezogen, weil sie sich als einzige in *De sectis* findet; siehe DS, S. 28.22f.: ἡ φύσις, ἥπερ διοικεῖ τὸ ζῷον.

39 Der Begriff *wuǧūd* dürfte hier auf πρᾶξις (TV 16) zurückgehen.

der anderen Seite ist sie aber auch in Bezug auf Wärme und Kälte unausgewogen, weil die Mischung der Luft über den ganzen Tag (gesehen) nicht gleichmäßig ist: am frühen Morgen ist sie nämlich kälter, während sie am Mittag wärmer ist.

3.3 (= TV 18) Die Mischung der Luft wird bisweilen auch auf eine andere Art eingeteilt.

Es heißt, dass die Mischung der Luft entweder ausgewogen ist, wie es zum Beispiel im Frühling der Fall ist, von dem die Leute glauben, dass er warm und feucht ist. So ist er aber gar nicht, vielmehr ist er ausgewogen. Oder sie ist warm und trocken, wie es zum Beispiel im Sommer der Fall ist, oder sie ist kalt und feucht, wie es zum Beispiel im Winter der Fall ist, oder sie ist in Bezug auf die Wärme und Kälte ausgewogen, in Bezug auf Feuchtigkeit und Trockenheit aber unausgewogen, wie es zum Beispiel im Herbst der Fall ist, von dem die Leute glauben, dass er kalt ist, obwohl er gar nicht kalt ist.

3.4 (= TV –) Es ist unausweichlich, dass die Mischung der Luft entweder natürlich ist – damit ist die Mischung gemeint, die der aktuellen Jahreszeit entspricht, wie wir es vorher ausgeführt haben – oder unnatürlich. Wenn Letzteres der Fall ist, dann hat sie sich bereits verändert.

Ihre Veränderung tritt ein, weil sich entweder ihre Substanz ändert und es dadurch zu einer Seuche kommt, oder weil sich ihre Qualität ändert.

3.5 (= TV –) Die Veränderung ihrer Qualität (*sc.* der Luft) geschieht auf eine von zwei Arten: entweder weil ihre natürliche Qualität zugenommen hat, wie es zum Beispiel im Sommer geschieht, wenn er extrem warm und extrem trocken ist, oder weil ihre Qualität in ihr Gegenteil übergeht,[40] wie es zum Beispiel im Sommer geschieht, wenn er regenreich und feucht ist.

3.6 (= TV –) Die Veränderung der Qualität geschieht in einer jeden dieser beiden Arten entweder in (allen) vier Jahreszeiten oder in dreien von ihnen oder in zweien oder in einer.

3.7 (= TV 21) Die Mischung der Luft, die natürlich ist, richtet sich nach der aktuellen Jahreszeit und dem Ort.

Einige Orte liegen nämlich nördlich, und diese sind kalt und trocken. Andere wiederum liegen südlich, und diese sind warm und feucht. Wieder andere liegen östlich, und diese haben eine ausgewogene Mischung. Wieder andere liegen westlich, und diese haben eine unausgewogene[41] Mischung.

---

40 *yataġayyaru wa-yanqalibu ilā kayfiyyatin muḍāddatin li-kayfiyyatihī* („sich ändert und sich in eine Qualität verwandelt, die ihrer eigenen entgegengesetzt ist“) S M A Walbridge: *yanqulu ilā ḫilāfihā* („in ihr Gegenteil übergeht“) F, hebr. Ü., *nos*.

41 *muʿtadilatu* („ausgewogene“) S M A, Walbridge: *ġayru muʿtadilati* („unausgewogene“) F, hebr. Ü., *nos*; vgl. TV 21: δύσκρατα.

3.8 (= TV –) Die Veränderung der Luft ist ebenfalls durch die Lage des Ortes bedingt, (und zwar) dadurch, dass dieser entweder nach Norden oder nach Süden oder nach Osten oder nach Westen gerichtet ist.

3.9 (= TV –) Bewegung und Ruhe haben eine unterschiedliche Wirkung.

Die Bewegung hat nämlich zwei Wirkungen. Denn wenn sie ausgewogen ist, ist es ihre Natur zu wärmen. Wenn sie im Übermaß vorliegt, ist es ihre Natur zu kühlen.

Was dagegen die Ruhe betrifft, so hat sie nur eine einzige Wirkung. Denn zu jeder Zeit folgt auf sie lediglich Kälte, und auf die Kälte folgt (wiederum) Feuchtigkeit wegen des Mangels an Wärme, die die Feuchtigkeit beseitigt.

3.10 (= TV –) Die Wirkungen der Bewegung unterscheiden sich in dreierlei Hinsicht. Zum einen im Hinblick auf die Qualität der Bewegung, zum anderen im Hinblick auf ihr Ausmaß, drittens im Hinblick auf das Ausmaß der Ruhe, die sich mit der Bewegung vermischt hat.

Es gibt einen Unterschied aufgrund[42] der Qualität der Bewegung, weil sie entweder, wenn sie stark, heftig und belastend ist, in größerem Maße wärmt, trocknet und hart macht, oder, wenn sie schwach ist (und) den, der sie ausübt, nicht belastet, ihre Wirkung im Vergleich mit dem, was wir beschrieben haben, weniger ausgeprägt ist.

Was den Unterschied aufgrund ihres Ausmaßes betrifft, so besteht er darin, dass sie entweder, wenn sie viel ausgeführt wird, bewirkt, was eine starke Bewegung bewirkt, oder, wenn sie wenig ausgeführt wird, bewirkt, was eine schwache Bewegung bewirkt.

Was den Unterschied aufgrund des Ausmaßes der Ruhe betrifft, die sich mit der Bewegung vermischt hat, so besteht er darin, dass sie entweder, wenn sie schnell und ununterbrochen ist, bewirkt, was eine starke Bewegung bewirkt, oder, wenn sie langsam und unregelmäßig ist, bewirkt, was eine schwache Bewegung bewirkt.

3.11 (= TV 20) Zur Bewegung gehört noch ein anderer Unterschied, der seine Ursache im unterschiedlichen Gegenstand hat, mit dem sich die Vertreter des (jeweiligen) Berufes beschäftigen.

Dieser (Gegenstand kann) bedeuten, dass jemand Aufseher über das Bad ist – dieser Beruf wärmt nämlich und macht feucht –, oder dass jemand Fischer ist – dieser Beruf kühlt nämlich und macht feucht, wie es auch die Schiffahrt macht –, oder dass jemand Jäger ist – dieser Beruf wärmt nämlich und trocknet, wie es auch der Beruf des Schmiedes und des Goldschmiedes[43] macht –, oder dass jemand Bauer ist – dieser Beruf kühlt nämlich und trocknet.

---

42 *min qibali* gibt bei den Übersetzern um Ḥunayn normalerweise den Urheber an; siehe Ullmann, Die Nikomachische Ethik, Teil 2, S. 320.

43 *al-ṣināʿati* („der Kunst") Walbridge: *al-ṣiyāġati* („des Goldschmiedes") *codd.*, *nos.*

3.12 (= TV –) Wasser wird bei einigen Gelegenheiten notwendigerweise verwendet wie zum Beispiel das, was beim Trinken zur Anwendung kommt, bei anderen Gelegenheiten (dagegen) nicht notwendigerweise wie zum Beispiel das, was beim Baden zur Anwendung kommt.

3.13 (= TV 19) Es gibt verschiedene Arten von Wasser.

Dazu gehört nämlich das sumpfige, das nicht fließt. Dieses ist dickflüssig und schlecht.

Dazu gehört das Wasser aus den Quellen. Dieses ist gut. Das beste Wasser ist das, welches aus unterirdischen Quellen kommt. Es wärmt und kühlt schnell, und es ist leicht an Gewicht. Wenn du es anschaust, siehst du, dass es klar und rein ist. Erkennbare Eigenschaften hat es weder in Bezug auf den Geschmack noch in Bezug auf den Geruch. Es ist im Sommer kalt und im Winter warm.

Dazu gehört das Regenwasser. Auch das ist gut, wobei es allerdings schnell von Fäulnis befallen wird.

Dazu gehört das Schnee- und Eiswasser. Dies ist in seiner Substanz dickflüssiger, schlechter und kälter.[44]

Dazu gehört das Wasser, in dem eine heilende Kraft enthalten ist, wie zum Beispiel das Salzwasser, das die Kraft des Salzes hat, und das Wasser, das aus den Teerquellen kommt und dessen Mischung und Kraft der des Teeres gleicht, und das schwefelhaltige Wasser – dies ist das Wasser, das im Hinblick auf die Kraft dem Schwefel gleicht – und das Wasser, das aus den Alaunminen kommt, und seine Kraft besteht entsprechend in der Kraft der Alaune.

3.14 (= TV 23) Zu den Nahrungsmitteln gehört das, was trocknet[45] wie zum Beispiel trockenes Brot, Linsen, Hirse und Reis, und das, was feucht macht wie zum Beispiel feuchte Kräuter und Fleischstücke, und das, was wärmt wie zum Beispiel die Nahrungsmittel, die mit Senf und Pfeffer zubereitet werden, und das, was kühlt wie zum Beispiel Obst und Gurke.[46]

3.15 (= TV 22) Zu den Getränken gehört das, was kühlt und feucht macht, wie zum Beispiel das kalte Wasser, und das, was wärmt und feucht macht wie

---

44 Die Steigerungsformen werden als Komparative aufgefasst, wobei die Referenz das Quellwasser ist, so wie das zuvor genannte Regenwasser im Verhältnis dazu als „auch gut“ bezeichnet wird.

45 *al-badana* („den Körper“) *post yuǧaffifu* („trocknet“) *habent* S M A Walbridge: *om.* F, hebr. Ü., *nos*; vom Körper ist auch in TV 23 nicht die Rede.

46 *qiṯṯāʾ* und *ḫiyār* haben beide die Bedeutung „Gurke“. Möglicherweise handelt es sich hier um eine Synonymenübersetzung für σίκυος/σίκυς. Nach Ausweis der Lexika ist allerdings nur *qiṯṯāʾ* die übliche Wiedergabe für σίκυος/σίκυς; siehe Lexicon Syriacum, S. 1346.22f., Ullmann, Wörterbuch, S. 608, und Wörterbuch, Suppl. II, S. 280. Demnach könnte *ḫiyār* eine Glosse zu *qiṯṯāʾ* sein, die in den Text geraten ist. Nicht auszuschließen ist jedoch auch, dass hier *qiṯṯāʾu l-ḥimāri* statt *al-qiṯṯāʾu wa-l-ḫiyāru* zu lesen ist, was wiederum zur Folge hätte, dass in der Vorlage σίκυος ἄγριος („Spritzgurke“) stand; vgl. hierzu Lexicon Syriacum, S. 1346.25, 1347.7, und Ullmann, Wörterbuch, Suppl. II, S. 280.

zum Beispiel junger Wein, und das, was wärmt und trocknet wie zum Beispiel der Gewürzwein,[47] und das, was kühlt und trocknet wie zum Beispiel die Getränke, die mit Essig und Wasser zubereitet werden.

3.16 (= TV –) Die Wirkungen von Schlaf und Wachsein auf den Körper unterscheiden sich. Denn der Schlaf stärkt die natürliche Kraft und schwächt die seelische Kraft. Im Gegensatz dazu schwächt das Wachsein die natürliche Kraft und stärkt die seelische Kraft.[48]

Auf den Schlaf folgt die Stauung dessen, was aus dem Körper entleert wird, während auf das Wachsein die Entleerung dessen folgt, was im Körper gestaut wird.

3.17 (= TV –) Die Wirkung des Schlafes variiert insbesondere nach der Maßgabe dessen, worauf er im Körper trifft.

Denn wenn er im Körper auf einen Stoff trifft, der nicht gekocht ist, und auf Nahrung, die nicht verdaut ist, und er dann den Stoff kocht und die Nahrung verdaut, wärmt er und macht feucht.

Wenn er den Körper (dagegen) rein und leer antrifft und die Wärme die angeborene Feuchtigkeit, auf der sie beruht, attackiert und sie auslöscht, folgt darauf die Kälte des Körpers.

3.18 (= TV –) Wenn der Schlaf außerdem auf den Körper trifft, in ihm aber kein Stoff ist, dessen Menge seine Kraft überwinden kann, nützt dies und stärkt die natürliche Wärme.

Wenn der Schlaf (aber) auf den Körper trifft, und in ihm ein Stoff ist, dessen Menge seine Kraft überwinden kann, dann vergeht die natürliche Wärme, wie dies zum Beispiel zu Beginn der Anfälle bei periodischen Fiebern zu dem Zeitpunkt geschieht, an dem wir an den Patienten herantreten und ihn dazu auffordern,[49] wach zu bleiben.

---

47 „Gewürzwein" *(ḫandīqūn)* dürfte auf κονδῖτον zurückgehen (vgl. TV 22). Zu κονδῖτον s. Liddell, Scott, A Greek-English Lexicon, S. 182a: „spiced wine". Bei Bar Bahlūl ist zu lesen, dass Ḥunayn ibn Isḥāq das auf κονδῖτον beruhende Lehnwort ܩܘܢܕܝܛܘܢ als „Art von Getränken, die aus Honig und Gewürzen zubereitet werden" definiert; siehe Lexicon Syriacum, S. 1738.10f. In gleicher Weise wird *ḫandīqūn* in den Kodizes M und A *(in marg.)* erklärt: „dies ist ein Honigwein mit Gewürzen" *(huwa šarābu ʿasalin bi-afāwīha)*.

48 *tuqawwī l-quwwata l-nafsiyyata wa-turḫī l-quwwata l-ṭabīʿiyyata* („stärkt … die seelische Kraft und schwächt die natürliche Kraft") M A, Walbridge: *turḫī l-quwwata l-ṭabīʿiyyata wa-tuqawwī l-quwwata l-nafsāniyyata* („schwächt … die natürliche Kraft und stärkt die seelische Kraft") F S, hebr. Ü, *nos*.

49 *yataqaddamu … taʾmuruhū/yaʾmuruhū* („er … herantritt und ihn dazu auffordert") *codd.*, Walbridge: *nataqaddamu … naʾmuruhū* („wir … herantreten und ihn dazu auffordern") *nos*; man vgl. hierzu Galens Äußerung in Hipp. Aphor. comm. II.1: XVIIB, S. 452.1–17 Kühn: ὅταν ἐν ταῖς ἀρχαῖς τῶν παροξυσμῶν, ἃς ἐπισημασίας ὀνομάζουσιν, οἱ κάμνοντες κοιμηθῶσι … παρακελευόμεθα τοῖς κάμνουσιν ἐγρηγορέναι. Ich danke I. Garofalo für den Hinweis.

3.19 (= TV 25) Die Qualität der Dinge, durch die Gesundheit erworben wird, erkennt man an der Art der Krankheit, auf deren Behandlung man mit ihnen abzielt.

Ihre Quantität erkennt man an den Dingen, die man „Töchter der Elemente“[50] nennt. Dies sind die Indikatoren,[51] auf denen die Situation (bei der Behandlung) basiert, wie zum Beispiel das Alter des Patienten, welches entweder das Kindesalter, das jugendliche Alter, das Erwachsenenalter oder das Greisenalter ist, die Mischung des Patienten, die aktuelle Jahreszeit, der Zustand der Luft an dem jeweiligen Tag, der Ort, an dem der Patient lebt, die Gewohnheit, nach der er sich richtet, und der Beruf, dem er nachgeht.

3.20 (= TV 24) Es gibt neun Arten von Mischungen.

Vier von ihnen sind einfach. Diese sind warm, kalt, feucht und trocken.

Vier von ihnen sind zusammengesetzt. Diese sind warm-trocken, warm-feucht, kalt-trocken und kalt-feucht.

Eine davon ist ausgewogen.

3.21 (= TV 32) Es gibt auch (mehrere) Arten der Gewohnheit.

Denn es gibt Menschen, die gewöhnlich Wein trinken. Andere Menschen trinken gewöhnlich Wasser, wieder andere sind es gewohnt, einmal am Tag zu essen, wieder andere sind es gewohnt, zwei- oder dreimal (am Tag) zu essen. Einige Menschen sind Entleerung gewohnt, andere sind sie nicht gewohnt.

3.22 (= TV 26) Es gibt vier Jahreszeiten.

Eine ist der Frühling. Er ist ausgewogen.

Eine andere ist der Sommer. Er ist warm und trocken.

Die dritte ist der Herbst. Er ist trocken, ausgewogen in Bezug auf die Wärme und Kälte,[52] ohne Ordnung (aber) in Bezug auf seinen (allgemeinen) Zustand.

Die vierte ist der Winter. Er ist kalt und feucht.

3.23 (= TV –) Von den Symptomen, die den Krankheiten folgen, schließen die Empiriker auf das, was sie schon viele Male zum Nutzen (des Patienten) gemacht haben.

---

50 In den Kodizes sowie in Ibn Hindūs *Schlüssel zur Medizin* (siehe Ibn Hindu, S. 610.10) ist einheitlich *banātu l-arkāni* („Töchter der Elemente“) überliefert. Diese Junktur ist auch anderweitig in arabischen Quellen belegt, wird dort aber nicht mit den Begleitumständen (σύστοιχα; vgl. TV 25), sondern mit den Säften oder mit den Ursachen von Krankheit und Gesundheit in Verbindung gebracht; siehe hierzu die Erläuterungen in Marwān ibn Ǧanāḥ, Kitāb al-Talḫīṣ, ed. by G. Bos, F. Käs, Nr. 168 (in Vorbereitung).

51 Mit *šāhid* wird üblicherweise der „Beweis“ bzw. das „Zeugnis“, bisweilen auch der „Beleg“ bezeichnet, was hier jedoch keinen rechten Sinn ergibt. Der „Indikator“ passt insofern in dieses Bedeutungsspektrum, als es auch bei ihm um eine Sichtbarmachung geht; ähnlich auch die Wiedergabe in Bürgel, Ärztliches Leben, S. 58: „sichtbare Umstände“.

52 *al-burūdati*/*al-bardi* („Kälte“) F S M A, Walbridge: *al-ḥarārati wa-l-burūdati* („Wärme und Kälte“) hebr. Ü., *nos*; so lautet auch die Beschreibung des Herbstes in SA 3.2.

Die Rationalisten schließen von ihnen auf eine Sache, die getan werden muss.

3.24 (= TV 27) Ein Beispiel dafür ist die Schwellung. Jede Schwellung entsteht nämlich aus einem Stoff von einem der Säfte, der sich in einen der Körperteile ergießt.

Es gibt vier Säfte: Blut, das warm und feucht ist, Schleim, der kalt und feucht ist, gelbe Galle, die warm und trocken ist, und schwarze Galle, die kalt und trocken ist.

3.25 (= TV 28) Aus diesen vier Säften ergeben sich vier Arten von Schwellungen.

Aus dem Blut entsteht eine blutige Schwellung, die φλεγμονή genannt wird. Aus dem Schleim entsteht eine weiche Schwellung, die οἴδημα genannt wird. Aus gelber Galle entsteht keine (Schwellung), aber aus dem Blut, mit dem die gelbe Galle vermischt ist, entsteht eine Schwellung, die als Röte (= ἐρυσίπελας) bekannt ist, da aus der gelben Galle allein nur die Ameise (= ἕρπης),[53] nicht die Röte entsteht. Aus der schwarzen Galle entsteht ein festes Geschwür, das als Härte bekannt ist und σκίρρος genannt wird.

3.26 (= TV 29) Angenommen, dass diese Schwellung, die wir als Beispiel nehmen, eine Schwellung ist, die vom Blut (hervorgerufen wird), das heißt diejenige, die φλεγμονή genannt wird. Wenn diese Schwellung entsteht, folgen ihr die folgenden Symptome: Die Anschwellung des von der Schwellung betroffenen Körperteils, seine Rötung, seine Ausdehnung, sein Schmerz, seine Härte und sein Widerstand gegenüber dem Druck beim Abtasten.[54]

3.27 (= TV –) Wenn diese Symptome erscheinen, erinnert sich der Empiriker durch sie daran, dass er bereits viele Male eine derartige Schwellung am Anfang mit Nachtschatten[55] behandelt hat, am Ende dagegen mit Kamille, Bockshornklee[56] und Leinsamen und dass dies nützlich war und dabei gut anschlug.

Was den Rationalisten betrifft, so schließt er von den Symptomen darauf, dass man das, was sich von dem überschüssigen Stoff[57] in diesem Körperteil, in

---

53 Siehe zu dieser Art von Schwellung SA 2.1.

54 Walbridge schlägt vor, *al-mass* („Berührung“) für *al-ḥiss* („Wahrnehmung“) zu lesen; s. The Alexandrian Epitomes, S. 24 Anm. 54. In den Kodizes steht aber *al-ǧass* („Abtasten“). Das zugrundeliegende Wort ἀντιτυπία (vgl. TV 29: „Resistenz“) bedeutet im Kontext von Schwellungen, dass diese aufgrund ihrer Festigkeit nicht eingedrückt werden können. Im Gegensatz dazu gibt eine weiche Schwellung wie οἴδημα dem Druck einer Berührung nach; siehe Stephani philosophi In Hippocratis Prognosticum commentaria III, S. 120.29f.

55 Vorlage für die Junktur *ʿinabu l-ṯaʿlabi* war wohl στρύχνος; siehe Ullmann, Wörterbuch, Suppl. II, S. 350 *s.v.*

56 Vorlage für *al-ḥulba* war wohl τῆλις; siehe Ullmann, Wörterbuch, Suppl. II, S. 456 *s.v.*

57 *mina l-māddati wa-l-faḍli* („von dem Stoff und dem Überschuss“) M A, Walbridge: *mina l-māddati* („von dem Stoff“) S: *min māddati l-faḍli* („von dem überschüssigen Stoff“) F, hebr. Ü, *nos.*

den er geflossen ist, angesammelt hat, (zum einen) entleeren und (zum anderen) den Körperteil stärken muss, so dass dieser nichts mehr aufnimmt, was davon später (noch) zu ihm fließt.

3.28 (= TV –) Die Methode ist bei diesen beiden üblichen Verfahrensweisen unterschiedlich.

Denn die Stärkung des Körperteiles mit dem Ziel, dass er nichts mehr von dem Überschuss aufnimmt, kann nur durch zusammenziehende Sachen geschehen sowie durch solche, die den Körperteil von seiner unmäßigen Mischung in seinen ausgewogenen Zustand zurückbringen.

Was (dagegen) die Entleerung dessen betrifft, was sich durch Zufluss angesammelt hat, so geschieht sie auf zwei Arten. Die eine ist die Unterdrückung des Stoffes und seine Rückführung. Dies geschieht am Anfang durch zusammenziehende und kühlende[58] Sachen. Die andere ist die Entleerung dessen, was sich angesammelt hat und was weder wieder zurückgeflossen noch herausgelaufen noch unterdrückt worden ist.[59] Dies geschieht am Ende durch Sachen, die wärmen und lockern.

3.29 (= TV 30) Denn von den Heilmitteln sind einige unterdrückend und abwehrend, und dies sind die, die zusammenziehen und kühlen.

Andere sind abführend, und dies sind die, die wärmen und lockern.

3.30 (= TV 31) An Arten von Kräften im Körper gibt es drei.

Eine Art ist die seelische Kraft. Diese ist es, die im Gehirn sitzt. Man erhält über sie Aufschluss durch die Gesundheit und die Schwäche ihrer freiwilligen Funktionen.

Eine andere Art ist die vitale Kraft. Diese ist es, die im Herz sitzt. Man erhält über sie Aufschluss durch den Pulsschlag.

Die dritte Art ist die natürliche Kraft. Der Ursprung dieser Kraft ist die Leber. Man erhält über sie Aufschluss durch den Urin und durch die Exkremente, die dem schmutzigen Wasser gleichen, mit dem man frisches Fleisch kurz nach der Schlachtung gewaschen hat.[60]

---

58 *bi-l-ašyāʾi l-qābiḍati* („durch zusammenziehende Sachen") F S M A, Walbridge: *bi-l-ašyāʾi l-qābiḍati wa-l-bāridati* („durch zusammenziehende und kühlende Sachen") hebr. Ü, *nos*. Als zusammenziehend und kühlend werden die Heilmittel auch in SA 3.29 qualifiziert; man vgl. außerdem die Referenzstelle in DS, S. 5.14: ψύχων καὶ στύφων.

59 *wa-lā yanqamiʿu wa-lā yandafiʿu* („noch unterdrückt worden noch herausgelaufen ist") M A, Walbridge: *wa-lā yandafiʿu wa-lā yanqamiʿu* („noch herausgelaufen noch unterdrückt worden ist") F S, hebr. Ü, *nos*.

60 Die drei Arten werden nicht in *De sectis* erwähnt, dafür in Stephanus' *Prognostikon*-Vorlesung; siehe Stephani philosophi In Hippocratis Prognosticum commentaria III, S. 54.3f.; 284.9f. Die θρεπτικὴ δύναμις aus TV 31 ist wohl mit der natürlichen Kraft (*al-quwwatu l-ṭabīʿiyyatu* = φυσικὴ δύναμις) aus SA 3.30 gleichzusetzen; siehe Galeni In Hippocratis Epidemiarum Libri VI comm. I–VI, ed. E. Wenkebach, F. Pfaff (CMG V.10.2.2), 2. Auflage, Berlin 1956, S. 18.12. Die Qualifizierung der Exkremente als „die dem schmutzigen

3.31 (= TV –) Wenn es zu einer blutigen Schwellung[61] aufgrund einer ersten Ursache wie zum Beispiel eines Schlages oder eines Stoßes kommt, ist es notwendig, dass sie am Anfang mit Sachen behandelt wird, die wärmen und lockern, damit der Saft, der die Schwellung bewirkt hat, entleert wird.

Wenn es dazu aufgrund einer vorausgehenden Ursache kommt, das heißt aufgrund einer Fülle, die im Körper auftritt, ist es zunächst notwendig, dass der Stoff unterdrückt und zurückgehalten wird, so dass man sich, wenn der Körper entleert worden ist, den Sachen zuwendet, die wärmen und lockern, und er mit ihrer Hilfe behandelt wird.

3.32 (= TV 33) Die Zeichen, die auf Fülle hindeuten, bestehen darin, dass den Menschen Trägheit befällt, dass er in seinem Bewegungsdrang nachlässt, dass er Schwere in seinem ganzen Körper fühlt, dass seine Hautfarbe röter wird, dass seine Adern über ihren natürlichen Zustand hinaus anschwellen und dass sich seine Haut spannt.

3.33 (= TV 34) Die Behandlung variiert entweder im Hinblick auf die Quantität der Sache, durch die man behandelt, wie das zum Beispiel geschieht, wenn vom Blut eine größere oder kleinere Menge entleert wird, oder im Hinblick auf die Art und Weise, mit der man diese Sache anwendet, wie das zum Beispiel geschieht, wenn etwas viele Male oder (nur) einmal entleert wird, oder im Hinblick auf die ganze Art überhaupt, wie das zum Beispiel geschieht, wenn man anstelle der Entleerung einen zusammenziehenden Verband verwendet.

3.34 (= TV 35) Die Dinge, die die Entleerung empfehlen, sind Fülle, Gesundheit der Kraft, das Alter der Jugend, die Zeit des Frühlings, Ausgewogenheit der Luft und des Ortes,[62] das Gewohntsein an Entleerung und ein Beruf, bei dem der, der ihn ausübt, eine Entleerung nötig hat. Ein Beispiel dafür sind Berufe, bei denen es keine Anstrengung gibt.

3.35 (= TV –) Was die Dinge betrifft, die darauf hindeuten, dass die Durchführung einer Entleerung nicht nötig ist, so gehören dazu die Schwäche der Kraft, sei es, dass es die seelische, die vitale oder die natürliche Kraft ist, und außerdem

Wasser gleichen, mit dem man frisches Fleisch kurz nach der Schlachtung gewaschen hat" (*[al-birāzu] l-šabīhu bi-ġusālati l-laḥmi l-ṭariyyi l-qarībi l-ʿahdi bi-l-ḏabḥi*) dürfte auf eine Formulierung wie διαχωρήματα οἷον νεοσφαγῶν κρεῶν πλύμασιν ἐοικότα zurückgehen, die Galen in *De locis affectis* V.8 (VIII, S. 359.5f. Kühn) als Indikator für den Zustand der Leber angibt.

61 Gemeint ist die φλεγμονή; siehe SA 3.25–26.

62 *al-hawāʾi* („der Luft") S M A, hebr. Ü, Walbridge: *al-hawāʾi wa-l-baladi* („der Luft und des Ortes") F, *nos*. Der Faktor Ort wird auch in der Parallele TV 35 (χωρίον εὔκρατον) erwähnt und scheint nach einer Randnotiz in den Kodizes M und A in der Form „Ausgewogenheit des Ortes" auch in mindestens einer weiteren Handschrift gestanden zu haben; siehe The Alexandrian Epitomes, S. 26 Anm. 59–60.

von der seelischen Kraft: sei es, dass es die Kraft der Wahrnehmung, die Kraft der Bewegung oder die Kraft der Leitung und Führung ist, und von der natürlichen Kraft: sei es, dass es die anziehende Kraft, die festhaltende Kraft, die verändernde Kraft oder die abstoßende Kraft ist.[63] (Dazu gehören auch) das Alter, wenn es ein Kind oder ein alter Mann ist, die aktuelle Jahreszeit, wenn es Sommer und Winter ist, der Ort, wenn er sehr kalt ist wie zum Beispiel das Land der Slawen[64] oder wenn er sehr warm ist wie zum Beispiel in Äthiopien, und mangelnde Gewohnheit im Hinblick auf das Entleeren.

3.36 (= TV 36) Die Empiriker und die Rationalisten kennen dieselben Dinge, das heißt die Krankheit und die Indikatoren, auf denen die Situation (bei der Behandlung) mit den Heilmitteln basiert.

Allerdings kennen die Empiriker dies aufgrund von Erinnerung und Beobachtung, die Rationalisten dagegen aufgrund der Schlussfolgerung. Die Rationalisten schließen von der Angelegenheit selbst auf das, was man dabei tun muss. Entsprechend schließen sie von jeder Sache, die (dabei) gemäß der Natur ist, darauf, dass man sie bewahren und beibehalten muss, und von jeder Sache, die (dabei) gegen die Natur ist, darauf, dass man sie komplett von der Wurzel her beseitigen muss.

3.37 (= TV –) Es gibt drei Dinge, die gegen die Natur sind: die Krankheit, ihre Ursache und das Symptom, das mit ihr zusammenhängt.

3.38 (= TV 38) Unter den Ursachen gibt es einige, die von außen auf den Körper einwirken. Sie werden die ersten Ursachen genannt wie zum Beispiel ein Schlag oder ein Biss.[65]

Andere (Ursachen) werden im Körper von innen her in Bewegung gesetzt. Sie werden vorausgehende Ursachen genannt wie zum Beispiel Fülle und Fäulnis.

Wieder anderen gehen andere Ursachen voraus. Sie sind unter den Ursachen dem Auftreten der Krankheit am nächsten. Sie werden verbindende Ursachen genannt wie zum Beispiel die Wärme des Herzens bei Fieber.

---

63 Diese Kräfte werden in *De sectis* nicht erwähnt, spielten aber im Unterricht der Iatrosophisten eine nicht unerhebliche Rolle. Man vergleiche hierzu die nahezu wörtliche Abfolge der Kräfte in der *Aphorismen*-Vorlesung des Stephanus: δυνάμεις … ψυχικάς, φυσικάς, ζωτικάς. καὶ τῶν ψυχικῶν τὰς ἡγεμονικάς, αἰσθητικὰς … καὶ κινητικάς (zitiert nach Stephani Atheniensis In Hippocratis Aphorismos commentaria I–II, S. 60.2f.), sowie die Unterteilung der natürlichen Kräfte im selben Text: αἱ φυσικαὶ δυνάμεις, ἑλκτικὴ … καθεκτική, ἀλλοιωτικὴ καὶ ἀποκριτική (*loc. cit.*, S. 60.21f.).

64 In der griechischen Vorlage stand sicher „Land der Skythen"; vgl. DS, S. 6.20f. (περὶ τὴν Σκυθίαν), Agnellus of Ravenna, S. 68.3 (*Squithia*), und Iohannis Alexandrini commentaria in librum De sectis, S. 40, 3vb52 (*Scithia*). Die Wiedergabe der Skythen mit Slawen ist in der Übersetzungsliteratur weit verbreitet; siehe G. Strohmaier, Völker- und Ländernamen in der griechisch-arabischen Übersetzungsliteratur, in: Philologus 118, 1974, S. 266f.

65 Nach Ibn Hindu, S. 684.2, ist hier der Schlag mit einem Schwert und der Biss einer Schlange gemeint.

3.39 (= TV 40) Das Gift von giftigen Tieren weist verschiedene Formen auf.

Darunter gibt es Gift, welches in so extremer Weise austrocknet, dass es einen Krampf hervorruft, wie zum Beispiel das Gift des tollwütigen Hundes, das vor allem das Gehirn schädigt.

Darunter gibt es (außerdem) Gift, welches in so extremer Weise kühlt, dass der Kranke glaubt, dass er von Steinen aus Eis getroffen wird, wie zum Beispiel das Gift des Skorpions, das vor allem das Herz schädigt.

(Schließlich) gibt es darunter Gift, welches in extrem heftiger[66] Weise erwärmt wie zum Beispiel das Gift der Schlange und das Gift der Vipern, das einen Körperteil zum Faulen bringt, ihn auffrisst und durch seine Schärfe verbrennt.

3.40 (= TV 39) Unter den Symptomen gibt es einige, die die Krankheit selbst anzeigen, und es gibt einige, die die Ursache der Krankheit anzeigen, und es gibt einige, die den Ort der Krankheit anzeigen.

Es zeigt beispielsweise die unterschiedliche Geschwindigkeit des Pulses bei Fieber das Fieber selbst an. Zeichen, die auf Fülle hinweisen, zeigen (dagegen) die Ursache des Fiebers an wie zum Beispiel nachlassender Bewegungsdrang, Schwere des Körpers, Anschwellung der Adern und eine rote Hautfarbe. Symptome, die bei einem auftreten, der an Pleuritis leidet, zeigen (schließlich) den Ort des Leidens und der Krankheit an. Dabei handelt es sich um akutes Fieber, Husten, Atemnot und stechenden Schmerz.

3.41 (= TV 41) Eine Wunde tritt entweder durch einen verborgenen Grund von innen her oder durch einen sichtbaren Grund von außen her auf.

3.41.1 Der verborgene Grund von innen her ist zum Beispiel ein scharfer Saft, der aufzehrt und verbrennt, oder Fülle, die ausdehnt und teilt.

3.41.2 Was den sichtbaren Grund von außen her betrifft, so ist er entweder irgendein belebter Körper, das heißt ein wachsender Körper, oder er besteht aus einem unbelebten Körper, das heißt aus einem, der nicht wächst.

3.41.2.1 Die Wunde, die aus einem unbelebten Körper hervorgeht, entsteht entweder aus einem Körper, der dehnt, wie zum Beispiel ein Seil, oder aus einem Körper, der aufschneidet, wie zum Beispiel ein Schwert, oder aus einem Körper, der verbrennt, wie zum Beispiel Feuer, oder aus einem Körper, der zerquetscht, wie zum Beispiel ein Stein, oder aus einem Körper, der durchbohrt, wie zum Beispiel ein Pfeil.

3.41.2.2 Was die Wunde betrifft, die durch einen belebten Körper entsteht, so ist ein Beispiel dafür die Wunde, die durch den Biss eines Tieres entsteht. Das Tier, das beißt, muss notwendigerweise entweder giftig oder ungiftig sein.

3.41.2.2.1 Die Wunde, die durch den Biss eines ungiftigen Tieres entstanden ist, wird immer einer Wunde gleichen, die durch einen unbelebten Körper entstanden ist. Es gibt keinen einzigen Unterschied zwischen beiden.

---

66 *mufriṭan* („in extremer Weise") M A S, Walbridge: *šadīdan mufriṭan* („in extrem heftiger Weise") F, hebr. Ü, *nos*.

3.41.2.2.2 Was die Wunde betrifft, die durch den Biss eines giftigen Tieres entstanden ist, so ist es unausweichlich, dass ihr unbedingt schlechte Symptome folgen, die so nicht bei einer Wunde auftreten, die aus unbelebten Körpern entsteht.

3.42 (= TV 41) Diese schlechten Symptome folgen der Wunde entweder am Ende, so dass am Anfang kein Unterschied zwischen ihr und der Wunde ist, die aus einem unbelebten Körper entsteht, oder sie folgen ihr am Anfang.

Die Wunde, der die schlechten Symptome am Ende folgen, ist wie die Wunde, die aus dem Biss eines tollwütigen Hundes entsteht. Denn diese Wunde gleicht an den ersten Tagen den übrigen Wunden. Dann aber bringt sie am Ende schlechte, tödliche Symptome hervor wie zum Beispiel Furcht vor Wasser und einen Krampf.[67]

Unter den Wunden, der am Anfang die schlechten Symptome folgen, gibt es diejenige, bei der die Symptome, die ihr folgen, allein sie betreffen, wie zum Beispiel die Wunde, die in Verbindung mit Fäulnis oder mit Absterben irgendeines Körperteiles oder mit schwarzer Farbe auftritt, die in ihr erscheint.

Es gibt unter ihnen (außerdem) diejenige, (bei der) die Symptome, die ihr folgen, den ganzen Körper betreffen wie zum Beispiel die Wunden, durch die ein Krampf hervorgerufen wird, sobald das Gift das Gehirn schädigt, oder (durch die) Ohnmacht (hervorgerufen wird), sobald es das Herz schädigt, oder eine Veränderung der Farbe oder Gelbsucht, sobald es die Leber schädigt.

3.43 (= TV 42) Diejenigen, die von giftigen Tieren gebissen werden, werden von außen durch warme, scharfe[68] Heilmittel behandelt, die auf die Wunde getan werden, damit sie das Gift herausziehen, von innen dagegen durch Heilmittel, die austrocknen und das Gift aufsaugen, wie zum Beispiel der Theriak und was diesem gleicht.

## [Erklärung des vierten Kapitels des galenischen Buches De sectis]

4.1 (= TV 43) Die Rationalisten kritisieren die Empiriker in dreierlei Hinsicht.

4.1.1 Ein Kritikpunkt besteht darin, dass sie – wie zum Beispiel Asklepiades – sagten, dass die Erfahrung keine Beständigkeit bietet. Dieser sagte nämlich:

---

67 Dieser Teil der Dihairese dürfte fehlerhaft sein. Denn nach TV 41 sowie DS, S. 8.4–8, ist es der Biss einer Schlange, der eine Wunde hervorbringt, die zunächst den übrigen Wunden gleicht und erst später schlimme Symptome hervorbringt.

68 *ḥāddati ḥārrati ǧāḏibati* („scharfe, warme, herausziehende") M A Walbridge: *ḥārrati māddatuhū* („warme, seine Materie" [?]) F: *ḥāddati* („scharfe") S: *ḥārrati ḥāddati* („warme, scharfe") hebr. Ü, *nos*; vgl. TV 41: θερμῶν καὶ δριμέων, Agnellus of Ravenna, S. 76.24f.: *calidis et acerrimis medicamentis debent uti*, und Iohannis Alexandrini commentaria in librum De sectis, S. 47, 4rb48f.: *calidis et acerrimis debet uti medicamentis.*

Weil sich die Körper immer verändern, ohne dabei auch nur in einem einzigen Zustand zu verharren, ist die Beobachtung dessen, was viele Male genützt hat, nicht möglich. Asklepiades ist allerdings nicht gerecht in seiner Kritik an diesen Leuten. Denn auch wenn sich die Körper ständig verändern, verändern sie sich nicht so sehr,[69] dass das Heilmittel nicht zweimal nützen kann. Die Ärzte suchen nämlich nur nach wahrnehmbarer Veränderung, nicht nach der Veränderung, die in der Natur (des Körpers) vorliegt.

4.1.2 Der zweite Kritikpunkt besteht darin, dass sie – wie zum Beispiel Erasistratus – sagten, dass die Erfahrung für das, was man benötigt, nicht vollständig ist. Denn dieser gab zwar zu, dass es für die einfachen, nicht zusammengesetzten[70] Krankheiten eine Behandlung durch einfache, nicht zusammengesetzte Dinge vermittels der Erfahrung gibt. Die Existenz einer Behandlung von zusammengesetzten Krankheiten durch zusammengesetzte Heilmittel vermittels der Erfahrung verneinte er jedoch. Erasistratus ist ebenfalls nicht gerecht in seiner Kritik an diesen Leuten. Denn wie die Erfahrung die Behandlung einfacher, nicht zusammengesetzter Krankheiten herleitet und ausfindig macht, so ist es auch möglich, dass sie die Behandlung zusammengesetzter Krankheiten ausfindig macht und herleitet.

4.1.2.1 (= TV 46) Denn von den Krankheiten sind die einen einfach, nicht zusammengesetzt wie zum Beispiel das unangenehme Gefühl an den Zähnen,[71] das Tertianfieber und das Schleimfieber,[72] die anderen zusammengesetzt wie die blutige Schwellung, die zur Röte tendiert,[73] das Fieber, das aus dem Tertian- und dem Schleimfieber zusammengesetzt ist,[74] und das als Zehrfieber bekannte Fieber, wenn es mit dem Faulfieber vermischt ist.

---

69 Der Wendung *balaġa min ... an* dürfte ein Ausdruck wie τοσοῦτον ... ὥστε zugrundeliegen; siehe A Greek and Arabic Lexicon, fasc. 12, S. 557f.

70 Die beiden Adjektive *basīṭun mufradun* („einfach, nicht zusammengesetzt") dürften hier und im Folgenden eine Synonymenübersetzung für ἁπλοῦς darstellen; siehe Ullmann, Wörterbuch, S. 118.

71 *al-ḍarbayni* („der beiden Pulsschläge" [?]) Walbridge: *al-niqrisi* („die Gicht") F (*in marg.*) S: *al-ḍarasi* („das unangenehme Gefühl an den Zähnen") F S (*in marg.*) M A, hebr. Ü, *nos. ḍaras* ist die übliche Wiedergabe für αἱμωδία (vgl. TV 46). Entsprechend kommt das Wort auch in der arabischen Übersetzung von *De sectis* an derjenigen Stelle vor, auf die sich die vorliegende Dihairese bezieht; siehe DS, S. 9.16 = Kitāb Ǧālīnūs, S. 34.6, und allgemein Ullmann, Wörterbuch, S. 855b *s.v.*

72 Die Wendung *ḥummā l-balġami* („Schleimfieber") gibt ὁ ἀμφημερινὸς πυρετός wieder („täglich wiederkehrendes Fieber"; vgl. TV 46), da dieses nach Galen durch Schleim erzeugt wird; siehe *De differentiis febrium* II.2: VII, S. 336.10 Kühn.

73 Zu dieser Wendung s. M. Ullmann, Launuhū ilā l-ḥumrati mā huwa (Beiträge zur Lexikographie des Klassischen Arabisch Nr. 11), in: Sitzungsberichte der Bayrischen Akademie der Wissenschaften, philos.-hist. Klasse, Jahrgang 1994, Heft 4, München 1994, S. 28f. Gemeint ist hier die (φλεγμονὴ) ἐρυσιπελατώδης, wie auch die Parallele TV 46 verdeutlicht.

74 Gemeint ist das Semitertianfieber, welches sich nach Galens *De differentiis febrium* II.2 (VII, S. 358.7f. Kühn), aus dem Tertianfieber sowie dem täglich wiederkehrenden Fieber (= Schleimfieber) zusammensetzt.

4.1.2.2 (= TV 45) Ebenso gibt es von den Dingen, durch die Krankheiten behandelt werden, einfache, nicht zusammengesetzte wie Portulak[75] und Nachtschatten,[76] und es gibt zusammengesetzte wie zum Beispiel Augensalben und Pasten.

4.1.3 Der dritte Kritikpunkt besteht darin, dass sie sagten, dass die Erfahrung nicht mit dem (wissenschaftlichen) Vorgehen einer Kunst einhergeht, wie (dies) zum Beispiel Athenaeus äußerte. Denn dieser sagte, dass sie sich nicht an die Methode einer Kunst hält,[77] durch die ihre Vertreter zu den Grundsätzen ihrer (jeweiligen) Kunst gelangen. Athenaeus ist in seiner Kritik an ihnen gerecht. Denn wie schon Platon sagte: „Jede Sache, die nicht mit dem logischen Schluss einhergeht, hat nichts mit Kunst zu tun."[78]

[Erklärung des fünften Kapitels des galenischen Buches De sectis]

5.1 (= TV 44) Die Empiriker kritisieren die Rationalisten in dreierlei Hinsicht.

Ein Kritikpunkt besteht darin, dass einige von ihnen sagten, dass der logische Schluss eine Sache nur insofern bestätigt, als sie sehr gut passt, sehr ähnlich[79] und sehr überzeugend ist. Was aber (den Umstand betrifft), dass er die Wahrheit selbst sowie eine Sache, die in der Natur existiert, herausfinden kann: (Das kann er) nicht.

Ein anderer Kritikpunkt besteht darin, dass einige von ihnen sagten, dass man, auch wenn man durch den logischen Schluss eine Sache herausfinden kann, die in der Natur existiert – was diese leugnen –, keinen Nutzen durch ihn hat.

Der dritte Kritikpunkt besteht darin, dass einige andere von ihnen sagten, dass der logische Schluss, auch wenn man durch das, was man durch ihn herausgefunden hat, einen Nutzen hat, dennoch in keiner Weise notwendig, sondern eine überflüssige Sache ist, weil das, was man durch Erfahrung herausgefunden hat, für das genügt, was man benötigt.

75 Mit *al-baqlatu l-ḥamqāʾu* wird ἀνδράχνη (vgl. TV 45) auch in der arabischen Übersetzung von *De sectis* wiedergegeben; siehe DS, S. 9.15 = Kitāb Ǧālīnūs, S. 34.6, und allgemein zur Terminologie Ullmann, Wörterbuch, S. 809b *s.v.*

76 *ʿinabu l-ṯaʿlabi* basiert hier sicherlich auf στρυχνός (TV 45); siehe Ullmann, Wörterbuch, Suppl. II, S. 885b.

77 Die Wendung *ġayru lāzimatin li-l-ṭarīqi l-ṣināʿiyyi* dürfte auf ἀμέθοδος zurückgehen. Das Adjektiv wird in der arabischen Übersetzung von *De sectis* nämlich mit der vergleichbaren Formulierung *lā talzamu l-ṭarīqa l-qāṣida* wiedergegeben; siehe Kitāb Ǧālīnus, S. 34.10–35.1.

78 Das Platonzitat stammt aus dem *Gorgias*: Ἐγὼ δὲ τέχνην οὐ καλῶ, ὃ ἂν ᾖ ἄλογον πρᾶγμα (465a5f.).

79 *awlā* („sehr gut passend") und *ašbah* („sehr ähnlich") gehen sicher auf εἰκώς zurück (siehe DS, S. 10.9 = Kitāb Ǧālīnus, S. 37.5). Der Ausdruck *ašbah* ist wohl durch die Grundbedeutung „ähnlich sein" von εἴκω bzw. ἔοικα (zu εἰκώς) bedingt, ergibt in diesem Zusammenhang aber keinen rechten Sinn.

5.2 (= TV –) Die Rationalisten versuchen insbesondere Kenntnis von drei Sachen zu erlangen, die die Empiriker nicht erlangen (wollen):

Eine Sache ist die Natur des Körpers – ich meine hier mit dem Begriff Natur das ganze Gebiet der Betrachtung über die Naturen.

Die zweite Sache sind die Ursachen der Krankheiten, das heißt die vorausgehenden Ursachen und die verbindenden Ursachen. Denn die ersten Ursachen werden bisweilen auch von den Empirikern untersucht und aufzuspüren versucht.

Die dritte Sache sind die Kräfte der Dinge, durch die Gesundheit erreicht wird. Denn die Empiriker erforschen weder die erste Wirkung der Heilmittel bzw. versuchen sie aufzuspüren noch studieren sie die Kraft, durch die ein jedes Heilmittel seine Wirkung erzielt.

5.3 (= TV 47) Die Gruppe der Rationalisten verfügt über drei Mittel, die sie vor allem anwenden und die die Gruppe der Empiriker nicht benutzt.

Dies sind Anatomie, Folgerung von der Sache selbst auf das, was man durch sie tun muss,[80] und die Wissenschaft der Logik.

5.4 (= TV 48) Anatomie tritt in zweifacher Form auf:

Denn es gibt von ihr eine zufällige Form wie zum Beispiel die, die sich im Krieg ergibt.

Es gibt von ihr (außerdem) eine Form, die durch die Ausübung der (medizinischen) Kunst entweder bei einem lebendigen Lebewesen oder bei einem toten Lebewesen praktiziert wird.

Durch die Form, die bei einem lebendigen Lebewesen praktiziert wird, werden die Funktionen der Körperteile und ihr Nutzen erkannt.

Durch die Form, die bei einem toten Lebewesen praktiziert wird, wird das Wesen eines jeden Körperteiles, das ihm spezifisch ist, seine Form, sein Ausmaß, seine Anzahl, seine Lage und seine Verbindung mit anderen (Körperteilen) erkannt.[81]

5.5 (= TV 49) Die Empiriker kritisieren die Anatomie in zweierlei Hinsicht.

Einer dieser beiden Kritikpunkte besteht darin, dass sie behaupten, dass man durch sie nicht das herausfindet, was man benötigt.

Der zweite Kritikpunkt besteht darin, dass, auch wenn man durch sie etwas herausfindet, dieses nicht zu dem gehört, das für die Kunst absolut notwendig ist.

5.6 (= TV –) Die Sache, die nicht sichtbar ist, ist entweder ihrer Natur nach unsichtbar wie zum Beispiel jede Sache, die der Wahrnehmung nicht zugänglich

---

80 Diese Wiedergabe von ἔνδειξις (vgl. TV 47) orientiert sich vermutlich an der arabischen Übersetzung des Begriffes in der Passage DS, S. 10.18 = Kitāb Ǧālīnūs, S. 38.8, auf die sich die vorliegende Dihairese bezieht.

81 Diese Dihairese hat keine Entsprechung in *De sectis*. Sie beruht vielleicht auf Äußerungen, die Galen in *De anatomicis administrationibus* (II.3; IX.1) gemacht hat; siehe den Text in Galenus, Anatomicarum Administrationum libri, t. 1, S. 81.9–11; t. 2, S. 551.2–7.

ist und nur durch den Verstand erkannt wird. Die Methode,[82] durch die diese (Sache) erkannt wird, sowie der Analogieschluss, der sie erkennen lässt, wird Analogismos genannt. Dies ist der Analogieschluss auf das Verborgene mit Hilfe des Sichtbaren.[83]

Oder (die Sache, die nicht sichtbar ist,) ist nicht (ihrer) Natur nach und im Rahmen der (Ausübung der medizinischen) Kunst verborgen, sondern weil sie zu dem gehört, das zu einem gewissen Zeitpunkt nicht greifbar ist. Dazu gehört jede Sache, die ihrer Natur nach sichtbar ist, aber wegen ihrer großen Entfernung oder ihrer geringen Größe, oder weil man danach mit einem Sinn sucht, der dazu nicht passt, oder weil vor ihr ein Hindernis ist,[84] verborgen ist.[85] Die Methode, die dies erkennen lässt, wird Epilogismos genannt. Dies ist der Analogieschluss mit Hilfe des Sichtbaren auf das Sichtbare.

5.7 (= TV 50) Die Rationalisten benutzen den Analogieschluss auf das Verborgene mit Hilfe des Sichtbaren.

Die Empiriker benutzen den Analogieschluss vom Sichtbaren auf das Sichtbare. Sie behaupten, dass dieser bei der Widerlegung desjenigen nützlich ist, der das kritisiert, was man mit dem Sinn sieht, und (dass er nützlich ist) bei der Aufdeckung dessen, was verborgen und versteckt ist, und (dass er nützlich ist) bei der Entlarvung der Leute, die versuchen, die Empiriker zu einer falschen Meinung zu veranlassen und sie durch Sophismen in die Irre zu führen.

5.8 (= TV 51) Die verborgene Sache ist entweder ihrer Natur nach verborgen wie zum Beispiel das Wesen Gottes – gesegnet und erhaben sei er – und das Wesen des Intellekts, der Seele, der Natur und Derartiges, so dass es nur durch den Analogieschluss vom Sichtbaren auf das Verborgene erkannt wird, oder sie ist nur im Hinblick auf[86] die Wahrnehmung verborgen, wobei sie dann der Wahrnehmung aus einem der (folgenden) vier Gründe entgeht:

---

82 Zu dieser Bedeutung von *bāb* siehe Lane, An Arabic-English Lexicon, S. 272c–273a.

83 In SA 5.6 sowie im ersten Satz von SA 5.7 steht *bi-l-ẓāhiri* („mit Hilfe des Sichtbaren"). Erst danach heißt es *mina l-ẓāhiri* („vom Sichtbaren").

84 *aw li-anna dūnahū ḥāʾilan* („oder weil vor ihr ein Hindernis ist") *om.* F M A (*in textu*), hebr. Ü, Walbridge: *habent* S (*in textu*) F M A (*in margine*), *nos*. Da dieser Ausdruck in drei der vier Handschriften am Rand vermerkt ist, scheint es sich um eine Marginalie zu handeln, die schon im Archetyp vorlag. Ihre Auslassung dürfte sich durch einen Augensprung erklären. Dass sie zum Text dazugehört, zeigt der Schluss von TV 51/SA 5.8. Man beachte auch das nahezu identische Beispiel für die verdeckte Sache in Agnellus' *De sectis*-Vorlesung; siehe Agnellus of Ravenna, S. 94.7–9: *aut antepositum corpus, quia post parietem quod est invisibilem nobis est.*

85 Mit diesen Beispielen werden die πρόσκαιρα ἄδηλα („Dinge, die für eine gewisse Zeit unsichtbar sind") erläutert; siehe DS, S. 11.9f.

86 Das Verb *ḫafiya* („verborgen sein vor") wird normalerweise mit *ʿalā*, *min* oder *ʿan* konstruiert; siehe Lane, An Arabic-English Lexicon, S. 776. Die Präposition *ʿinda* („im Hinblick auf") dürfte daher auf ein πρός in der griechischen Vorlage zurückzugehen. Insofern ist Garofalos Konjektur zu TV 51 absolut gerechtfertigt.

Entweder wegen der großen Entfernung des Weges[87] wie zum Beispiel ein Schiff, das sich mitten auf dem Meer befindet und damit vor dem verborgen ist, der an der Meeresküste steht; oder wegen der geringen Größe wie zum Beispiel der Staub, der in der Luft herumfliegt. Denn wenn die Sonnenstrahlen nicht durch eine Lichtöffnung oder ein Fenster scheinen, ist er für uns unsichtbar; oder weil sie zu einer anderen Sinnesform gehört wie zum Beispiel das Geräusch, das nicht sichtbar für den Geschmack ist; oder weil eine Sache sie verdeckt und verbirgt, wie zum Beispiel der Stein auf dem Grund des Meeres, den das Wasser verdeckt.

5.9 (= TV –) Die Empiriker lehnen den Analogieschluss vom Sichtbaren auf das Verborgene ab, weil es sich um eine Sache handelt, bei der es Meinungsverschiedenheiten gibt und bei der man zu keinem Urteil kommt.[88]

Sie billigen (dagegen) den Analogieschluss vom Sichtbaren auf das Sichtbare insofern, als[89] es eine Sache ist, bei der es (normalerweise) keine Meinungsverschiedenheiten gibt. Wenn es (aber doch einmal Meinungsverschiedenheiten) gibt, kommt man leicht zu einem Urteil.

5.10 (= TV –) Sie behaupten, dass die Meinungsverschiedenheit etwas ist, was darauf hindeutet, dass die Sache, bei der es die Meinungsverschiedenheiten gibt, weder erkannt wird noch dessen wahre Beschaffenheit verstanden wird.

Die Unfähigkeit, eine Sache zu erkennen und zu seiner wahren Beschaffenheit zu gelangen, ist der Grund für Meinungsverschiedenheiten.

[Erklärung des sechsten Kapitels des galenischen Buches De sectis]

6.1 (= TV 52) Was nun die dritte Gruppe betrifft, das heißt die Methodiker, so lehnen sie[90] die Betrachtung über Ursachen, Gewohnheiten, Altersstufen, Jahreszeiten, Mischungen, Orte, Kräfte und Körperteile ab.

---

87 *al-ṭarīqi* („des Weges") *om.* F (*in textu*) M A Walbridge: *habent* F (*in margine*) S, hebr. Ü, *nos*; vgl. TV 51: διὰ μῆκος ὁδοῦ. Es sei allerdings angemerkt, dass der Ausdruck *li-buʿdi šiqqati l-ṭarīqi* („wegen der großen Entfernung des Weges") auf einem Missverständnis beruht: Gemäß TV 51 ist davon auszugehen, dass in der griechischen Vorlage μῆκος ὁδοῦ („Länge des Weges") stand. Diese Junktur kann bisweilen die Bedeutung „große Entfernung" haben und wird zum Beispiel in der arabischen Übersetzung von *De anatomicis administrationibus* mit *al-masāfatu l-baʿīdatu* („große Entfernung") wiedergegeben; siehe Galenus, Anatomicarum Administrationum libri, t. 1, S. 264.2. Der Übersetzer der *Summaria Alexandrinorum* hat offensichtlich jedoch nur μῆκος als „große Entfernung" aufgefasst, war dann aber gezwungen, noch „des Weges" (*al-ṭarīqi* = ὁδοῦ) hinzuzufügen, was dann zu einem wenig sinnvollen Ausdruck führte.

88 Gemeint ist die διαφωνία ἀνεπίκριτος (DS, S. 11.21). Auch hier sind die Parallelen zur arabischen Übersetzung von *De sectis* mit den Händen greifbar; siehe Kitāb Ǧālīnūs, S. 42.3.

89 Zu *min ṭarīqi annahū* siehe Ullmann, Die Nikomachische Ethik, Teil 2, S. 318.

90 *ʿafā* ist im X. Stamm auch anderweitig als Übersetzung für in der griechischen Vorlage anzunehmendes παραιτέομαι (vgl. TV 52) belegt; s. Ullmann, Wörterbuch, Suppl. II, S. 45.

6.2 (= TV 54) Wenn sie auf Krankheiten treffen, lehnen sie auch die Betrachtung über ihre individuellen Besonderheiten ab, da sie zu dem gehören, das unendlich (an Zahl) ist.

Sie suchen (vielmehr) die allgemeinen Kommunitäten[91] der Krankheiten, weil diese leichter zu finden und auch leichter mit dem Verstand aufzunehmen sind.

6.4 (= TV 53) Die Herbeiführung der Gesundheit, das heißt die Therapie, geschieht entweder durch Regelung der Lebensweise, durch Chirurgie oder durch Anwendung von Heilmitteln.[92]

6.3 (= TV –) Sie setzten fest, dass es drei allgemeine Kommunitäten der Krankheiten gibt.

Eine von ihnen ist das Fließen, das heißt die Lockerung, eine andere die Stauung,[93] das heißt das Zurückhalten, die dritte ist das, was aus diesen beiden zusammengesetzt ist.[94]

6.5 (= TV 55) Einige Vertreter der dritten Gruppe setzen fest, dass diese Kommunitäten Kommunitäten sind, die sich auf alle Krankheiten erstrecken, sei es, dass diese durch die Regelung der Lebensweise, durch die Chirurgie oder durch die Heilmittel behandelt werden.

Andere von ihnen setzten fest, dass die Kommunitäten, die bei durch Regelung der Lebensweise zu behandelnden Krankheiten vorliegen, das Fließen, die Stauung und das, was aus diesen beiden zusammengesetzt ist, sind, wohingegen die Krankheiten, die durch Chirurgie behandelt werden, andere Kommunitäten sind. Sie bestehen darin, dass die Sache, die behandelt wird, entweder ihrer Natur nach fremd und schädlich[95] ist wie der Stein, der sich in der Blase bildet, oder dass sie ihrer Lage nach fremd und schädlich ist wie zum Beispiel der Eingeweidebruch – dies ist eine Hernie, die von einem Bruch kommt.

---

91 Der Ausdruck *ǧumal* („Kommunitäten") – wörtlich: „Gesamtheiten, Summen" – wird auch in der arabischen Übersetzung von *De sectis* für κοινότητες benutzt; siehe Kitāb Ǧālīnūs, S. 45.4 = DS, S. 12.22. Das Adjektiv *ʿāmmī* („allgemein") dürfte dagegen auf κοινός zurückgehen; vgl. TV 55 und Ullmann, Wörterbuch, S. 353f.

92 Diese Dihairese muss vor SA 6.3 stehen, da sonst nicht klar ist, dass sich der in SA 6.5 zu Beginn genannte Ausdruck „diese Kommunitäten" (*hāḏihi l-ǧumalu*) auf diejenigen Aspekte bezieht, die in SA 6.3 diskutiert werden. Zudem entspricht die Reihenfolge SA 6.4-6.3-6.5 auch den Inhalten des galenischen Originales.

93 Dem Ausdruck *al-iḥtiqān* dürfte ἡ στέγνωσις/τὸ στεγνόν zugrundeliegen. Die Wiedergabe ist allerdings nicht ganz zutreffend, da diese Form der Kommunität die Bedeutung „Verengung" hat, wie antike lateinische Wiedergaben dieses Begriffes zeigen; siehe Celsus, *De medicina*, Prooem. 55 (*adstrictum*), und Agnellus of Ravenna, S. 98.25 (*constrictivum*).

94 Die in SA 6.3. verwendete Begrifflichkeit für die drei Kommunitäten ist in dieser Form auch in der arabischen Übersetzung von *De sectis* belegt; siehe Kitāb Ǧālīnūs, S. 46.1f. = DS, S. 13.3f.

95 Durch „fremd und schädlich" (*ġarībun munkarun*) gibt der Übersetzer die unterschiedlichen Konnotationen des mutmaßlich zugrundliegenden Adjektivs ἀλλότριος (vgl. TV 55) wieder; vgl. zur Terminologie auch Ullmann, Wörterbuch, Suppl. I, S. 97 *s.v.*

Was die Krankheiten angeht, die mit Heilmitteln behandelt werden, so stimmen die Methodiker überein und sind sich einig über alle von uns erwähnten Kommunitäten, auf deren Basis sie sie behandeln.[96]

6.6 (= TV 56) Die Vertreter dieser Gruppierung meinen mit dem Ausdruck „stauende Krankheit“ das Zurückhalten von Überschüssen, die beständig im Fluss sind, wie zum Beispiel die Harnverhaltung, die Magenverstopfung und das Stocken des Schweißflusses.

Sie meinen mit dem Ausdruck „fließende Krankheit“ das Übermaß bei der Entleerung dieser Überschüsse wie z.B. den Durchfall, die große Menge an Urin, die der Patient nicht zurückhalten kann, und die große Menge an Schweiß.

Sie meinen mit dem Ausdruck „Krankheit, die aus zwei Krankheiten zusammengesetzt ist“ eine Krankheit, die diese zwei Zustände umfasst, wie zum Beispiel, wenn das Auge geschwollen ist (und) zugleich stark tränt.

6.7 (= TV 57) Sie wenden bei der Behandlung von stauenden Krankheiten Lockerung und Verflüssigung an, wie zum Beispiel ein geschwollenes Knie durch einen Verband behandelt wird, der aus Bockshornklee, Honigklee, Leinsamen,[97] Gerstenmehl[98] und Kamille besteht.

Bei der Behandlung der fließenden Krankheiten (wenden sie) Verstopfung und Verschließen (an), wie z.B. Durchfall durch die Quitte behandelt wird.

Bei zusammengesetzten Krankheiten wenden sie sich eher den ernsteren und schlimmeren als den anderen zu.[99] So wird zum Beispiel das geschwollene Auge, wenn der Tränenfluss stärker als die Schwellung ist, durch Augensalben behandelt, die den Stoff unterdrücken und zurückdrängen. Wenn aber die Schwellung stärker ist, (wird es) durch Augensalben (behandelt), die auflösend wirken.

[Erklärung des siebten Kapitels des galenischen Buches De sectis]

7.1 (= TV 59) Jede dieser drei Gruppen zielt auf eine (bestimmte) Sache ab.

Die Gruppe der Empiriker zielt auf zwei Dinge ab, nach denen sie strebt. Eine von ihnen ist die Erinnerung an das, was man vermittels Erfahrungswerten er-

96 Der Ausdruck „so stimmen sie überein und sind sich einig“ (*fa-innahum muttafiqūna muštarikūna*) geht vermutlich auf eine Wendung wie κοινῶς ἔλεγον in der griechischen Vorlage zurück. In TV 55 heißt es dagegen κοινὰς (*sc.* κοινότητας) ἔλεγον.

97 In der griechischen Vorlage standen wohl ἡ τῆλις (= *al-ḥulba*), τὸ μελίλωτον (= *iklīlu l-maliki*) und τὸ λινόσπερμον (= *bizru l-kattāni*); siehe Ullmann, Suppl. I, S. 636; Suppl. II, S. 456, und M. Ullmann, Untersuchungen zur arabischen Überlieferung der Materia medica des Dioskurides, mit Beiträgen von R. Degen, Wiesbaden 2009, S. 181; 203; 286.

98 Der Wendung *daqīqu l-šaʿīri* dürfte entweder ἡ πτισάνη oder τὸ ἄλφιτον zugrundliegen; siehe Ullmann, Wörterbuch Suppl. I, S. 99; Suppl. II, S. 221f. Sollte dies zutreffen, hatte der Verfasser der griechischen Quelle eigentlich Gerstengrütze im Sinn.

99 Gemeint ist: Der Arzt wendet sich zuerst dem ernsteren und schlimmeren Aspekt der zusammengesetzten Krankheit zu; vgl. DS, S. 13.16–19, und TV 57.

kannt hat,[100] die zweite (Sache) ist das Befolgen dessen, was für die Wahrnehmung sichtbar ist.

Die Gruppe der Rationalisten zielt auf zwei Dinge ab, nach denen sie insbesondere strebt: Eine von ihnen ist die Schlussfolgerung von der Sache selbst auf das, was man in der sie betreffenden Situation tun muss, die andere ist die Kenntnis dessen, was für die Wahrnehmung nicht sichtbar ist.

Die Gruppe der Methodiker zielt auf zwei Dinge ab, nach denen sie strebt. Eine von ihnen ist die Schlussfolgerung von der Sache selbst auf das, was man in der sie betreffenden Situation tun muss, und die andere das Befolgen dessen, was für die Wahrnehmung sichtbar ist.

7.2 (= TV 58) Von diesen vier Dingen, das heißt der Beobachtung,[101] der Schlussfolgerung, der Sache, die für die Wahrnehmung sichtbar, und der Sache, die für die Wahrnehmung nicht sichtbar ist, gibt es sechs (mögliche) Verbindungen. Zwei von ihnen sind nicht existent. Eine nimmt keiner von den Vertretern der Gruppen für sich in Anspruch, drei nehmen die Anhänger dieser drei Gruppen auf die folgende Weise für sich in Anspruch:

(siehe das Diagramm in Kap. 6.2)

7.3 (= TV 60) Die Vertreter der dritten Gruppe sind unterschiedlicher Meinung in Bezug auf ihre Definition.

Einige von ihnen sagten, dass die Gruppe der Methodiker in der Kenntnis der für die Wahrnehmung sichtbaren Kommunitäten besteht, die dem Ziel der Medizin folgen.[102]

Einige (andere) von ihnen sagten, dass sie in der Kenntnis der sichtbaren Kommunitäten besteht, die mit dem Ziel der Medizin übereinstimmen.

---

100 Der X. Stamm *istadraka* muss hier als „erkennen“ aufgefasst werden, obwohl diese Bedeutung selbst in der Übersetzerliteratur nur für den IV. Stamm belegt ist; siehe Glossarium Graeco-Arabicum *s.v.* *d-r-k*; online unter http://telota.bbaw.de/glossga/ (eingesehen am 21.08.2018).

101 Formen vom Stamm *ḥ-f-ẓ* werden vom Übersetzer sowohl für die Wiedergabe von „Erinnerung“ (SA 7.1) als auch von „Beobachtung“ (SA 1.6) benutzt; vgl. auch oben Anm. 20. Im vorliegenden Fall stand vermutlich τήρησις in der Vorlage (vgl. TV 58), was im Zusammenhang mit den Empirikern oft die zuletztgenannte Bedeutung hat (siehe zum Beispiel DS, S. 2.6; 3.19f.), bisweilen aber auch ein Synonym zu μνήμη zu sein scheint; siehe Die griechische Empirikerschule, S. 297. Da es in dem Diagramm um Wahrnehmung geht, wurde *ḥifẓ* hier mit „Beobachtung“ übersetzt.

102 Es ist nicht zu entscheiden, ob das Adjektiv *tābiʿ* hier die Grundbedeutung des zugrundeliegenden ἀκόλουθος („folgen“; vgl. TV 59) wiedergeben soll oder ob der Übersetzer die Bedeutung „abhängig sein von; untergeordnet sein“ im Sinn hatte, also eine Konnotation, die dem griechischen Adjektiv ebenfalls zu eigen ist; siehe Diccionario Griego Español, por F. Adrados, Madrid 1989ff.; online unter http://dge.cchs.csic.es/xdge/ἀκόλουθος (eingesehen am 19.09.2018).

Nochmal andere sagten, dass sie in der Kenntnis der sichtbaren Kommunitäten besteht, die mit dem Ziel der Medizin übereinstimmen (und) ihm folgen.

Thessalus sagte, dass sie in der Kenntnis der <sichtbaren> Kommunitäten[103] besteht, die dem Ziel der Medizin nahekommen und dafür absolut notwendig sind.

7.4 (= TV 61) Die Empiriker und die Methodiker lehnen die Betrachtung einer Sache ab, die für die Wahrnehmung nicht sichtbar ist, und meiden sie.

Allerdings machen die Empiriker dies unter der Maßgabe, dass es eine nicht erkennbare[104] Sache ist, die Methodiker (dagegen) unter der Maßgabe, dass es eine nutzlose Sache ist.

7.5 (= TV 62) Die Methodiker unterscheiden sich von den Empirikern im Hinblick auf die Beobachtung sowie im Hinblick auf die Art der Ablehnung und Abneigung gegenüber dem, was für die Wahrnehmung nicht sichtbar ist.

(Sie unterscheiden sich) von den Rationalisten im Hinblick auf das, was für die Wahrnehmung sichtbar ist.

(Sie unterscheiden sich) von ihnen beiden zusammen (wiederum) in anderer Hinsicht. Denn sie lassen Dinge unberücksichtigt,[105] von denen sie behaupten, dass sie nutzlos sind. Dies sind die Ursachen, die Altersstufen, die Jahreszeiten, die Orte, die erkrankten Körperteile.

7.6 (= TV 64) Außerdem[106] stimmen die Empiriker und Rationalisten in der Praxis überein. Denn sie behandeln mit Hilfe von ein und denselben Dingen. Sie unterscheiden sich aber in der Art und Weise, durch die sie das Wissen um die Dinge herausbekommen, mit denen sie behandeln, insofern, als die Empiriker durch Beobachtung und Memorieren[107] das herausbekommen wollen, was sie herausbekommen, die Rationalisten (dagegen) durch Schlussfolgerung.

---

103 In TV 60, Agnellus of Ravenna, S. 104.23, und Iohannis Alexandrini commentaria in librum De sectis, S. 66, 5vb22f., ist an dieser Stelle von sichtbaren Kommunitäten die Rede. Der Ausfall von *al-ẓāhira* vor *al-qarība* dürfte sich durch einen Augensprung erklären.

104 *maǧhūl* dürfte auf ἄγνωστον basieren; vgl. TV 61 und DS, S. 14.15. Nach Ausweis der arabischen Lexika hat es üblicherweise die Bedeutung „unbekannt". Da Formen des Stammes *ǧ-h-l* von den Übersetzern aber oft für Wiedergaben von ἀγνοέω und seinen Ableitungen benutzt wurden (siehe vor allem Glossarium Graeco-Arabicum *s.v. ǧ-h-l;* online unter http://telota.bbaw.de/glossga/ [eingesehen am 03.09.2018]), scheint es zumindest in ihrem Kontext auch die Unmöglichkeit der Erkenntnis zum Ausdruck bringen zu können.

105 Es ist anzunehmen, dass *yaḥḏifūna* auf περικόπτειν zurückgeht (vgl. TV 61). Mit der entsprechenden Form von *ḥaḏafa* (+ *asqaṭa*) wird dieses griechische Verb nämlich in der arabischen Übersetzung der Passage DS, S. 14.20, auf die sich die vorliegende Dihairese bezieht, wiedergegeben; siehe Kitāb Ǧālīnūs, S. 51.1.

106 Die Wendung *wa-maʿa hāḏā ayḍan fa-inna* gibt Begriffe wie ἔτι, πρὸς τούτοις oder wie im vorliegenden Fall πάλιν (vgl. TV 64) wieder, die eine Weiterführung bezeichnen; siehe Ullmann, Die Nikomachische Ethik, Teil 2, S. 328–330.

107 Die Junktur *raṣdun wa-ḥifẓun* („Beobachtung und Memorieren") dürfte auf τήρησις basieren (vgl. TV 64), das neben „Beobachtung" auch die Bedeutung „Bewahrung (im Gedächt-

Was die Methodiker und die Rationalisten betrifft, so stimmen sie weder hinsichtlich der Praxis überein, weil sie (*sc.* die Methodiker) sich weder mit den Ursachen noch mit den Töchtern der Elemente[108] beschäftigen, noch (stimmen sie) in der Art und Weise überein, durch die man das Wissen um die Dinge herausbekommt, mit deren Hilfe es zu einer Behandlung kommt, weil sie (*sc.* die Methodiker) das meiden, was für die Wahrnehmung nicht sichtbar ist.

7.7 (= TV –) Auf die Gruppe der Methodiker trifft in jedem Fall eines von zwei Szenarien zu: Entweder liegt sie richtig in ihren Behauptungen, so dass die Kunst der Medizin durch sie einen großen Nutzen hat, da sie ihr das wegnimmt, was überflüssig ist (und) von dem man keinen Nutzen hat.

Oder sie führt uns mit ihren Behauptungen an der Nase herum,[109] so dass sie der Kunst der Medizin einen großen Schaden zufügt, da sie ihr Dinge wegnimmt, die absolut notwendig sind.

## [Erklärung des achten Kapitels des galenischen Buches De sectis]

8.1 (= TV 63) Die Betrachtung der Dinge und das Urteil über sie geschieht auf zwei Weisen.

Denn du erkundest die Dinge und unterscheidest das Wahre vom Falschen über sie entweder durch den logischen Schluss, wenn sie intelligibel sind, oder durch die Wahrnehmung, wenn sie sinnlich wahrnehmbar sind.

Galen verwendet hier bei seiner Kontroverse[110] mit den Anhängern dieser dritten Gruppe in erster Linie die zweite von den beiden Methoden der Betrachtung, weil sie einfacher für die Einsteiger in die medizinische Wissenschaft ist und sie von den Vertretern dieser Richtung ebenfalls vorgezogen und geschätzt wird.

---

nis)" haben kann. In dieser Weise werden im Übrigen auch die beiden Formen τηρήσαντι (DS, S. 3.19) und τετηρημένον (DS, S. 3.20) in der arabischen Übersetzung von *De sectis* wiedergegeben; siehe Kitāb Ǧālīnus, S. 20.1f., sowie oben Anm. 20.

108 Die Junktur *banātu l-arkāni* geht auf σύστοιχα zurück; siehe TV 64 sowie oben Anm. 50.

109 Mit *kāḏib* (wörtlich: „lügnerisch", „falsch") wird auch in der arabischen Übersetzung der Referenzstelle aus dem galenischen Original (DS, S. 15.16) das Verb ψεύδονται („betrügen") wiedergegeben; siehe Kitāb Ǧālīnus, S. 53.3.

110 Der Begriff *al-munāẓara* („Kontroverse") bezeichnet die Auseinandersetzung zwischen zwei Parteien, die dazu dient, die Wahrheit herauszufinden; siehe Lane, An Arabic-English Lexicon, S. 2811c. Dass der Verfasser der *Summaria Alexandrinorum* hier von Galens Kontroverse mit den Methodikern spricht, liegt darin begründet, dass im Prinzip die ganze zweite Hälfte von *De sectis* (DS, S. 15.17–32.2) eine kritische Auseinandersetzung des Arztes aus Pergamon mit der Lehre dieser Gruppierung darstellt. Auffälligerweise begegnet uns dieselbe Begrifflichkeit auch in der Überschrift des entsprechenden Kapitels aus der arabischen Übersetzung von *De sectis*: „Über die Kontroverse der Methodiker mit den Dogmatikern und Empirikern" (*fī munāẓarat aṣḥāb al-ḥiyal li-aṣḥāb al-qiyās wa-aṣḥāb al-taǧārib*); siehe Kitāb Ǧālīnūs, S. 56.2. Hier zeigt sich einmal mehr, wie nahe sich die arabischen Versionen von *De sectis* und den *Summaria Alexandrinorum* stehen.

8.2 (= TV 66) Die Vertreter dieser dritten Gruppe unterlassen die Betrachtung über die Altersstufen, die Betrachtung über die Ursachen, sei es, dass es die ersten, die vorausgehenden oder die verbindenden Ursachen sind, die Betrachtung über die Jahreszeiten, über die Orte und über die Körperteile, die sich voneinander unterscheiden, weil einige von ihnen nervenartig sind wie der Magen und die Gebärmutter, andere venenartig wie die Zunge, wieder andere arterienartig wie die Lunge und die Milz.[111]

8.3 (= TV –) Die Betrachtung soll zuerst über die Ursachen gehen. Es gibt drei Ursachen: die erste, die vorausgehende und die verbindende.

8.4 (= TV –) Die Rationalisten versuchen Kenntnis von allen dreien zu erlangen und studieren sie.

Die Empiriker versuchen insofern Kenntnis der ersten Ursachen zu erlangen, als sie für die Wahrnehmung sichtbar sind.

8.5 (= TV –) Deswegen ließ er (*sc.* Galen) die Empiriker und die Methodiker eine kontroverse Diskussion[112] vor allem über die ersten Ursachen führen. Die vorausgehenden und verbindenden Ursachen studieren beide jedoch nicht und versuchen auch keine Kenntnis über sie zu erlangen – die Empiriker insofern, als sie für die Wahrnehmung nicht sichtbar sind, die Methodiker insofern, als sie nutzlos sind.

[Erklärung des neunten Kapitels des galenischen Buches De sectis]

9.1 (= TV –) Die erste Ursache ist entweder Ursache für eine homoiomere Krankheit, wie zum Beispiel heiße Sandstürme Ursache für Fieber sind, oder sie ist Ursache für eine organische Krankheit, wie zum Beispiel ein Schlag Ursache für eine Schwellung ist, oder sie ist Ursache für die Trennung des Zusammenhanges, wie zum Beispiel ein Schwert, ein Pfeil oder der Biss eines Tieres Ursache für eine Wunde ist.[113]

---

111 Im letzten Teil der Dihairese geht es um Körperteile, die νευρώδης, φλεβώδης oder ἀρτηριώδης sind; vgl. DS, S. 18.3–5. Mit diesen Ausdrücken ist der Umstand gemeint, dass der jeweilige Körperteil in erster Linie Nerven, Venen oder Arterien enthält. In diesem Sinn sagt Stephanus zum Beispiel über den nervenartigen Magen: τοῖς νευρώδεσι μορίοις, ἔνθα ἢ πολλὰ νεῦρα καταφύονται … ὁ στόμαχος πολλὰ νεῦρα ὑποδέχεται; zitiert nach Stephani philosophi In Hippocratis Prognosticum commentaria III, S. 124.15f.

112 „Kontroverse Diskussion" (*al-munāẓara*) nimmt Bezug auf den Aufbau von *De sectis*: Zuerst wird die Position des Methodikers präsentiert (DS, S. 16.15–18.12), dann tritt der Empiriker auf, um die Thesen seines Vorredners zu widerlegen (DS, S. 18.13–22.17).

113 Die Einteilung der Krankheiten in homoiomere und organische Leiden sowie Trennung des Zusammenhanges bietet auch ein *arbor* im Laurentianus Graecus 75.19 (14. Jh.); siehe Ieraci Bio, Disiecta membra, S. 29; 33. Einzelne Aspekte aus dieser Dihairese finden sich des Weiteren bei Stephanus, der die ὁμοιομερῆ πάθη als schlechte Mischung der Körper-

9.2 (= TV –) Weil die Angelegenheit mit der Trennung des Zusammenhanges besonders gut erkennbar ist und ihr Auftreten aufgrund einer ersten Ursache offensichtlich ist, erklären wir, dass, wenn nicht bekannt ist, was diese Ursache ist, es (auch) nicht möglich ist, die Trennung des Zusammenhanges, die aus ihr resultiert, mit einer Behandlung zu versehen, durch die Heilung erzielt wird.

9.3 (= TV 65) Es sei angenommen,[114] dass ein Mann von einem tollwütigen Hund gebissen wird, wodurch er an einer Stelle seines Körpers verletzt wird, und dass er aufgrund der folgenden Zeichen, die auf Tollwut hinweisen, erkannt hat, dass es ein tollwütiger Hund ist: Seine Augen treten hervor, seine Zunge hängt aus seinem Maul, sein Schwanz ist schlaff, und er ist durstig, trinkt aber kein Wasser.

9.4 (= TV 68) Diejenigen, die von einem tollwütigen Hund gebissen werden, werden behandelt wie die übrigen, die von irgendeinem anderen giftigen Tier gebissen wurden: entweder von außen, d.h. durch warme, scharfe Heilmittel, die auf die Wunde gegeben werden, was den oberen Teil der Wunde erweitert bzw. öffnet und das Gift herauszieht bzw. entfernt, oder von innen, d.h. durch Dinge, die das Gift beseitigen und austrocknen wie der Theriak und dergleichen.

9.5 (= TV –) Denn wenn die Trennung des Zusammenhanges durch den Biss eines giftigen Tieres wie zum Beispiel eines tollwütigen Hundes oder einer Schlange hervorgerufen wird, muss sie erweitert und geöffnet werden.

Wenn sie durch ein Schwert, Feuer oder einen nichtgiftigen Pfeil hervorgerufen wird, muss sie nur geschlossen und vernarbt werden.

9.6 (= TV –) Wenn es so um die Sache mit der Trennung des Zusammenhanges steht, wie ich es beschrieben habe, ergibt sich daraus die Erkenntnis, dass die Betrachtung über die Ursachen zu den Dingen gehört, aus denen man Nutzen zieht, da sich die Behandlung entsprechend der Ursache unterscheidet und ändert.

---

wärme (vgl. Fieber) und die ὀργανικὰ πάθη als Tumore jeglicher Art definiert; siehe Stephani philosophi In Hippocratis Prognosticum commentaria III, S. 258.32–260.2. Die Trennung des Zusammenhanges (*tafarruqu l-ittiṣāli* = λύσις τῆς συνεχείας) gehört für ihn dagegen in den chirurgischen Bereich, da dies Thema der hippokratischen Schrift *De fracturis* ist; siehe Palladius. Kommentar zu Hippokrates 'De fracturis' und seine Parallelversion unter dem Namen des Stephanus von Alexandria. Kritische Ausgabe und Übersetzung von D. Irmer (Hamburger Philologische Studien 45), Hamburg 1977, S. 19.24–30. Als Beispiele für eine derartige Trennung nennt Stephanus das Geschwür oder die Wunde; s. Stephani Atheniensis In Hippocratis Aphorismos commentaria V–VI, S. 18.28f.; 180.31; 258.4. Der Ausdruck λύσις τῆς συνεχείας geht auf Galen zurück, der damit jede Unterbrechung der Verbindung der Körperteile bezeichnete; s. Ph. H. de Lacy, Galen's Concept of Continuity, in: Greek, Roman, and Byzantine Studies 20, 1979, S. 355–369.

114 Der Imperativ *anzil* geht wohl auf eine Formulierung wie ὑποκείσθω zurück; siehe Ullmann, Wörterbuch, Suppl II. S. 547, und Stephani Atheniensis In Hippocratis Aphorismos commentaria I–II, S. 178.39; 180.13; 24; 30; 182.21.

9.7 (= TV 69) Einen Unterschied und eine Veränderung bei der Behandlung gibt es entweder im Hinblick auf die Quantität oder auf die Qualität oder auf die Gesamtheit ihrer Art, wie wir es hier beschrieben haben.[115]

[9.8 (= TV –) Wir behandeln ein und dieselbe Krankheit in unterschiedlicher Weise, wenn die Ursache, die sie auslöst, verschieden ist.][116]

9.9 (= TV 72) Man könnte auch wissen, dass die Betrachtung der Altersstufen zu dem gehört, was nützlich ist – was ich (jetzt) darlegen werde. Ich sage:

Wenn wir eine Ader öffnen wollen, öffnen wir sie nicht bei einem kleinen Kind, weil sich der Körper eines kleinen Kindes aufgrund seiner Wärme und seiner Feuchtigkeit schnell auflöst und weil der größte Teil des Blutes für das Wachstum und die Zunahme des Körpers aufgewendet wird und weil seine Kraft schwach ist.

Wir öffnen die Ader auch nicht bei einem alten Menschen, weil er mittlerweile nur noch wenig Blut hat, sein Körper bereits kalt und trocken und seine Kraft schwach ist.

Wir öffnen die Ader dagegen nur bei demjenigen, der in der Blüte seiner Jugend steht, weil es bei ihm keinen der Hinderungsgründe gibt, die bei Kindern und alten Leuten vorliegen. Denn er gleicht (einerseits) nicht einem kleinen Kind im Hinblick auf die Schnelligkeit, mit der sich der Körper auflöst, und im Hinblick auf die Schwäche der Kraft und der Menge des Blutes, die für das Wachstum seines Körpers aufgewendet wird, (und andererseits auch) nicht einem alten Mann im Hinblick auf den Mangel an Blut, im Hinblick auf das Überwiegen von Kälte und Trockenheit sowie im Hinblick auf die Schwäche der Kraft.

9.10 (= TV 67) Man weiß auch, dass die Betrachtung über die Orte zu den Dingen gehört, von der man auf die folgende Weise[117] Nutzen hat.

Ich sage, dass es unter den Orten einige mit ausgewogener Mischung gibt. An derartigen Orten öffnen wir dann die Adern, wenn es erforderlich ist.

Einige Orte liegen im Norden und sind sehr kalt wie zum Beispiel das Land der Slawen.[118] An derartigen Orten öffnen wir keine Adern.[119]

---

115 Der Rückverweis bezieht sich auf SA 3.33.

116 Da der Satz weder dihairetisch strukturiert ist noch eine Parallele in den *Tabulae Vindobonenses*, in den Vorlesungen oder im galenischen Original hat und zudem auch inhaltlich nicht passt – schließlich geht es in *De sectis* in diesem Kontext nur um die erste Ursache –, dürfte es sich hier um eine Gelehrtenannotation zu SA 9.7 handeln, die in den Text geraten ist.

117 Der Ausdruck *min hāḏā l-waǧhi* dürfte auf οὕτως zurückgehen; siehe Ullmann, Die Nikomachische Ethik, Teil 1, S. 421.

118 Dem Ausdruck *bilādu l-Ṣaqālibati* liegt sicherlich eine entsprechende Form von Σκυθία zugrunde; siehe Anm. 64.

119 Es fehlt die Begründung für das Unterlassen des Aderlasses. Der *De-sectis*-Vorlesung, die sich bei Ibn Hindū erhalten hat und in der diese Dihairese in nahezu identischem Wortlaut

Einige Orte liegen im Süden und sind brennend heiß. An derartigen Orten öffnen wir ebenfalls keine Adern wegen der großen Menge, die die Luft vom Körper durch ihre Hitze auflöst, wie es zum Beispiel in Äthiopien geschieht.

9.11 (= TV 76) Man weiß auch, dass die Betrachtung über die Körperteile zu den Dingen gehört, die notwendig sind und von denen man auf die folgende Weise Nutzen hat. Ich sage, dass die blutige Schwellung durch Dinge behandelt wird, die sich nach Maßgabe des Körperteiles, der geschwollen ist, unterscheiden.

Wenn sich diese Schwellung im Auge befindet, besteht die Behandlung aus Augensalben.

Wenn sie sich im Ohr befindet, besteht die Behandlung aus Weinessig und Rosenöl.

Wenn sie sich im Gaumenzäpfchen befindet, besteht die Behandlung aus Maulbeersaft.

Wenn sie sich am Bein befindet, besteht die Behandlung aus einem Verband und[120] einem Bad aus Öl und warmen Wasser.

9.12 (= TV 70) Es ist durch das folgende Beispiel, welches ich dir (aus dem Bereich) der organischen Krankheiten vorstellen werde, auch klar, dass die Betrachtung über die Ursachen zu den Dingen gehört, die notwendig und nützlich sind.

Eine Schwellung tritt nämlich entweder von selbst auf, das heißt nicht durch eine erste Ursache, oder sie wird durch eine erste Ursache hervorgerufen. Wenn sie von selbst auftritt, wird sie durch eine vorhergehende Ursache hervorgerufen, das heißt durch Fülle, die im Körper auftritt. Schwellungen dieser Art haben keinen Bedarf an Dingen, die lockern, bevor der ganze Körper entleert wird. Vor der Entleerung besteht (außerdem) Bedarf an Dingen, die unterdrücken und aufhalten.

Wenn sie aber durch die erste Ursache hervorgerufen wird, wie es zum Beispiel durch einen Schlag oder einen Stoß geschieht, besteht von Anfang an Bedarf an Dingen, die lockern und auflösen.

9.13 (= TV –) Die Untersuchung (umfasst), so wie ich sie dargelegt habe, zwei Themenbereiche.[121]

Einer davon hat mit der Wahrnehmung zu tun. Es ist ein Themenbereich, der die Empiriker angeht[122] und der zu ihnen passt. Er kam in der Kritik der Empiriker an den Methodikern zur Sprache.

---

vorliegt, ist zu entnehmen, dass die durch die Kälte stark verminderte Kraft des Körpers als Ursache anzusehen ist; siehe Ibn Hindu, S. 617.10–12.

120 *in kāna fī l-baṭni fa-dawā'uhū* („wenn sie sich im Magen befindet, besteht die Behandlung aus") *post wa-* („und") *add.* S M A, Walbridge: *om.* F, hebr. Ü, *nos.* Weder TV 75 noch die ravennatischen Vorlesungen noch Galens *De sectis* enthalten diese Wörter.

121 Zu dieser Bedeutung von *bāb* siehe A Greek and Arabic Lexicon, fasc. 12, S. 612f.

122 Formen des III. Stammes von *šakala* können zur Übersetzung des Adjektivs οἰκεῖος oder des Verbes προσήκω dienen; siehe Ullmann, Die Nikomachische Ethik, Teil 1, S. 191, und

Der andere hat mit dem logischen Schluss zu tun. Es ist ein Themenbereich, der zu den Rationalisten passt und der sie angeht. Entsprechend streitet ein Rationalist mit einem Methodiker hier in der folgenden Diskussion.[123]

[Erklärung des zehnten Kapitels des galenischen Buches De sectis]

10.1 (= TV 77) Von den Methodikern sagen einige, dass diese Kommunitäten in den Körperteilen selbst sind, einige andere von ihnen sagen, dass sie in den Säften sind, die die Körperteile enthalten.

10.2 (= TV –) Die Aussage des Methodikers, der sagte, dass diese Kommunitäten in den Körperteilen selbst sind, wird dadurch widerlegt, dass er, nachdem er gesagt hatte, dass die Kommunitäten etwas sind, das für die Wahrnehmung sichtbar ist, (ebenso) meinte, dass sie in den Körperteilen selbst physisch vorliegen. Nicht alle Körperteile sind jedoch für die Wahrnehmung sichtbar, vielmehr sind nur die für die Wahrnehmung sichtbar, die sich in unmittelbarer Nähe der Oberfläche des Körpers befinden. Was dagegen im Inneren des Körpers verborgen ist, ist nicht für die Wahrnehmung sichtbar. Wenn ein Körperteil nicht für die Wahrnehmung sichtbar ist, sind auch die Kommunitäten, die in ihm auftreten, nicht für die Wahrnehmung sichtbar.

Die Aussage des Methodikers, der sagte, dass die Kommunitäten in den Säften auftreten, die die Körperteile enthalten, und der behauptete, dass die Krankheiten lediglich in einem übermäßigen Zurückhalten oder Entleeren von Säften bestehen, wird dagegen dadurch widerlegt, dass die Menge der Entleerung oft das Normalmaß überschreitet und nicht schadet, sondern nützt, wie das zum Beispiel bei der Krise der Fall ist.

10.3 (= TV 71) Von den Dingen, die aus dem Körper ausgeschieden werden, gibt es die, die hinsichtlich der Quantität widernatürlich sind wie zum Beispiel Exkremente, Urin, Schweiß, Erbrochenes, (und zwar) wenn von einem jeden von ihnen ein Übermaß herauskommt.

Von ihnen gibt es (außerdem) die, die hinsichtlich der Qualität widernatürlich sind wie zum Beispiel Exkremente, die sehr feucht und brennend heiß sind, Urin, wenn er rot oder schwarz ist, und Schweiß, wenn er kalt ist.

---

Glossarium Graco-Arabicum unter http://telota.bbaw.de/glossga/ *s.v.* *š-k-l* (eingesehen am 06.09.2018).

123 Diese Dihairese hat gliedernde Funktion. Der erste Teil über die Wahrnehmung weist auf Kap. 9 der *Summaria Alexandrinorum* zurück, der zweite auf Kap. 10 voraus. Der Inhalt erklärt sich durch die szenische Gestaltung von *De sectis*, in der zunächst ein Empiriker (DS, S. 18.13–22.17), dann ein Dogmatiker (DS, S. 22.18–32.2) auftreten, um die Position der Methodiker zu kritisieren. Ersterer stützt sich in seiner Argumentation auf das Sichtbare, letzterer auf die theoretische Überlegung (DS, S. 18.23: ὑπομνήσας τοῦ φαινομένου; S. 22.24: τινος … λόγου δέει).

(Schließlich) gibt es die, deren Entleerung in jeder Hinsicht widernatürlich ist wie zum Beispiel der Blutsturz. Denn es gibt von Natur aus kein Maß für die Entleerung von Blut aus dem Körper. Allerdings haben wir schon oft Entleerungen (von Blut) gesehen, die nicht Krankheit, sondern Gesundheit verursacht haben.

10.4 (= TV 78) Zu den Därmen gehören die Teile des Dünndarmes, und diese sind drei (an der Zahl). Ein Teil wird der Pförtner,[124] ein anderer wird Leerdarm genannt, und danach (kommen) die übrigen Darmwindungen, die zusammen Dünndarm genannt werden. [Dies sind die Gedärme.][125]

Dazu gehören (weiterhin) die Teile des Dickdarmes, und diese sind auch drei (an der Zahl). Ein Teil ist der Blinddarm, ein anderer der Grimmdarm, der dritte der Mastdarm.

10.5 (= TV 73) Wenn jemand Durchfall hat, dann sagen die Methodiker, dass diese Krankheit zu den gelösten Krankheiten gehört, das heißt zum Fließen. (Darauf kann) man ihnen erwidern: „Da es möglich ist, dass diese gelöste Krankheit in jedem Teil des Darmes auftritt, von denen[126] kein einziger für die Wahrnehmung sichtbar ist, woher wisst ihr, in welchem davon diese Krankheit auftritt?"

Denn wer die Krankheiten der inneren Körperteile erkennen will, der muss Kenntnisse haben von der Natur der Körperteile, von der Kraft der Zeichen,[127] von der Theorie der Elemente gemäß der Methode der Wissenschaft von den Naturen, von der Anatomie und von der Wissenschaft der Logik.

10.6 (= TV 79) Denn wer Kenntnisse von der Logik hat, der begeht keinen Irrtum wie die Methodiker bei den Begriffen und den Eigenschaften, sondern er stellt dem Schlaffen das Angespannte, dem Harten das Weiche, dem Lockeren das Dichte und der Entleerung das Zurückhalten dessen, was (gewöhnlich) entleert wird, gegenüber.

10.7 (= TV 80) Wer sich mit den Dingen, die wir zuvor genannt haben, gut auskennt, der weiß, dass eine Sache, die vor ihrer Entleerung in irgendeinem Körperteil zurückgehalten wird, später entleert wird und zwar aufgrund einer der (folgenden) sechs Ursachen:

---

124 *al-bawwāb* („der Pförtner") basiert sicherlich auf πυλωρός; siehe Ullmann, Wörterbuch, Suppl. II, S. 227, und A Greek and Arabic Lexicon, fasc. 12, S. 616. Gemeint ist die untere Magenöffnung.

125 Der Ausdruck *al-maṣārīn* („Gedärme") wird von den Übersetzern üblicherweise für die Wiedergabe von τὰ ἔντερα benutzt; siehe Ullmann, Wörterbuch, S. 245. Inhaltlich bezieht er sich demnach auf die ganze Dihairese. Vermutlich handelt es sich hier um eine in den Text geratene Glosse zu SA 10.4.

126 *wa-lā* („und nicht") *post minhā* („von denen") *habent* S M A, Walbridge: *om.* F, hebr. Ü, *nos*.

127 Es ist unklar, was mit *bi-quwwati l-ʿalāmāti* („von der Kraft der Zeichen") gemeint ist. Sinnvoller erscheint hier die Lesart aus TV 73: δυνάμεις („Kräfte", *sc.* des Körpers). In DS, S. 24.25–25.6, findet sich für keine der beiden Varianten eine Entsprechung.

Entweder weil die Sache dünn und fein ist, wie es bei den Frauen aufgrund einer Blutung der Fall ist, oder weil sie in großer Menge vorliegt, wie es[128] bei Betrunkenen der Fall ist, oder weil sich die (Körper)gänge[129] ausgedehnt haben, wie es beim Geschlechtsverkehr der Fall ist, oder weil etwas sie von innen oder von außen anzieht – entweder von innen wie zum Beispiel, wenn einer der Körperteile bereits warm ist, oder von außen wie zum Beispiel warme Luft oder ein warmes Heilmittel – oder weil die ausstoßende Kraft stark ist, wie es bei dem der Fall ist, der kaltes Wasser auf dem Höhepunkt seines Fiebers trinkt und dann sofort schwitzt, oder weil die festhaltende Kraft schwach ist, wie es bei dem der Fall ist, der in Ohnmacht fällt, wenn Exkremente aus ihm herauskommen.

10.8 (= TV 81) Wir wissen auch, dass das Zurückhalten einer Sache, die (gewöhnlich) entleert wird, sechs Ursachen hat, die diesen entgegengesetzt sind: Entweder weil sie dick ist oder weil sie in geringer Menge vorliegt oder weil die (Körper)gänge verdichtet sind oder weil es nichts gibt, was sie von innen oder von außen anzieht, oder weil die ausstoßende Kraft schwach ist oder weil die festhaltende Kraft stark ist.

10.9 (= TV 82) Unter den Körperteilen gibt es die, die locker und durchlässig sind. Bei einem derartigen Körperteil sickert, wenn ein bestimmter Stoff zu ihm hinfließt, das Feine von diesem Stoff durch, während das Dicke zurückgehalten wird. Die Methodiker glauben, dass dies eine zusammengesetzte Krankheit ist, wie dies im Auge, in der Nase und im Mund geschieht.

(Unter den Körperteilen) gibt es (außerdem) die, die dicht sind und keine Poren haben. Bei einem derartigen Körperteil sickert und geht, wenn ein bestimmter Stoff zu ihm hinfließt, nichts davon hindurch, wie dies im Oberschenkel, im Arm[130] und im Unterschenkel geschieht.

10.10 (= TV 83) Die Methodiker begehen einen Fehler, wenn sie sagen, dass die Schwellung, aus der nichts durchsickert, eine einfache, nicht zusammengesetzte Krankheit ist, während die Schwellung, aus der etwas durchsickert, eine zusammengesetzte Krankheit ist.[131]

---

128 *al-qayʾu* („das Erbrechen") *post yaʿriḍu* („der Fall ist") *add.* F M A Walbridge: *om.* S, hebr. Ü, *nos.* Dieser Ausdruck findet sich weder in TV 80 noch in der nahezu wörtlichen Parallele in Ḥunayns isagogischer Schrift *Fragen über die Medizin für die Studenten*; siehe Hunain Ibn Ishaq's „Questions on Medicine for Students", S. 528.8; 529a9.

129 *al-maǧārī* („[Körper]gänge") basiert sicherlich auf πόροι („Poren"; siehe Ullmann, Wörterbuch, Suppl. II, S. 169), wobei sich der Übersetzer hier für eine alternative Bedeutung des griechischen Ausgangsbegriffes entschieden hat.

130 Für *ʿaḍud* geben die Lexika den Bereich zwischen Ellenbogen und Schulter an (= Oberarm). Das Wort wird aber von den Übersetzern als Standardwiedergabe für βραχίων („Arm") benutzt und muss zumindest in diesem Kontext eine etwas weiter gefasste Bedeutung haben; s. Lexicon Syriacum, S. 422.19, und Ullmann, Wörterbuch, Suppl. I, S. 229f.

131 „Krankheit" (*maraḍ*) dürfte ein interpretatorischer Zusatz des Übersetzers sein. Das Wort kommt weder in TV 83 noch in DS, S. 29.21–24, vor.

10.11 (= TV –) Sie (*sc.* die Methodiker) wissen nicht, dass, wenn die Schwellung auch in einem durchlässigen Körperteil wie dem Auge auftritt, unter der Bedingung, dass ihre Substanz dünn ist, ein Teil davon durchsickert und durchfließt, unter der Bedingung jedoch, dass ihre Substanz dick ist, nichts davon durchsickert und durchfließt.[132]

Beendet ist die Zusammenfassung der Alexandriner des galenischen Buches *De sectis* in Form einer kommentierten B(egriffsb)estimmung, übersetzt von Ḥunayn ibn Isḥāq.[133]

---

132 Diese Dihairese bezieht sich auf den Schluss von *De sectis*, in dem es heißt, dass selbst bei Entzündungen von eigentlich durchlässigen Körperteilen wie den Augen mitunter nichts aus dem Körper herausfließt. Galen sieht als Ursache dafür allerdings nicht die Substanz der Schwellung, sondern die der Flüssigkeit an; vgl. DS, S. 31.11f.: τῷ πάχει τῆς ἐπιρρεούσης οὐσίας.

133 So lautet der Schluss in The Alexandrian Epitomes, S. 48 (arab.). An dieser Stelle folgt der Text der Lesart der beiden Kodizes M und A.

# 6. Appendizes

## 6.1 Parallelen mit den Vorlesungen und *De sectis*

In der folgenden Übersicht werden die inhaltlichen Überschneidungen der beiden Lehrwerke mit den Vorlesungen über *De sectis* aufgelistet.[1] Nur selten handelt es sich dabei um wörtliche Parallelen, in der Regel werden lediglich dieselben Themen behandelt. Angaben in der Rubrik „De sectis" in Klammern bedeuten, dass sich im galenischen Original nur lose Bezüge finden lassen.

| SA/TV | Vorlesungen | De sectis |
|---|---|---|
| SA 0.1/TV α' (1) | Ag 24.9–30.8<br>J 11–13, 1vb13–59<br>Pall 75.15–77.22<br>IH 602.8–604.15<br>Ru 184.17–185.3 | – |
| SA 0.2 / TV β' (2) | – | – |
| SA 0.3/TV γ' (3) | Ag 22.31–24.3<br>J 15–16, 2ra29–38<br>Pall 77.1–4<br>IH 605.3–5; 8f.; 606.3f.<br>Ru 184.11–13 | – |
| SA 1.1/TV – | – | DS 1.8 |
| SA 1.2/TV – | Ag 22.6–30<br>J 13–15, 1vb60–2ra28<br>IH 595.8–14 | – |
| SA 1.3–4/TV δ'–ε' (5–4) | Ag 40.25–29<br>J 22, 2va21–26 | DS 1.4–7; 9–11 |

1 Die Stellenangaben in der Spalte „Vorlesungen" beziehen sich auf die Ausgaben Agnellus of Ravenna (Ag), Iohannis Alexandrini commentaria in librum De sectis (J), Scolii inediti (Pall), Al-Ruhāwī (Ru) und Ibn Hindu (IH); siehe hierzu auch Kap. 2.3.1.

| **SA/TV** | **Vorlesungen** | **De sectis** |
|---|---|---|
| SA 1.5/TV ς’ (6) | Ag 46.17–24<br>J 25, 2vb9–16<br>IH 605.1–3; 6f.; 606.1–3 | DS 1.12–16; 2.2f. |
| SA 1.6/TV θ’ (9) | – | DS 2.2–7 |
| SA 1.7/TV η’ (8) | – | DS 2.7–11 |
| SA 1.8/TV ζ’ (7) | Ag 48.18–25<br>J 26, 2vb26–32 | DS 1.17f. |
| SA 2.1/TV ι’ (10) | Ag 52.12–35<br>J 29, 3ra16–34 | DS 2.12–4.6 |
| SA 2.2/TV ια’ (11) | Ag 54.20–27<br>J 30–31, 3ra49–54<br>IH 607.9–608.11 | DS 3.1f. |
| SA 2.3/TV – | – | – |
| SA 2.4/TV ιβ’ (12) | Ag 56.14–58.24<br>J 33–34, 3rb27–49<br>IH 608.9–609.8 | DS 3.24–4.6 |
| SA 2.5/TV – | IH 608.4–8 | DS 3.5–8 |
| SA 2.6/TV ιγ’ (13) | Ag 56.7f.<br>J 31, 3ra59f. | DS 3.19f. |
| SA 2.7/TV ιε’ (15) | Ag 60.16–19<br>J 35, 3va14–16 | DS 2.12–4.6 |
| SA 2.8/TV ιδ’ (14) | – | (DS 2.12–4.6) |
| SA 2.9/TV – | – | (DS 2.12–4.6) |
| SA 2.10/TV ις’ (16) | Ag 60.26–62.7<br>J 35–36, 3va19–34 | (DS 28.22f.) |
| SA 3.1/TV ιζ’ (17) | IH 609.16–610.4 | DS 4.20–22 |

| SA/TV | Vorlesungen | De sectis |
|---|---|---|
| SA 3.2/TV – | Ag 68.28–31<br>J 41, 4ra1–3 | DS 4.22 |
| SA 3.3/TV ιη' (18) | Ag 68.28–31<br>J 41, 4ra1–3 | DS 4.22 |
| SA 3.4–6/TV – | – | DS 4.22 |
| SA 3.7/TV κα' (21) | Ag 62.25f.; 68.3–9<br>J 36, 3va33f.; 40, 3vb52–57 | DS 4.22 |
| SA 3.8/TV – | – | DS 4.22 |
| SA 3.9–10/TV – | – | – |
| SA 3.11/TV κ' (20) | Ag 68.25–27<br>J 41, 3vb68–71 | DS 4.23 |
| SA 3.12/TV – | Ag 62.25f.<br>J 36, 3va33 | DS 4.23 |
| SA 3.13/TV ιθ' (19) | Ag 62.25f.<br>J 36, 3va33 | DS 4.23 |
| SA 3.14/TV κγ' (23) | – | DS 4.24 |
| SA 3.15/TV κβ' (22) | – | DS 4.24 |
| SA 3.16–18/TV – | – | – |
| SA 3.19/TV κε' (25) | Ag 66.21–70.2<br>J 40–41, 3vb44–4ra7<br>IH 610.5–611.1 | DS 6.12–25 |
| SA 3.20/TV κδ' (24) | Ag 70.12–18<br>J 42, 4ra14–17 | – |
| SA 3.21/TV λβ' (32) | Ag 68.23f.<br>J 41, 3vb68 | DS 6.24 |
| SA 3.22/TV κϛ' (26) | Ag 66.25–68.2<br>J 40, 3vb47–51 | DS 6.12 |

| SA/TV | Vorlesungen | De sectis |
|---|---|---|
| SA 3.23/TV – | Ag 72.22–74.1<br>J 44, 4ra59–65 | DS 7.1–23 |
| SA 3.24/TV κζ' (27) | Ag 64.16–18<br>J 37, 3va55–57 | DS 5.9f. |
| SA 3.25/TV κη' (28) | Ag 64.22–26<br>J 37, 3va61–64 | DS 5.8 |
| SA 3.26/TV κθ' (29) | – | DS 5.6–8; 26.8f. |
| SA 3.27/TV – | | DS 5.11–13 |
| SA 3.28/TV – | – | DS 5.13–16 |
| SA 3.29/TV λ' (30) | – | DS 5.14–16 |
| SA 3.30/TV λα' (31) | Ag 68.32f<br>J 41, 4ra2f. | DS 5.19; 6.12 |
| SA 3.31/TV – | – | (DS 7.23–26) |
| SA 3.32/TV λγ' (33) | – | DS 6.3–6 |
| SA 3.33/TV λδ' (34) | Ag 122.1–17<br>J 75, 6va13–25 | DS 6.8–11; 20.1f. |
| SA 3.34/TV λε' (35) | Ag 66.21–70.2<br>J 40–41, 3vb44–4ra7 | DS 7.5–13 |
| SA 3.35/TV – | Ag 66.21–70.2<br>J 40–41, 3vb44–4ra7 | DS 7.5–13 |
| SA 3.36/TV λς' (36) | Ag 72.20–74.6<br>J 44, 4ra57–68; IH 611.2–10 | DS 7.8–23 |
| SA –/TV λζ' (37) | Ag 72.11–15<br>J 43, 4ra41–44 | DS 7.12f. |
| SA 3.37/TV – | – | – |
| SA 3.38/TV λη' (38) | – | DS 7.23–26 |

| SA/TV | Vorlesungen | De sectis |
|---|---|---|
| SA 3.39/TV μ’ (40) | Ag 74.30f.<br>J 46, 4rb26 | DS 7.26f. |
| SA 3.40/TV λθ’ (39) | Ag 72.4–10<br>J 43, 4ra36–40 | (DS 7.3f.) |
| SA 3.41/TV μα’ (41) | Ag 74.21–25; 30–33<br>J 46, 4rb21–24; 26–29 | DS 8.2–8 |
| SA 3.42/TV μα’ (41) | – | DS 8.6–8 |
| SA 3.43/TV μβ’ (42) | Ag 74.36–76.1; 23–30<br>J 46, 4rb32f.; 48–52 | DS 8.14–18 |
| SA 4.1.1–3/TV μγ’ (43) | Ag 78.9–80.6<br>J 49, 4va3–29<br>IH 614.5–9 | DS 9.4–24 |
| SA 4.1.2.1/TV μς’ (46) | – | – |
| SA 4.1.2.2/TV με’ (45) | – | – |
| SA 5.1/TV μδ’ (44) | Ag 82.14–22<br>J 52, 4va65–70 | DS 10.8–13 |
| SA 5.2/TV – | Ag 84.7–10 | DS 10.5–8 |
| SA 5.3/TV μζ’ (47) | Ag. 88.22–90.14<br>J 55–56, 4vb63–5ra11 | DS 10.17f. |
| SA 5.4/TV μη’ (48) | Ag 86.26–88.29<br>J 54–55, 4vb41–68 | DS 10.17f. |
| SA 5.5/TV μθ’ (49) | Ag 92.6–20<br>J 57–58, 5ra35–48<br>IH 612.6 | DS 10.19–22 |
| SA 5.6/TV – | – | DS 11.8–19 |
| SA 5.7/TV ν’ (50) | Ag 90.25–92.5<br>J 57, 5ra29–34 | DS 11.2–19 |

| **SA/TV** | **Vorlesungen** | **De sectis** |
|---|---|---|
| SA 5.8/TV να’ (51) | Ag 94.1–11<br>J 58–59, 5ra56–66 | DS 10.25; 11.18 |
| SA 5.9/TV – | IH 611.16–612.1 | DS 11.20f.; 12.1–4 |
| SA 5.10/TV – | IH 612.1f. | DS 11.20–12.1 |
| SA 6.1/TV νβ’ (52) | Ag 100.25–102.18<br>J 64, 5va45–57<br>IH 613.1f. | DS 12.14–19 |
| SA 6.2/TV νδ’ (54) | IH 613.3–5 | DS 12.19–22 |
| SA 6.3/TV – | Ag 96.33–98.2; 24–26<br>J 62, 5rb64–66; 63, 5va16–18<br>IH 613.6 | DS 13.2–4 |
| SA 6.4/TV νγ’ (53) | – | DS 12.24–13.1 |
| SA 6.5/TV νε’ (55) | Ag 102.24f.<br>J 65, 5vb2f.<br>IH 613.11f. | DS 12.23–13.2;<br>15.7–9 |
| SA 6.6/TV νς’ (56) | Ag 98.26–34<br>J 63, 5va18–25<br>IH 613.7–10 | DS 13.4–9 |
| SA 6.7/TV νζ’ (57) | Ag 98.26–34<br>J 63, 5va18–25<br>IH 614.1f. | DS 13.12–19 |
| SA 7.1/TV νθ’ (59) | Ag 104.7–16<br>J 65–66, 5vb12–17 | DS 13.19–23;<br>14.10–17 |
| SA 7.2/TV νη’ (58) | (s. Kap. 6.2) | |
| SA 7.3/TV ξ’ (60) | Ag 102.20f.; 104.22–24<br>J 65, 5va58f.; 66, 5vb22f. | DS 13.23–14.8 |
| SA 7.4/TV ξα’ (61) | – | DS 14.12–16 |
| SA 7.5/TV ξβ’ (62) | Ag 106.12–28 | DS 14.8–21 |

| SA/TV | Vorlesungen | De sectis |
| --- | --- | --- |
| SA 7.6/TV ξδ’ (64) | – | DS 7.16–23; 14.8–10; 14.18–20 |
| SA 7.7/TV – | – | DS 15.14–16.1 |
| SA 8.1/TV ξγ’ (63) | Ag 108.17–23; 112.1–5<br>J 69, 6ra13–16 | DS 16.2–9 |
| SA 8.2/TV ξϛ’ (66) | Ag 106.17–20 | DS 16.12–18.12 |
| SA 8.3/TV – | Ag 112.8–17 | DS 16.12–17.7 |
| SA 8.4/TV – | – | – |
| SA 8.5/TV – | Ag 114.4f. | DS 16.12–17.2; 18.13–19.18 |
| SA 9.1/TV – | – | (DS 16.12–17.2) |
| SA 9.2/TV – | – | (DS 18.13–19.18) |
| SA 9.3/TV ξε’ (65) | IH 616.6–8 | DS 18.24 |
| SA 9.4/TV ξη’ (68) | Ag 114.29–116.5<br>J 72, 6rb8–13<br>IH 616.8–12 | DS 19.3–8 |
| SA 9.5/TV – | IH 616.13f. | – |
| SA 9.6/TV – | IH 617.1f. | – |
| SA 9.7/TV ξθ’ (69) | Ag 122.1–17<br>J 75–76, 6va13–25 | DS 19.24–20.2 |
| SA 9.8/TV – | – | – |
| SA 9.9/TV οβ’ (72) | Ag 118.26–33<br>J 74, 6rb58–63; IH 617.3–7 | DS 20.3–7 |
| SA 9.10/TV ξζ’ (67) | Ag 120.24–32<br>J 75, 6va5–10<br>IH 617.8–13 | DS 20.17–23 |

| SA/TV | Vorlesungen | De sectis |
|---|---|---|
| SA 9.11/TV οϛ' (76) | Ag 124.1–126.18<br>J 78–79, 6va61–6vb14<br>IH 617.14–618.2 | DS 21.1–24 |
| SA 9.12/TV ο' (70) | – | DS 21.25–22.17 |
| SA 9.13/TV – | Ag 128.1–31 | – |
| SA 10.1/TV οζ' (77) | – | DS 23.6–12 |
| SA 10.2/TV – | – | DS 23.13–24.21 |
| SA 10.3/TV οα' (71) | Ag 130.1–11; 132.6–12<br>J 81, 6vb65–7ra5; 82, 7ra23–28 | DS 23.16–24.4 |
| SA 10.4/TV οη' (78) | Ag 134.19–136.18<br>J 83, 7ra48–7rb6 | DS 24.14–16 |
| SA 10.5/TV ογ' (73) | – | DS 24.6–25.10 |
| SA –/TV οδ' (74) | – | – |
| SA –/TV οε' (75) | – | – |
| SA 10.6/TV οθ' (79) | Ag 138.7–13<br>J 86–87, 7rb57–63 | DS 25.11–26.5 |
| SA 10.7/TV π' (80) | Ag 146.1–148.7<br>J 91–92, 7vb35–58 | DS 27.22–29.2 |
| SA 10.8/TV πα' (81) | – | DS 29.2f. |
| SA 10.9/TV πβ' (82) | – | DS 28.11–19; 29.24–30.15 |
| SA 10.10/TV πγ' (83) | – | DS 29.19–24 |
| SA –/TV πδ' (84) | – | DS 29.21–30.19 |
| SA 10.11/TV – | – | DS 31.7–17 |

## 6.2 Diagramme

TV 58

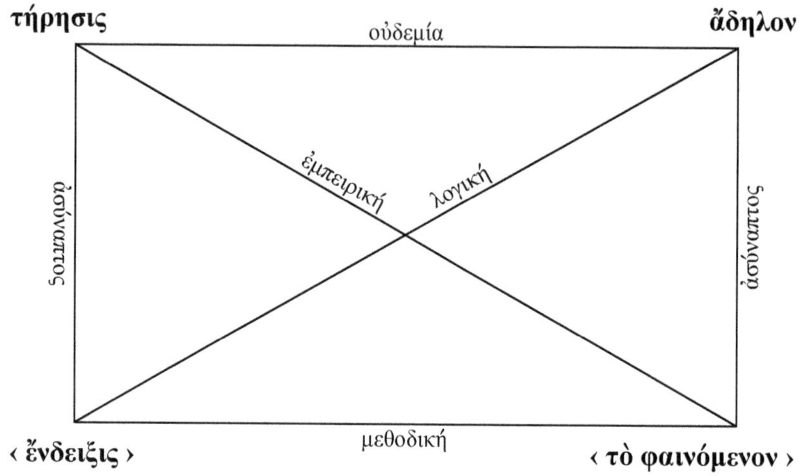


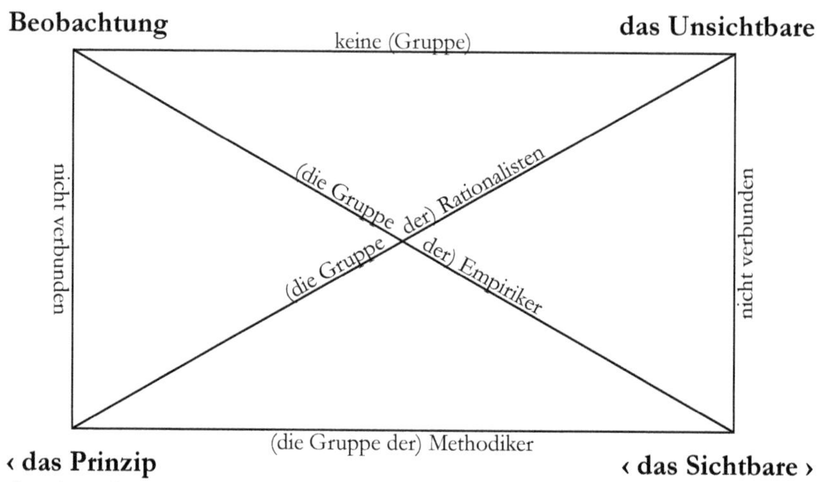

SA 7.2

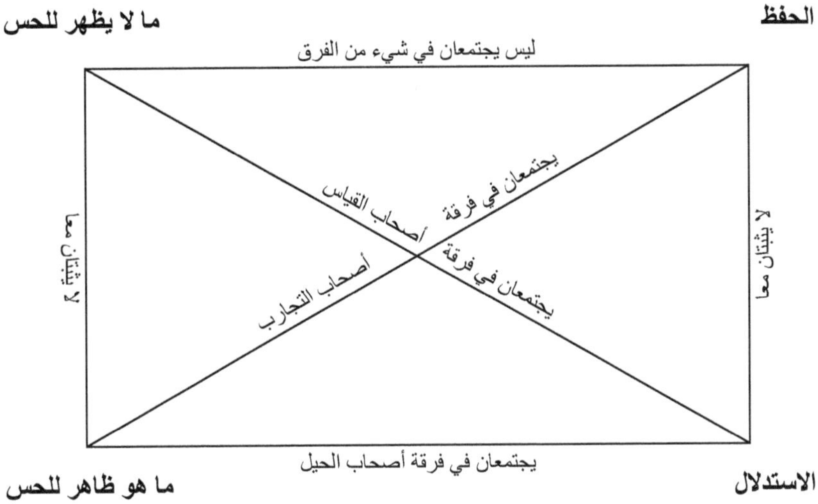
الحفظ
ما لا يظهر للحس
ليس يجتمعان في شيء من الفرق
يجتمعان في فرقة
أصحاب القياس
أصحاب التجارب
يجتمعان في فرقة
لا يثبتان معا
لا يثبتان معا
يجتمعان في فرقة أصحاب الحيل
الاستدلال
ما هو ظاهر للحس

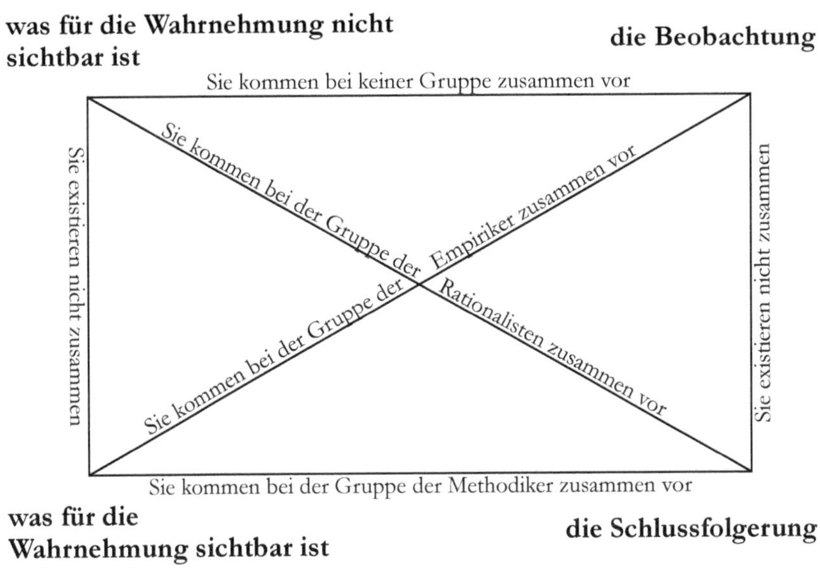
was für die Wahrnehmung nicht sichtbar ist
die Beobachtung
Sie kommen bei keiner Gruppe zusammen vor
Sie kommen bei der Gruppe der Empiriker zusammen vor
Sie kommen bei der Gruppe der Rationalisten zusammen vor
Sie existieren nicht zusammen
Sie existieren nicht zusammen
Sie kommen bei der Gruppe der Methodiker zusammen vor
was für die Wahrnehmung sichtbar ist
die Schlussfolgerung

# 7. Literaturverzeichnis

Aufgeführt werden im Folgenden nur diejenigen Titel, die in der Untersuchung mehr als einmal erwähnt werden.

## Quellen


Abū Dāwūd Sulaimān b. Ḥassān b. Ǧulǧul al-Andalusī, Les Générations des médecins et des sages (Ṭabaqat al-aṭibbā' wal-ḥukamā'), par F. Sayyid (Publications de l'Institut Français d'Archeólogie Orientale du Caire; Textes et Traductions d'Auteurs Orientaux 10), Kairo 1955

Agnellus de Ravenne. Lectures galéniques: le «De pulsibus ad tirones», par N. Palmieri (Centre Jean Palerne, Mémoires 28), Saint-Étienne 2005

Agnellus of Ravenna. Lectures on Galen's De sectis. Latin Text and Translation by Seminar Classics 609 (Arethusa Monographs 8), Buffalo 1981

The Alexandrian Compendium of Galen's Work, Jawāmiʿ al-Iskandarāniyyīn, transl. by Ḥunayn b. Isḥāq (d. 260/873), ed. by F. Sezgin, vol. I–III (Publications of the Institute for the History of Arabic-Islamic Science, Series C, vol. 68.1–3), Frankfurt a. Main 2001, 2004

The Alexandrian Epitomes of Galen, vol. 1: On the Medical Sects for Beginners, The Small Art of Medicine, On the Elements According to the Opinion of Hippocrates, a Parallel English-Arabic Text transl., introd., and annot. by J. Walbridge, Provo (Utah) 2014

The Alexandrian Summaries of Galen's On Critical Days. Editions and Translations of the Two Versions of the Jawāmiʿ, with Introduction and Notes, by G. Bos, Y. T. Langermann, Leiden, Boston 2015

Ammonius, In Aristotelis Categorias commentarius, ed. A. Busse (CAG IV.4), Berlin 1895

L'antica versione latina del «De Sectis» di Galeno (Pal. Lat. 1090), di N. Palmieri, Pisa 1989 [1992]

Arethas of Caesarea's Scholia on Porphyry's Isagoge and Aristotle's Categories (Codex Vaticanus Urbinas Graecus 35), a Critical Edition by M. Share (Corpus Philosophorum Medii Aevi, Commentaria in Aristotelem Byzantina 1), Athen, Paris, Brüssel 1994

Asclepius of Tralles. Commentary to Nicomachus' Introduction to Arithmetic, ed. by L. Tarán, in: Transactions of the American Philosophical Society 59, 1969, S. 1–89

Davidis Prolegomena et in Porphyrii Isagogen commentarium, edidit A. Busse (CAG XVIII.2), Berlin 1904

Eliae In Porphyrii Isagogen et Aristotelis Categorias commentaria, edidit A. Busse (CAG XVIII.1), Berlin 1900

The Fragments of the Methodists. Methodism outside Soranus, vol. 1, by M. Tecusan (Studies in Ancient Medicine 24.1), Leiden, Boston 2004

Galen: „Über die Anatomie der Nerven", Originalschrift und alexandrinisches Kompendium in arabischer Überlieferung, von A. M. al-Dubayan (Islamkundliche Untersuchungen 228), Berlin 2000

Galen. Über die Arten der Fieber in der arabischen Version des Ḥunayn ibn Isḥāq, Edition und Übersetzung von M. Wernhard, Diss. München 2004

Claudii Galeni Pergameni Scripta minora, vol. III, ex recognitione G. Helmreich, Leipzig 1893

Galeni De symptomatum differentiis, hrsg., übers. u. komm. v. B. Gundert (CMG V.5.1), Berlin 2009

Galenus, Anatomicarum Administrationum libri qui supersunt novem. Earundem interpretatio arabica Hunaino Isaaci filio ascripta, ed. I. Garofalo, t. 1–2, Neapel 1986; 2000

Galien, t. 1: Introduction générale, Sur l'ordre de ses propres livres, Sur ses propres livres, Que l'excellent médecin est aussi philosophe, par V. Boudon-Millot, Paris 2007

Galien, t. III: Le médecin. Introduction, par C. Petit, Paris 2009

Die griechische Empirikerschule. Sammlung der Fragmente und Darstellung der Lehre, von K. Deichgräber, um Zusätze vermehrter anastatischer Neudruck der Ausgabe von 1930, Berlin, Zürich 1965

Ḥunain ibn Isḥāq, Über die syrischen und arabischen Galen-Übersetzungen, hrsg. u. übers. von G. Bergsträsser (Abhandlungen für die Kunde des Morgenlandes 17.2), Leipzig 1925

Hunain Ibn Ishaq's „Questions on Medicine for Students". Transcription and Translation of the Oldest Extant Syriac Version (Vat. Syr. 192), by E. J. Wilson, S. Dinkha (Studi e Testi 459), Vatikan 2010

Ḥunayn ibn Isḥāq on his Galen Translations. A Parallel English-Arabic Text edited and translated by J. C. Lamoreaux, with an appendix by Grigory Kessel, Provo (Utah) 2016

Ibn abī Uṣaibiʿa, ʿUyūn al-anbāʾ fī ṭabaqāt al-aṭibbāʾ, hrsg. von A. Müller, Bd. 1, Kairo u. Königsberg 1882/1884

Ibn Hindu. Biography, Philosophy, & his Works, vol. II, a Critical Edition with a Study by S. Khalifat, Amman 1995

Ibn an-Nadīm, Kitāb al-Fihrist, hrsg. v. G. Flügel, Leipzig 1871

Ibn al-Qifṭī's Taʾrīḫ al-ḥukamāʾ, hrsg. v. J. Lippert, Leipzig 1903

Inediti di Archelao da un codice Bolognese, di G. Baffioni, in: Bollettino del Comitato per la Preparazione dell' Edizione Nazionale dei Classici Greci e Latini 3, 1954, S. 57–76

Ioannis Philoponi (olim Ammonii) In Aristotelis Categorias commentarium, ed. A. Busse (CAG XIII.1), Berlin 1898

Iohannis Alexandrini commentaria in sextum librum Hippocratis Epidemiarum, recensuit C. D. Pritchet, Leiden 1975

Iohannis Alexandrini commentaria in librum De sectis Galeni, recensuit C. D. Pritchet, Leiden 1982

Kitāb Ǧālīnūs fī Firaq al-ṭibb li-l-mutaʿallimīn, hrsg. v. M. S. Sālim, Kairo 1977

Al-Manṭiq (Logic) by Ibn Muqaffa, Ḥudūd al-Manṭiq (Definitions of Logic) by Ibn Bihriz, ed. by M. T. Dāneshpazhūh, Teheran 1978

Physici et Medici Graeci minores, vol. I, instr. J. L. Ideler, Berlin 1841

Porphyrii Isagoge et in Aristotelis Categorias commentarium, ed. A. Busse (CAG IV.1), Berlin 1887

Al-Ruhāwī, The Conduct of the Physician: Adab al-ṭabīb, ed. by F. Sezgin, reproduced from MS 1658, Selimiye Library, Edirne (Publications of the Institute for the History of Arabic-Islamic Science, Series C: Facsimile Editions, Vol. 18), Frankfurt a. Main 1985

Scolii inediti di Palladio al De sectis di Galeno, di G. Baffioni, in: Bollettino del Comitato per la Preparazione dell' Edizione Nazionale dei Classici Greci e Latini 6, 1958, S. 61–78

Stephani philosophi In Hippocratis Prognosticum commentaria III, ed. J. M. Duffy (CMG XI.1.2), Berlin 1983

Stephani Atheniensis In Hippocratis Aphorismos commentaria I–II; III–IV; V–VI, ed. L. G. Westerink (CMG XI.1.3.1–3), Berlin 1998, 1992, 1995

Stephanus the Philosopher and Physician. Commentary on Galen's Therapeutics to Glaucon, ed. by K. Dickson (Studies in Ancient Medicine 19), Leiden, Boston, Köln 1998

## Lexika

Der in der Untersuchung öfter gemachte Verweis auf das Vorkommen eines Wortes in den „Lexika“ bezieht sich auf die unten angegebenen. Hinzu kommen für den griechischen Bereich noch die im Thesaurus Linguae Graecae integrierten digitalen Wörterbücher; einsehbar unter http://stephanus.tlg.uci.edu/index.php.

A. de Biberstein Kazimirski, Dictionnaire Arabe-français, t. 1–2, Paris 1860

G. W. Freytag, Lexicon Arabico-Latinum, t. 1–2, Halle 1837

A Greek and Arabic Lexicon, ed. by G. Endress, D. Gutas, vol. 1 + fasc. 8–13, Leiden u.a. 2002–2016

E. W. Lane, An Arabic-English Lexicon, vol. 1–2, London, Edinburgh 1863, Nachdruck Beirut 1968

Lexicon Syriacum Auctore Hassano Bar Bahlule, ed. R. Duval, t. 1–3, Paris 1901

H. G. Liddell, R. Scott, A Greek-English Lexicon, with a Revised Supplement, Oxford 1996

M. Ullmann, Wörterbuch zu den griechisch-arabischen Übersetzungen des 9. Jahrhunderts, Wiesbaden 2002; Suppl., 2 Bände, Wiesbaden 2006/2007

## Sekundärliteratur

C. Álvarez Millán, Medical Anecdotes in Ibn Juljul's Biographical Dictionary, in: Suhayl 4, 2004, S. 141–158

M. Asper, Griechische Wissenschaftstexte (Philosophie der Antike 25), Stuttgart 2007

A. Baumstark, Syrisch-arabische Biographien des Aristoteles. Syrische Commentare zur ΕΙΣΑΓΩΓΗ des Porphyrios (Aristoteles bei den Syrern vom V.–VIII. Jahrhundert, Bd. 1), Leipzig 1900

H. H. Biesterfeldt, ʿAlī ibn Riḍwān on the Philosophical Distinction of Medicine, in: Philosophy and Medicine, S. 281–294

R. S. Brumbaugh, Logical and Mathematical Symbolism in the Platonic Scholia I, in: Journal of the Warburg and Courtauld Institutes 24, 1961, S. 45–58

A. Bühler, Konzeptionen der Vernunft in den Ärzteschulen der Antike, in: Vernunftbegriffe in der Moderne, hrsg. v. H. F. Fulda, R. R. Horstmann, Stuttgart 1994, S. 140–152

J. Ch. Bürgel, Die Bildung des Arztes. Eine arabische Schrift zum 'ärztlichen Leben' aus dem 9. Jahrhundert, in: Sudhoffs Archiv 50, 1966, S. 337–360

J. Ch. Bürgel, Ärztliches Leben und Denken im arabischen Mittelalter (Islamic History and Civilization 135), bearbeitet v. F. Käs, Leiden, Boston 2016

The Cambridge Companion to Galen, ed. by R. J. Hankinson, Cambridge 2008

G. Endress, Die wissenschaftliche Literatur, in: Grundriss der arabischen Philologie, Bd. II, hrsg. von H. Gätje, Wiesbaden 1987, S. 400–506; Bd. III: Supplement, hrsg. von W. Fischer, Wiesbaden 1992, S. 3–152

M. Fuhrmann, Das systematische Lehrbuch, Göttingen 1960

H. Gätje, Rezension zu A. Dietrich, Medicinalia Arabica, in: Göttingische Gelehrte Anzeigen 221, 1969, S. 92–103

Galen's Method of Healing. Proceedings of the 1982 Galen Symposium, ed. by F. Kudlien, R. Durling (Studies in Ancient Medicine 1), Leiden u.a. 1991

Galenismo e medicina tardoantica. Fonti greche, latine e arabe. Atti del seminario internazionale di Siena, Certosa di Pontignano – 9 e 10 settembre 2002, a cura di I. Garofalo, A. Roselli (Annali dell' Istituto Universitario Orientale di Napoli 7), Neapel 2003

I. Garofalo, Le commentaire ravennate au De pulsibus ad tirones de Galien: le commentaire et ses sources, in: Maladie et maladies dans les textes latins antiques et médiévaux. Actes du V^e Colloque International «Textes médicaux latins» (Bruxelles, 4–6 septembre 1995), par C. Deroux, Bruxelles 1998, S. 382–392

I. Garofalo, La traduzione araba del commento di Ioannes Grammatikos al De pulsibus di Galeno, in: I testi medici greci, S. 185–218

I. Garofalo, Il sunto di Ioannes 'Grammatikos' delle opere del canone di Galeno, in: Studi su Galeno. Scienza, filosofia, retorica e filologia. Atti del Seminario, Firenze 13 novembre 1998, a cura di D. Manetti (Studi e Testi 17), Florenz 2000, S. 135–151

I. Garofalo, I sommari degli Alessandrini, in: Galenismo e medicina tardoantica, S. 203–231

I. Garofalo, Il commento di Abū l-Faraj ibn at-Tayyib all'Ars medica di Galeno, in: L'Ars Medica (Tegni) de Galien: lectures antiques et médiévales. Actes de la «Journée d'étude internationale» (Saint-Étienne, 26 juin 2006), par N. Palmieri (Centre Jean Palerne, Mémoires 32), Saint-Étienne 2008, S. 67–125

B. Gundert, Die Tabulae Vindobonenses als Zeugnis alexandrinischer Lehrtätigkeit um 600 n. Chr., in: Text and Tradition. Studies in Ancient Medicine and its Transmission, Presented to J. Kollesch, ed. by K.-D. Fischer, D. Nickel, P. Potter (Studies in Ancient Medicine 18), Leiden, Boston, Köln 1998, S. 91–144

D. Gutas, Aspects of Literary Form and Genre in Arabic Logical Works, in: Glosses and Commentaries on Aristotelian Logical Texts. The Syriac, Arabic and Medieval Latin Traditions, ed. by Ch. Burnett (Warburg Institute Surveys and Texts 23), London 1993, S. 29–76

D. Gutas, The 'Alexandria to Bagdad' Complex of Narratives: A Contribution to the Study of Philosophical and Medical Historiography Among the Arabs, in: Documenti e Studi sulla Tradizione Filosofica Medievale 10, 1999, S. 155–193

Ch. Hein, Definition und Einteilung der Philosophie. Von der spätantiken Einleitungsliteratur zur arabischen Enzyklopädie (Europäische Hochschulschriften, Reihe 20, Band 177), Frankfurt a. Main, Bern, New York 1985

H. Hugonnard-Roche, Introductions syriaques à l'étude de la logique: À propos de quelques Divisions de Porphyre, in: La logique d'Aristote du grec au syriaque, par H. Hugonnard-Roche (Textes et Traditions 9), Paris 2004, S. 101–121

A. M. Ieraci Bio, Disiecta Membra della scuola iatrosofistica alessandrina, in: Galenismo e medicina tardoantica, S. 9–51

A. M. Ieraci Bio, Dihaireseis relative all' Ars Medica di Galeno nel Neap. orat. gr. CF 2.11 (olim XXII-1), in: Galenos 1, 2007, S. 149–161

D. Irmer, Welcher Hippokrateskommentar des Palladius stammt (nicht) von Palladius?, in: Medizinhistorisches Journal 22, 1987, S. 164–172

A. Z. Iskandar, An Attempted Reconstruction of the Late Alexandrian Medical Curriculum, in: Medical History 20, 1976, S. 235–258

D. Jacquart, À l'aube de la renaissance médicale des XIe–XIIe siècles: L'«Isagoge Johannitii» et son traducteur, in: Bibliothèque de l'École des Chartes 144, 1986, S. 209–240

O. Kahl, The Pharmacological Tables of Rhazes, in: Journal of Semitic Studies 56, 2011, S. 367–399

M. Lamagna, Gli scoli a Magno di Stefano d'Atene, in: Storia della tradizione, S. 241–257

E. Lieber, Galen in Hebrew: the Transmission of Galen's Works in the Mediaeval Islamic World, in: Galen: Problems and Prospects. A Collection of Papers Submitted at the 1979 Cambridge Conference, ed. by V. Nutton, London 1981, S. 167–186

M. Lima, The Book of Trees. Visualizing Branches of Knowledge, New York 2014

D. Manetti, P. Berol. 11739A e i commenti tardoantichi a Galeno, in: Tradizione e ecdotica dei testi medici tardoantichi e bizantini. Atti del convegno internazionale, Anacapri 29–31 ottobre 1990, a cura di A. Garzya, Neapel 1992, S. 211–235

D. Manetti, Commentarium in Galeni «De sectis», in: Corpus dei Papiri Filosofici greci e latini, vol. 3, Florenz 1995, S. 19–38

M. Meyerhof, Von Alexandrien nach Bagdad. Ein Beitrag zur Geschichte des philosophischen und medizinischen Unterrichts bei den Arabern, in: Sitzungsberichte der Preussischen Akademie der Wissenschaften, phil.-hist. Klasse 23, 1930, S. 389–429

M. Meyerhof, Johannes Grammatikos (Philoponos) von Alexandrien und die arabische Medizin, in: Mitteilungen des Deutschen Instituts für Ägyptische Altertumskunde in Kairo 2, 1931, S. 1–21

V. Muggittu, Nuove considerazioni sul Canone Alessandrino di Galeno: Le testimonianze di al-Ruhāwī, in: Sulla tradizione indiretta, S. 91–120

J. E. Murdoch, Album of Science: Antiquity and the Middle Ages, New York 1984

S. Musitelli, Le manuscrit G. 108 inf. de la Bibliothèque Ambrosiana de Milan, in: Histoire des Sciences Médicales 28, 1994, S. 249–254

V. Nutton, John of Alexandria Again: Greek Medical Philosophy in Latin Translation, in: Classical Quarterly 41, 1991, S. 509–519

O. Overwien, Die orientalische Überlieferung, in: Galeni De symptomatum differentiis, S. 103–148

O. Overwien, Medizinische Lehrwerke aus dem spätantiken Alexandria, in: 30 Jahre Arbeitskreis Alte Medizin in Mainz. Beiträge der Tagung 2010. Choix de contributions présentées pour le trentième anniversaire du réseau du recherche Alte Medizin Mayence, 3–4 juillet 2010, hrsg. v. K.-D. Fischer, (erschienen in:) Les Études Classiques 80, 2012, S. 157–186

O. Overwien, Zur Funktion der Summaria Alexandrinorum und der Tabulae Vindobonenses, in: Enzyklopädie der Philologie. Themen und Methoden der Klassischen Philologie heute, hrsg. v. U. Schmitzer (Vertumnus. Berliner Beiträge zur Klassischen Philologie und zu ihren Nachbargebieten 11), Göttingen 2013, S. 187–207

O. Overwien, Eine spätantik-alexandrinische Vorlesung über Galens De sectis in Ibn Hindūs Schlüssel zur Medizin (Miftāḥ al-ṭibb), in: Oriens 43, 2015, S. 293–337

O. Overwien, Der medizinische Unterricht der Iatrosophisten in der „Schule von Alexandria“ (5.–7. Jh. n. Chr.): Überlegungen zu seiner Organisation, seinen Inhalten und seinen Ursprüngen, in: Philologus 162 (2018): 2–14; 265–290

N. Palmieri, Survivance d’une lecture alexandrine de l’Ars medica en latin et en arabe, in: Archive d’Histoire Doctrinale et Littéraire du Moyen Âge 60, 1993, S. 57–102

N. Palmieri, La théorie de la médecine des Alexandrines aux Arabes, in: Les voies de la science grecque, S. 33–133

N. Palmieri, Rhétorique et pédagogie dans les commentaires à Galien d'Agnellus de Ravenne, in: Les textes médicaux latins, S. 221–239

N. Palmieri, Nouvelles remarques sur les commentaires à Galien de l'école medicale de Ravenne, in: Docente natura. Mélanges de médecine ancienne et médiévale offerts à Guy Sabbah, par A. Debru, N. Palmieri (Centre Jean Palerne, Mémoires 24), Saint-Étienne 2001, S. 209–246

D. W. Peterson, Galen's "Therapeutics to Glaucon", Diss. Baltimore 1974

Philosophie in der islamischen Welt, Bd. 1: 8.–10. Jahrhundert, hrsg. von Ulrich Rudolph, unter Mitarbeit von Renate Würsch, Basel 2012

Philosophy and Medicine in the Formative Period of Islam, ed. by P. Adamson, P. Pormann (Warburg Institute Colloquia 31), London 2017

J. Pigeaud, L'introduction du Méthodism à Rome, in: Aufstieg und Niedergang der Römischen Welt II 37.1, 1993, S. 565–599

P. Pormann, Jean le Grammairien et le De sectis dans la littérature médicale d'Alexandrie, in: Galenismo e medicina tardoantica, S. 233–263

P. Pormann, The Alexandrian Summary (Jawâmiʿ) of Galen's On the Sects for Beginners: Commentary or Abridgement?, in: Philosophy, Science & Exegesis in Greek, Arabic & Latin Commentaries, ed. by P. Adamson, H. Baltussen, M. W. F. Stone (Bulletin of the Institute of Classical Studies, Suppl. 83.2), vol. II, London 2004, S. 11–33

F. Rosenthal, Isḥāq b. Ḥunayn's Taʾrīkh al-aṭibbāʾ, in: Oriens 7, 1954, S. 55–80

M. Roueché, Did Medical Students Study Philosophy in Alexandria, in: Bulletin of the Institute of Classical Studies 43, 1999, S. 153–169

E. Savage-Smith, Galen's Lost Ophthalmology and the Summaria Alexandrinorum, in: The Unknown Galen, ed. by V. Nutton (Bulletin of the Institute of Classical Studies, Suppl. 77), London 2002, S. 121–138

J. Schacht, M. Meyerhof, The Medico-Philosophical Controversy between Ibn Butlan of Baghdad and Ibn Ridwan of Cairo (The Egyptian University. The Faculty of Arts 13), Kairo 1937

C. Schiano, Il trattato inedito Sulle febri attribuito a Giovanni Filopono: contenuto, modelli e struttura testuale, in: Galenismo e medicina tardoantica, S. 75–100

F. Sezgin, Geschichte des arabischen Schrifttums, Bd. III. Medizin – Pharmazie – Zoologie – Tierheilkunde bis ca. 430 H., Leiden 1970

Storia della tradizione e edizione dei medici greci. Atti del VI Colloquio internazionale, Paris, 12–14 aprile 2008, a cura di V. Boudon-Millot, J. Jouanna, A. Roselli, Neapel 2010

G. Strohmaier, Der Kommentar des Johannes Grammaticus zu Galen, De usu partium (Buch 11), in einer unikalen Handschrift, in: Hellas im Islam, hrsg. v. G. Strohmaier, Wiesbaden 2003, S. 109–112

A. Stückelberger, Bild und Wort. Das illustrierte Fachbuch in der antiken Naturwissenschaft, Medizin und Technik (Kulturgeschichte der antiken Welt 62), Mainz a. Rhein 1994

Sulla tradizione indiretta dei testi medici greci: le traduzioni. Atti del III seminario internazionale di Siena, Certosa di Pontignano, 18–19 settembre 2009, a cura di I. Garofalo u.a. (Biblioteca di «Galenos» 3), Pisa, Rom, 2010

E. Szabat, Teachers in the Eastern Roman Empire (Fifth–Seventh Centuries). A Historical Study and Prosopography, in: Alexandria. Auditoria of Kom el-Dikka and Late Antique Education, ed. by T. Derda, T. Markiewicz, E. Wipszycka (The Journal of Juristic Papyrology. Suppl. 8), Warschau 2007, S. 177–345

O. Temkin, Studies on Late Alexandrian Medicine, I: Alexandrian Commentaries on Galen's De Sectis ad introducendos, in: Bulletin for the History of Medicine 3, 1935, S. 405–430

I testi medici greci. Tradizione e ecdotica. Atti del III convegno internazionale, Napoli, 15–18 ottobre 1997, a cura di A. Garzya, J. Jouanna, Neapel 1999

Les textes médicaux latins comme littérature. Actes du VI^e^ colloque international sur les textes médicaux latins du 1^er^ au 3 septembre 1998 à Nantes, par A. et J. Pigeaud, Université de Nantes 2000

G. Troupeau, 'Abdīšū' Ibn Bahrīz et son livre sur les définitions de la logique (Kitāb Ḥudūd al-manṭiq), in: Les voies de la science grecque, S. 135–145

M. Ullmann, Die Medizin im Islam (Handbuch der Orientalistik, 1. Abteilung, VI.1), Leiden, Köln 1970

M. Ullmann, Die Nikomachische Ethik des Aristoteles in arabischer Übersetzung, Teil 1–2, Wiesbaden 2011–2012

Les voies de la science grecque. Études sur la transmission des textes de l'Antiquité au dix-neuvième siècle, par D. Jacquart (Hautes Études Médiévales et Modernes, 78), Genf 1997

W. Wolska-Conus, Les commentaires de Stéphanos d'Athènes au Prognostikon et aux Aphorismes d'Hippocrate: de Galien à la pratique scolaire alexandrine, in: Revue des Études Byzantines 50, 1992, S. 5–86

# 8. Indizes

## 8.1 Index der Handschriften und Papyri

**Hebräisch**



**Lateinisch**



**Syrisch**

# 8.2 Index der Textstellen

www.ingramcontent.com/pod-product-compliance
Lightning Source LLC
LaVergne TN
LVHW062001041026
849558LV00007B/194
* 9 7 8 3 1 1 0 6 2 6 9 3 3 *